La Psychologie criminelle

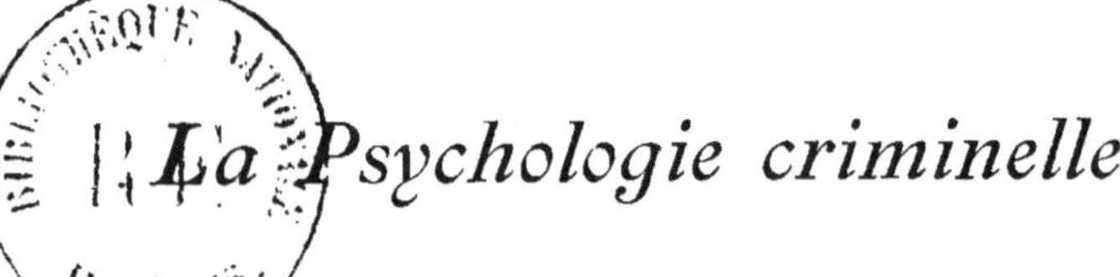

DU MÊME AUTEUR

TOME I

LA
Psychologie criminelle

PAR

Prof. PAUL KOVALEVSKY, M. D.

MEMBRE HONORAIRE DE LA SOCIÉTÉ DE MÉDECINE MENTALE DE BELGIQUE
MEMBRE HONORAIRE DE LA SOCIÉTÉ DE MÉDECINE MENTALE DE NIEDERLANDE
CORRESPONDING MEMBER OF THE NEW-YORK ACADEMY OF ANTHROPOLOGIE
MEMBRE DE LA SOCIÉTÉ MÉDICO-PSYCHOLOGIQUE DE PARIS
MEMBRE DE LA SOCIÉTÉ MÉDICO-PSYCHOLOGIQUE DE LONDRES
MEMBRE DE LA SOCIETA FRENIATRIA ITALIANA
MEMBRE HONORAIRE DE L'AMERICAN NATIONAL ASSOCIATION FOR THE STUDY OF
EPILEPSY AND THE CARE AND TREATMENT OF EPILEPTICS
MEMBRE HONORAIRE DE L'AMERICAN ASSOCIATION FOR THE CARE OF INEBRIATES
MEMBRE DE LA SOCIÉTÉ MÉDICO-LÉGALE DE NEW-YORK, ETC.

PARIS
VIGOT FRÈRES, ÉDITEURS
23, PLACE DE L'ÉCOLE DE MÉDECINE

1903

I

ÉVOLUTION DE LA THÉORIE SUR LE CRIMINEL-NÉ

Les nombreux siècles à travers lesquels le genre humain a occupé le globe terrestre ont montré que l'existence devient le plus confortable et le plus inoffensive quand les hommes se groupent en sociétés et en communautés : en outre, plus cette union est étroite, plus elle englobe d'individus — moins l'existence offre de danger. Mais pour que les sociétés en question aient pu exister, l'entente réciproque de leurs membres s'imposait, — entente en vertu de laquelle chacun prenait l'obligation de remplir certaines conditions qui garantissaient sa sécurité personnelle en même temps que celle de tous les membres de la société. Conformément à ces conditions, chacun renonçait à certaines sympathies et confort personnels au profit du bien-être commun ; de cette manière tout individu assurait à lui-même et à sa famille la défense et la protection de tous les autres membres de la société. La forme conventionnelle de la vie commune prenait ainsi une certaine formule, se moulait en certains cadres qui devenaient des lois obligatoires pour tous les membres de la société. Les infractions aux dites conditions d'existence commune équivalaient à des crimes contre la loi et rendaient le membre violateur coupable envers la société.

Il va sans dire que pour déterminer le degré de culpabilité d'un sujet, les personnes chargées de surveiller les dites infractions aux obligations sociales devaient prendre en considération les conditions et les circonstances dans lesquelles l'infraction, les délits et les crimes contre la loi avaient été commis. Or, il se trouve que la cause de la violation des bases sociales variait selon les circonstances. Dans certains cas, les crimes se commettaient sans le vouloir, d'une façon inattendue, par hasard, indépendamment de la volonté et de la conscience du coupable ; d'autres fois les crimes étaient commis sous l'influence d'une nécessité extrême, de l'obligation dans laquelle se trouvait l'individu de défendre sa vie ou celle de ses proches, etc. ; ailleurs les crimes étaient commis dans un état d'emportement, de colère et de passion, — ces derniers facteurs obscurcissant la conscience, anéantissant le contrôle de soi-même et la présence d'esprit ; dans d'autres cas encore les crimes avaient lieu parce que la nature de l'homme était différente de celle des autres membres de la société ; de là — différence dans la manière d'envisager l'existence, différence de goûts, de sympathies, de pensées, de raisonnements et par conséquent différence essentielle entre la volonté et les actes du dit individu et ceux de tous les autres membres ou de leur majorité.

Il va sans dire que selon les conditions sous l'influence desquelles le crime était commis, la répression de la société variait ; variables aussi étaient les mesures auxquelles elle recourait pour se garantir dorénavant contre de pareilles violations.

Évidemment, un crime commis dans un état d'emportement, par hasard, diffère beaucoup de celui qu'on commet froidement, consciemment par diversité d'opinions entre le criminel et la société. En ce dernier cas il est évident que le criminel est en désaccord sur tous les points avec les conditions d'existence commune et qu'il devient le violateur des formes conventionnelles adoptées par la société.

La dernière espèce de crimes et de criminels étant très importante attira forcément sur elle une attention particulière et devint ainsi tout naturellement le sujet d'études à part, toutes spéciales.

Tout crime est un acte, par conséquent le produit du sentiment, de la pensée ou de la volonté. Le criminel est un individu qui commet dans un cas donné un acte inspiré par une manière de voir, une manifestation de sentiment ou une direction de volonté — différentes de celles du restant de la société. Ces déviations dans la manifestation des sentiments, des sensations, de la pensée, de la volonté, déviations qui s'écartent du caractère social général dépendent à leur tour de déviations particulières, natives, dans la structure et le fonctionnement des organes de sens, de sensibilité, de la pensée, de la volonté et en ce cas les criminels sont des criminels-nés ; — ou bien ces déviations sont le résultat d'une éducation vicieuse, faussée par un milieu antisocial et des conditions d'existence très désavantageuses ; alors les criminels sont le produit de conditions d'existence antisociales et de connaissances, de sympathies, d'impulsions, de tendances acquises dans les conditions mentionnées, — ou bien encore les déviations en question sont le résultat de modifications pathologiques dans le système nerveux central ; en ce cas les criminels sont des aliénés. On peut donc distinguer parmi les criminels organiques les plus importants trois catégories diverses qui sont : les criminels-nés, les criminels par habitude et les criminels aliénés. Les criminels des deux premières catégories sont généralement placés dans des conditions d'existence analogues mais on peut aussi voir des types purs de criminels-nés et de criminels par habitude. Outre les catégories mentionnées il peut encore exister des criminels accidentels et passionnels. Cette variété de formes dans la base de la criminalité organique permanente créa à son tour une grande diversité dans les rapports et les mesures que prend la société contre les membres qui enfreignent les lois de son existence.

Nous nous occuperons exclusivement de l'étude du criminel-né.

En nous adressant à l'étude du criminel-né, nous sommes dans l'obligation de faire observer que cette théorie n'a pas été élaborée d'un coup, mais peu à peu, progressivement : les recherches faites dans le domaine du criminel aliéné ont beaucoup aidé à son développement : c'est même grâce à ces dernières qu'on est arrivé à conclure de l'existence du criminel-né, fait qui fut confirmé dans la suite. Au fond la différence entre le criminel par aliénation et le criminel-né n'est pas grande, surtout si l'on prend pour point de départ le genre d'aliénation mentale qu'on est convenu d'appeler l'insanité morale, — à condition toutefois qu'on admette une différence notable entre les deux.

En somme, qu'est-ce que l'aliéné ? Un individu qui par suite de modifications pathologiques dans son système nerveux central sent, pense et agit anormalement, c'est-à-dire qu'il est sujet aux illusions, aux hallucinations, au délire et qu'il commet des actes absurdes et privés de sens commun. Mais on se demande si dans tous les cas d'aliénation mentale on observe la totalité des éléments mentionnés de la folie? Loin de là. On peut observer des cas d'aliénation mentale sans illusions, ni hallucinations apparentes, — des troubles cérébraux sans délire (sous forme d'images violentes) ainsi que des manifestations pathologiques d'effroi, de mélancolie ou de crainte, sans hallucination ni délire, et pourtant dans chacun de ces cas nous aurons affaire à des maladies mentales. Par conséquent la variété des manifestations de la folie peut être énorme. Pourtant de toutes les formes d'anomalies mentales, l'état dans lequel les malades raisonnent juste. tout en agissant anormalement, est celui qui attire surtout notre attention.

Il est évident que c'est dans leur état mental que les malades en question puisent des impulsions et des motifs contraires au bon sens et qui consistent en impulsions, tendances et émotions pathologiques. Ce fut Pinel (1) qui porta le premier son attention sur cet état particulier. Ce grand réformateur des conditions dans lesquelles existent et se meuvent les aliénés parle ainsi dans son ouvrage classique : « A l'époque où je faisais certaines recherches à Bicêtre, je fus très étonné d'observer un nombre considérable d'aliénés qui à aucun moment de leur maladie ne manifestaient de trouble dans les facultés mentales et qui ne présentaient

(1) Pinel. Traité médico-psychologique sur l'aliénation mentale, 1809.

que des aberrations d'instincts, comme si leurs facultés affectives étaient seules altérées. » Après avoir illustré sa pensée par des cas correspondants, Pinel conclut à l'existence indubitable d'une « manie sans délire », c'est-à-dire à l'existence d'un trouble cérébral sous l'influence duquel les malades sont en mesure de raisonner juste, avec logique, sensément tout en commettant une série d'actes insensés et malhonnêtes. « Les cas de manie sans délire, dit Pinel, et sans incohérence d'idées ne sont pas rares parmi les hommes et les femmes : ce sont ces cas-là qui prouvent justement combien différentes sont les altérations de la volonté de celles de la pensée, bien que les deux puissent exister à la fois. » En 1816, Mathey affirme, en parlant de cas pareils, que la maladie mentionnée se caractérise par une absence totale de délire, d'altérations, de désordre dans les idées et de déviations extravagantes dans le domaine de l'imagination ; le côté affectif, les tendances et la volonté sont seuls altérés.

Pareils malades sont privés de la tendance naturelle humaine à aimer nos prochains et à leur faire du bien, vu que chez eux cette tendance fait place aux instincts des bêtes féroces : c'est pourquoi Mathey donne à cette maladie le nom de tigridomanie. Nous en trouvons une description toute pareille dans Fodéré (2).

Esquirol (3), l'élève de Pinel, pense à ce sujet que la dépravation du sens moral peut aussi bien servir de signe et d'expression de la folie que les modifications des facultés intellectuelles et que dans certains cas le

----

(1) MATTHEY. Nouvelles recherches sur les maladies de l'esprit, 1816.
(2) FODÉRÉ. Traité de délire, 1817.
(3) ESQUIROL. Des maladies mentales, 1838.

trouble ou le désordre moral peuvent être considérés comme étant les signes caractéristiques de l'aliénation mentale. Il va sans dire que cet observateur de grand talent n'a pu dépeindre complètement le tableau de l'insanité morale et qu'il l'a plutôt deviné, entrevu d'avance que décrit exactement. En faisant la description de la forme d'aliénation mentale mentionnée, Grohmann distingue en elle l'hébétude, les impulsions bestiales et l'aveuglement moral.

Georget a décrit une espèce d'aliénation spéciale qui consiste en la dépravation pathologique des sentiments. des tendances et des habitudes.

C'est sur ce terrain plus ou moins préparé et défriché d'avance que naquit et prit racine la théorie de Prichard (1) sur l'insanité morale. Dans son ouvrage sur l'insanité morale Prichard parle ainsi : « L'insanité morale consiste en une dépravation de sentiments. d'inclinations et de l'activité des forces ; elle coexiste avec l'état normal des facultés intellectuelles... L'on observe dans les actes et les agissements de tels malades quelque chose qui éveille involontairement le doute au sujet de l'état de santé de leur esprit. » Ces personnes ne souffrent pas davantage d'illusions ou d'hallucinations : elles sont en parfait état de soutenir et de défendre les opinions qui leur sont accessibles dans le domaine de leurs connaissances : parfois même elles font preuve d'esprit en trouvant des explications heureuses à leurs actes et à leur conduite extraordinaires ainsi que pour justifier l'état de sens moral dans lequel ils se trouvent. Malgré cela ils pensent et ils agissent

____

(1) PRICHARD. Treatise on Insanity. 1835.

sous l'influence de sentiments violemment excités. Dans cette forme l'altération intellectuelle s'exprime par un manque de maîtrise de soi-même, par une exaltation permanente, une manifestation inhabituelle de sentiments violents et une conduite extravagante. Prichard pensait que les variétés de l'insanité morale sont aussi nombreuses que celles des sentiments et des passions, qui règnent dans l'âme humaine. Le même observateur posa cette loi que le « moral insanity » peut se manifester soit toute seule, soit en même temps que d'autres affections nerveuses et mentales. D'autres observateurs tels que Rheil, Hofbauer, Heinroth, Guislain et d'autres ont fait la description de cas analogues. Voici ce que dit Scipion-Pinel(1) à ce propos : « A mon avis, on peut appeler manie de caractère la légère dépravation d'instincts et de sensations, qui transforme l'homme en un véritable fléau pour tout le monde, sans qu'il soit fou. De pareils sujets sont remuants, indisciplinés, facilement enclins à la colère ; ils commettent de vilaines actions, toujours prêts à les justifier par de bons motifs. Pour leurs familles, leurs proches et leurs amis ils sont le sujet de soucis et de chagrins constants ; ils font le mal par oisiveté, par plaisanterie ou par méchanceté, étant incapables au travail et à l'effort. » Brierre de Boismont(2) fait une description presque textuellement semblable. Il va sans dire que la théorie actuelle sur l'insanité morale n'a pas été créée d'un seul coup. Ses limites se sont tour à tour rapprochées et étendues. C'est ainsi qu'on faisait rentrer en elle la folie

---

(1) SCIPION-PINEL. Traité de pathologie cérébrale, 1844.
(2) BRIERRE DE BIOSMONT. Traité des maladies mentales, 1849.

impulsive et d'autres formes d'altérations cérébrales, dans lesquelles on pouvait établir clairement l'entité plus ou moins complète et l'intégrité de l'activité intellectuelle, logique, accompagnée toutefois d'une série d'actes et d'agissements irraisonnables, immoraux, nuisibles, dangereux et criminels. Il faut ajouter, que cette forme pathologique fut loin d'être acceptée comme telle par tous les médecins non spécialistes : lorsque ces derniers la reconnaissaient, c'était d'une manière toute conventionnelle et il a fallu de longs efforts pour donner à l'affection mentionnée une base solide.

Encore moins fut-elle acceptée par les juristes, dont la manière de considérer alors le crime et le criminel contredisait le fond même de la question, la théorie de l'insanité morale devait retirer des mains de la justice ses principaux criminels, les plus importants, les récidivistes.

Naturellement, le fait de reconnaître l'irresponsabilité et l'incapacité civique des aliénés moraux devait se heurter à l'opposition des juristes vu que de pareils malades étaient effectivement en possession non seulement de leur conscience mais encore du raisonnement logique, de la présence d'esprit, de la faculté inventive et même d'esprit en ce qui concernait la série de leurs crimes.

Nous voici arrivés au moment où l'étude de la psychologie du for intérieur du criminel entre en jeu. La théorie de l'insanité morale, c'est-à-dire d'un tel état mental dans lequel les malades sont en mesure de raisonner juste et sensément tout en commettant une série d'actes contraires au bon sens et criminels força la science à porter son attention sur le for intérieur des individus que la loi et les hommes reconnaissent non seulement criminels, mais si nuisibles et dangereux par suite de leur mauvaise volonté qu'on est obligé de les éloigner, soit dans les prisons, soit dans les contrées inhabitées du globe terrestre. C'est ici que prit naissance l'étude du for intérieur du criminel.

En 1868, Despine publia un ouvrage volumineux et digne de toute estime qu'il intitula « La psychologie naturelle » ; dans ce livre il expose d'abord la psychologie de l'homme normal, puis les anomalies mentales en général et celle du criminel en particulier. En s'appuyant sur de longues et nombreuses observations, faites dans les maisons d'emprisonnement, Despine reconnaît en l'homme deux natures : une nature instinctive et une nature intellectuelle. Les particularités de la nature instinctive dépendent entièrement des particularités de l'organisation. La criminalité est en rapport direct avec les mauvaises propriétés de la nature instinctive. L'influence qu'exerce cette dernière sur les actes et les agissements des hommes est considérablement plus grande que celle de la nature intellectuelle. Les déviations de la nature instinctive touchent à l'aliénation mentale de très près sans toutefois se transformer en elle. En étudiant un grand nombre de criminels, Despine se convainquit de la présence d'un grand nombre d'aliénés parmi eux et leurs ancêtres. Un pareil lien prouve une parenté indubitable entre le cerveau vicieux des criminels et son état pathologique chez les aliénés. L'observation montra de même que les grands criminels sont privés de sens moral et cette anomalie les rend moralement esclaves, les transforme pour ainsi dire en idiots moraux, les prive de la possibilité de réagir contre leurs penchants dénaturés et les pousse facilement aux plus horribles crimes sans que le remords les accompagne. Despine accentue encore ce fait que le crime est très proche de la folie sans toutefois en être la manifestation. Les idées de Despine poussèrent Thomson (1), — médecin attaché à la prison de Pert, — à étudier la nature criminelle. Ses observations et ses recherches confirmèrent parfaitement les paroles de Despine. D'après Thomson il existerait une classe particulière d'individus qu'on peut appeler la classe criminelle. Les individus qui la composent appartiennent à un type inférieur qu'on peut considérer comme étant la manifestation régressive et dégénératrice du genre humain. Les sujets en question héritent habituellement leurs particularités vicieuses mentales de parents vicieux ; or, ces particularités mentales vicieuses sont toujours plus accentuées et plus en relief chez les enfants que chez les parents. Quant aux manifestations morales d'ordre élevé, elles paraissent totalement atrophiées chez ces individus.

Quelque temps après un autre médecin attaché aux maisons d'emprisonnement, Nicolson (2), indiqua en s'appuyant sur ses observations un nombre exagéré d'aliénés parmi les criminels et l'existence chez ces derniers d'un grand nombre de défauts cérébraux partiels : défaut de mémoire, idées absurdes, idées de persécution et en général manifestations basses de la vie animale.

Les mêmes déviations dans la vie mentale des criminels furent souvent constatées par un médecin italien

(1) Thomson. The heredity nature of crime, 1870 et The psychologic of criminels, 1871.

(2) Nicolson. The morbid psychologic of criminels, 1874.

nommé Virgilio (1). Ce dernier observa que les criminels sont peu sensibles, égoïstes, privés de sens moral, sujets à une succession rapide d'excitation et de dépression, que leurs convictions et leurs points de vue sont étranges, leurs caprices de caractère fréquents et leurs actes sans but. Virgilio a souvent observé ces phénomènes chez les épileptiques. En s'appuyant sur ces faits Virgilio exprime l'idée d'une analogie et d'une parenté qui existeraient entre l'état mental des criminels et l'état de dégénérescence d'une part, — entre le premier et les affections mentales de l'autre.

C'est ainsi que Despine, Thomson, Nicolson, Virgilio, qui se vouèrent les premiers à l'étude des prisonniers, furent en même temps par excellence et même exclusivement les premiers observateurs de la vie mentale du criminel. Ce sont eux qui fondèrent la psychologie criminelle. Lombroso et son école s'écartent sensiblement de cette voie. Ces derniers entreprennent l'étude du côté physique de la vie du criminel et celle de ses anomalies ; puis en prenant appui sur cette étude ils fondent un nouveau domaine scientifique — celui de l'anthropologie criminelle ; cette dernière englobe entre autres la psychologie criminelle.

Il est hors de doute que Lombroso et son école ont beaucoup travaillé à la création de l'anthropologie criminelle. La sincérité, l'énergie, l'activité extrême, l'initiative que manifestèrent ses investigateurs sont appréciées à leur juste valeur par tous les savants et ne s'effaceront jamais de l'histoire de la science humaine. En ce sens l'école italienne s'est créé à elle-même un

____

(1) Virgilio. Saggio di ricerche sulla natura morbosa del delitto, 1874.

monument moral devant lequel s'inclinera tout homme pensant qui estime la science et le travail. C'est à cette école que revient l'honneur d'avoir modifié les opinions des juristes et d'avoir fondé une nouvelle ère dans la direction de l'œuvre administrée par le département de la justice. Tôt ou tard les juristes reconnaîtront la nécessité de renoncer aux théories et aux formes anciennes pour appliquer à la vie une manière de voir et un ordre nouveaux, plus conformes à l'état actuel des choses. Or, ce progrès sera encore l'œuvre de Lombroso et de son école. Pourtant, malgré l'hommage que nous rendons à la théorie mentionnée considérée à un point de vue général, il nous est impossible de nous rallier personnellement à ses adeptes extrêmes. Nous n'acceptons dans cette théorie que ce qui, d'après notre pensée, est juste et nécessaire ; le reste trouvera sa solution dans l'avenir.

A notre avis, la situation de l'anthropologie criminelle est actuellement loin d'être nettement posée et éclairée. L'avenir montrera ce que cette science est capable de donner de puissant et d'indépendant ou si pareille à l'alchimie elle ne pourra servir que de matière précieuse à la création d'autres pierres fondamentales dans l'édifice de la biologie et dans le domaine de la dégénérescence et de la sociologie. Comme l'avenir seul peut éclaircir ce doute, nous omettrons pour le moment la théorie sur l'organisation physique du criminel pour ne nous servir dans nos recherches que de la théorie concernant la vie mentale du criminel, telle qu'elle fut indiquée par le Pr L. Vladimiroff, Despine, Thomson, Nicolson, Virgilio et d'autres.

Nous passerons aussi sous silence la théorie de

Lombroso et de son école sur l'homme criminel comme manifestation du type épileptique. A notre avis, reconnaître le criminel comme la manifestation de la névrose épileptique est un entraînement qui ne trouve d'appui et de confirmation ni dans le domaine de la criminologie, ni dans l'étude de l'épilepsie. De ce que les épileptiques commettent des crimes, il ne ressort nullement que la criminalité et l'épilepsie ne font qu'un.

C'est ainsi que, peu à peu, par la voie de recherches nombreuses, diverses et variées, prit naissance et se forma le type de l'homme criminel né. Ce qui veut dire qu'en quittant la vie intra-utérine ce dernier possède déjà des éléments nerveux organisés et composés de telle manière que leurs manifestations — telles que la faculté de sentir, de penser et d'agir — seront forcément différentes de celles du reste des hommes. Pour cette raison, de pareils dégénérés du genre humain se présenteront dès le commencement de leur existence sous la forme d'éléments étrangers, ennemis même et contraires à la famille humaine ; cette dernière les traitera donc en conséquence comme des étrangers, s'efforcera de se débarrasser d'eux, en les éloignant.

Mais vu que ces dégénérés sont la chair de sa chair et le sang de son sang, modifiés seulement par l'influence de certaines conditions vitales, vu que l'humanité elle-même est coupable de ces déviations, elle doit traiter les individus en question sans haine, avec compassion et amour ; elle doit s'efforcer de les corriger en éloignant surtout les conditions qui créent les monstruosités mentionnées : elle doit soulager l'existence de ces malheureux.

Malheureusement jusqu'à nos jours on a fort peu avancé en ce sens. Non seulement les conditions et les causes qui provoquent les monstruosités dont il a été question ne sont pas écartées de l'existence humaine, mais encore leur étude n'est-elle pas même faite. De plus, on n'a pas même étudié à fond l'anomalie mentionnée, c'est-à-dire la criminalité née et nous n'en avons actuellement qu'une idée imparfaite et très superficielle. Après avoir reconnu le type du criminel né comme étant la manifestation de la dégénérescence, je me permettrai de présenter, en même temps que l'exposé de la psychologie du criminel, un aperçu des états pathologiques qui lui sont les plus proches et qui empiètent sur le terrain de la psychopathologie, tout en se rapprochant par leurs manifestations de celles du criminel-né ; ces anomalies mentales qui tiennent aussi à la dégénérescence sont : l'insanité morale, le caractère hystérique et le caractère épileptique. Elles se trouvent pour ainsi dire à la limite qui sépare les anomalies mentales du criminel-né de l'état mental du véritable aliéné.

II

CAUSES DE LA CRIMINALITÉ

Le crime est l'acte d'un individu qui viole les conditions d'existence d'une société et d'un état donnés, conditions qui furent acceptées par tous les membres de la dite association comme devant garantir contre le danger l'existence de la société entière, ainsi que celle de chacun de ses membres. Le criminel est un individu qui viole les intérêts de la société en question et ceux de ses membres. Pour déterminer le fond d'une semblable anomalie dans les fonctions mentales du criminel, il est très important d'établir les causes sous l'influence desquelles paraît, se développe et existe le criminel. Il faut pourtant reconnaître qu'on a fort peu travaillé en ce sens, surtout en ce qui concerne l'existence du criminel-né.

Le criminel-né vient au monde avec un système nerveux central dont la structure et le fonctionnement modifiés d'avance seront les moteurs de ses actes et de ses agissements. C'est pourquoi dans l'étude des causes dont dépend la criminalité-née, l'hérédité et l'état des parents qui ont mis au monde l'être anormal, doivent tenir le premier rang. En conséquence, il faut étudier les conditions générales et particulières qui ont créé chez les parents les déviations qui rendent les enfants criminels.

Les conditions d'existence qui agissent pathologiquement sur l'organisme des parents du criminel, se divisent en conditions générales et spéciales.

Les conditions générales agissent également sur tous les individus ; cependant elles agissent plus puissamment sur certaines personnes en particulier atteintes d'une prédisposition individuelle ; les conditions spéciales agissent séparément sur chaque individu. Conformément à ce qui vient d'être dit, l'exposé des causes pouvant servir de base et de terrain à la création et au développement de la criminalité-née doit commencer par les phénomènes généraux pour passer à l'hérédité et finir par les causes particulières, spéciales qui peuvent créer et enraciner la criminalité-née.

A. — *Causes générales de la criminalité.*

Influence du climat. — Il est hors de doute que le climat froid et les tropiques dépriment les centres psychiques modérateurs et régulateurs. Ce fait donne de l'espace et une certaine liberté à la manifestation des fonctions qui leur sont soumises, telles que passions, impulsions et émotions d'ordre inférieur, ces dernières formant à leur tour le terrain et la base principale du crime. Pourtant il est difficile de différencier le caractère des crimes d'après les climats extrêmes. La réflexion pure et simple nous souffle que certains crimes doivent avoir de préférence lieu dans le climat froid, et d'autres dans les climats chauds. Cette supposition est confirmée à un certain degré par les faits, du moins en ce qui concerne certains crimes. Par exemple, les crimes contre l'individu se manifestent plus fréquemment dans les pays chauds, tandis que les crimes contre la propriété prédominent dans les pays froids ; à ce sujet, le Pr J. Foïnitsky déclare que : « les crimes soumis aux lois des mois de chaleur tirent leur origine commune dans les passions de la nature humaine dont la force et la direction se trouvent sinon en dépendance également absolue pour divers individus, du moins en dépendance immédiate des rayons solaires. Les crimes soumis aux lois des mois rigoureux portent un autre caractère. Contrairement aux premiers, ils ne sont plus provoqués par la richesse des forces de la nature, mais par leur pauvreté extrême. »

D'après Lombroso (1), la chaleur et le froid intenses dépriment l'initiative, mènent à l'inertie, au despotisme, à la dépravation et rendent facile le passage à l'absolutisme et à l'anarchie. Cette action de la chaleur sur le développement des crimes trouve sa confirmation dans l'étude de ses derniers, d'après les quatre saisons de l'année.

Les données de la statistique (2), au sujet des différentes espèces de crimes selon les époques de l'année, ont montré que dans nos pays, ainsi que dans l'Europe occidentale, les crimes contre la propriété prédominent en hiver et en automne, alors que ceux dirigés contre l'individu prévalent en été et au printemps.

---

(1) LOMBROSO. Le crime, causes et remèdes, 1899.

(2) E. JARNOVSKY. Résultats de la statistique criminelle russe de 20 ans, 1899.

Les données qui ont rapport à l'Angleterre et à la France sont de Guerry ; celles qui ont trait à l'Italie ont pour auteur Cursio,

Voici le tableau de la distribution des crimes selon les différents mois de l'année :

	ANGLETERRE	FRANCE	ITALIE
Janvier.	5,25	5,29	26
Février.	7,39	5,67	22
Mars..	7,75	6,39	16
Avril	9,21	0,98	28
Mai.	9,24	10,91	29
Juin..	10,72	12,88	29
Juillet.	10,46	12,95	37
Août.	10,52	11,52	35
Septembre..	10,29	8,77	29
Octobre..	8,18	6,71	14
Novembre.	5,91	5,15	12
Décembre.	3,08	4,97	15

Ferri fait ressortir ce fait que le nombre des crimes augmente pendant les étés très chauds.

Les crimes dirigés contre la propriété se commettent plus fréquemment en hiver, ce qui est fort compréhensible vu que le froid prive l'homme de nombreuses commodités, lui crée des difficultés dans l'existence et diminue la possibilité d'un large gagne-pain. Le tout ensemble mène à la pauvreté, à l'insuffisance et à la violation des conditions vitales d'une société donnée. Les recherches statistiques ont prouvé de même que les crimes contre l'individu prévalent dans le Midi de la France, alors que ceux dirigés contre la propriété prédominent dans le Nord. En étudiant l'influence que les saisons exercent sur la distribution des crimes et en se basant sur les données anglo-galloises, le Pr Foïnitsky (1) est arrivé à conclure, que les crimes sexuels qui sont le résultat immédiat des besoins instinctifs de la nature humaine, sont le plus soumis à l'influence des diverses époques de l'année; ils sont suivis d'autres crimes qui subissent cette influence de moins en moins. Non seulement la résolution de commettre tel ou tel crime, son caractère et les motifs qui le provoquent ainsi que les moyens d'exécution du crime choisi se trouvent directement soumis à l'influence des diverses époques de l'année, mais le degré même de réalisation du crime est en dépendance de l'influence climatique des diverses saisons. On peut dire en général que l'action des saisons sur la criminalité n'est pas sans modifier l'histoire de la vie d'un peuple.

Il paraît probable que, de même que dans le domaine des affections nerveuses et mentales, les phénomènes météoriques exercent aussi leur influence sur les organisations criminelles, (Nijégorodtzeff, Sokoloff et d'autres.)

C'est ainsi que les administrateurs des prisons affirment qu'avant les orages et au premier quartier de lune les criminels sont plus enclins à l'excitation, à l'irritation, aux querelles et aux actes agressifs. On observe les mêmes phénomènes parmi les aliénés enfermés dans les maisons de fous. Il est évident que les natures sensibles, réagissent toutes d'une façon analogue aux fluctuations météoriques.

L'influence de la race. — L'étude des races n'a donné jusqu'à nos jours que fort peu de renseignements sur la prédomination d'un genre quelconque de crimes

---

(1) Foïnitsky. Ouvrage. V. 1, 1898.

dans chacune d'elles ; pourtant les ouvrages récents jettent un peu de lumière sur ce fait. Dernièrement encore Lombroso voyait dans le criminel une manifestation de l'atavisme dont il retrouvait l'origine dans l'homme originel et le sauvage. Actuellement ce savant renie sa théorie sur l'atavisme ainsi que l'existence d'un prototype sauvage.

En effet, nous voyons beaucoup de peuplades sauvages dont les mœurs pures et honnêtes n'ont été atteintes par la dépravation que du jour où des missionnaires de qualité douteuse et d'autres pionniers de la civilisation ont pénétré dans leur milieu.

Par conséquent nous pouvons constater chez les peuples sauvages aussi bien l'existence de passions et d'instincts vils, bestiaux que celle de manifestations d'ordre moral élevé. L'étude de différents peuples attire notre attention sur ce fait que divers genres de délits sont propres à diverses régions d'un même état, ce qui dépend évidemment des propriétés de la population d'une part et des conditions d'existence de l'autre. Selon les données de S. Maximoff (1) concernant les races étrangères qui habitent l'Empire russe, le plus grand nombre de crimes tombe sur les tartares et les israélites : ceux des premiers sont principalement dirigés contre l'individu ; ceux des seconds contre la propriété. Les crimes commis par les tartares se distinguent par une cruauté extrême, par l'adresse, la témérité et l'audace qui les accompagnent. Les Kalmouks, les Kirghiz, les Circassiens, les Fchétchenzes, les Lesghis et les Kourdes se font attraper de préférence pour les crimes di-

____

(1) MAXIMOFF. La Sibérie et les travaux forcés.

rigés contre l'ordre social établi par les lois et pour résistance aux autorités ; les meurtres et les pillages sont moins fréquents chez les peuples mentionnés. Les Georgiens se font juger pour homicides, les Bachkirs — pour homicides et pillages ; les Tchouvaches, les Votiaks, les Morduans, les Tchérémisses — pour perversité, tandis que les étrangers de nationalité finlandaise sont peu enclins aux crimes violents. Pour ce qui est des Allemands qui habitent la Russie, leurs crimes rentrent indifféremment dans toutes les catégories excepté dans celle de la contrebande, alors que les israélites se distinguent par un penchant marqué pour les délits qui portent atteinte au bien d'autrui. Lombroso lui-même malgré la sympathie très vive qu'il porte à la nation israélite est obligé de reconnaître que les israélites sont les pires ennemis du bien d'autrui. Selon cet auteur, leurs crimes portent surtout sur la contrebande, sur le fait de prendre le commandement de bandes d'escrocs et celui de s'occuper du négoce des femmes destinées à la prostitution. Les données de la statistique légale russe prouvent que les israélites sont peu portés aux crimes violents ; les délits tels que attentat à la vie, coups et blessures, atteintes diverses contre les personnes, extermination et rapt du bien d'autrui donnent parmi les condamnés de nationalité juive un chiffre minime alors que le vagabondage, les infractions aux lois sur les passeports, les attentats aux mœurs et l'escroquerie atteignent leur maximum dans la nationalité mentionnée. Mais ce qui caractérise surtout la criminalité des juifs, c'est le grand nombre des contraventions qu'ils commettent aux règlements des administrations de la couronne et aux intérêts du trésor en général. Ces délits-ci, joints à d'autres moins fréquents, englobent près du tiers des condamnés juifs et dépassent le chiffre des condamnés pour vol. Les mêmes données nous sont fournies par la statistique légale germanique.

Pour plus de clarté nous joignons ici un tableau comprenant plus de 200 000 cas criminels ayant eu lieu en Russie dans le courant de vingt années.

NOMS DES CRIMES EXPRIMÉS EN FRACTIONS

	ORTHODOXES	SECTANTS	CATHOLIQUES	PROTESTANTS	ISRAÉLITES	MAHOMÉTANS
Atteintes contre la religion. . .	1,1	18,5	0,5	1,5	0,5	1,2
Atteintes contre l'ordre d'administration	13,6	12,5	19,2	15,1	15,3	10,8
Délits portant atteinte au service (corruption de fonctionnaires). .	10,3	3,5	5,8	7,9	1,6	5,0
Vagabondage et contraventions aux règlements sur les passeports. .	4,5	1,8	3,1	3,7	6,5	2,6
Attentats aux mœurs. . . .	5,8	2,6	4,5	5,7	7,0	1,6
Attentats à la vie..	7,8	7,0	6,0	8,1	2,0	4,5
Atteintes contre les personnes. .	11,2	8,7	14,7	10,8	2,3	5,4
Extermination du bien d'autrui. .	1,9	1,0	0,8	1,3	0,5	1,1
Rapts violents du bien d'autrui. .	3,9	4,4	3,4	4,6	1,8	4,1
Vols et sacrilèges..	31,8	28,3	28,7	28,5	24,6	51,8
Escroquerie, usurpation, faux, recèlement d'objets volés.	1,9	1,9	1,6	2,3	4,3	2,0
Autres crimes : concernant surtout les contraventions aux règlements administratifs de la couronne, faux témoignages, la non-dénonciation, etc.	6,2	9,8	11,7	10,4	33,6	1,3

Il est étrange de penser que la civilisation, les lumières de la science, l'amélioration de l'existence physique et intellectuelle puissent augmenter la criminalité. Pourtant, si au lieu d'étudier exclusivement les résultats positifs que la civilisation a donnés, nous étudions encore son revers, nous verrons qu'il en est ainsi. La civilisation attire les hommes dans les cités, développe la vie d'usine et de fabrique, contribue à l'appauvrissement, à l'entassement ; or, ces derniers augmentent la lutte pour l'existence, l'alcoolisme, la dépravation, la syphilis et par conséquent la dégénérescence aussi, dont le crime est l'un des produits. Par l'augmentation qualitative de la criminalité, la civilisation exerce nécessairement son influence sur la qualité des crimes, c'est-à-dire sur leur manière d'accomplir ceux-ci. La criminalité devient plus raffinée, plus réfléchie, plus cachée sous des procédés extérieurs convenables. Plus la société est cultivée et civilisée, plus ses crimes prennent des dehors adoucis, ennoblis ; au contraire, plus la société est obscure, plus ses crimes sont extérieurement grossiers et violents. Tout ce qui vient d'être dit au sujet des sociétés peut se rapporter à ses diverses couches. A ce point de vue on peut diviser non sans beaucoup de justesse les crimes de la société actuelle en deux catégories : celle des crimes commis par atavisme et celle des crimes commis par évolution. Les premiers se manifestent dans les sociétés peu éclairées et les classes pauvres, rudes, privées de culture et des lumières de la science ; les seconds se commettent dans les sociétés civilisées et comme il faut. Dans le premier cas nous observons dans la division des atteintes contre les personnes : la martyrisation, le traitement inhumain, brutal, les coups, les mutilations,

les homicides volontaires accomplis au moyen de la
hache, du bâton, du gourdin, etc. : dans le second cas
nous avons affaire aux empoisonnements lents et sys-
tématiques par l'administration progressive d'un poison, aux suggestions hypnotiques dans le but d'inciter
l'individu au crime, aux vengeances sociales raffinées,
au chantage, aux commérages mensongers et aux autres
moyens de torture ; pour ce qui est des atteintes dirigées contre la propriété nous observons dans les sociétés et les classes du premier groupe : le vol avec effraction, le pillage, le vol des objets de poche, etc. : dans
les sociétés et classes qui rentrent dans la seconde catégorie nous avons affaire aux concussions universellement répandues par la voie du jeu de cartes, des maîtresses, de la transaction de l'honneur aux élections :
nous observons aussi les spéculations de banque frau-
duleuses, le détournement des sommes publiques, la
vente des places de service, etc. Les derniers délits
mentionnés sont si raffinés, tellement agrémentés (du
moins tant qu'ils peuvent l'être) que la société actuelle
n'a pas encore élaboré de mesures grâce auxquelles
elle pourrait lutter contre eux. Si la société entoure
d'estime et de respect les individus qui commettent les
délits antisociaux mentionnés et qui la pillent, c'est
que leurs crimes n'ont pu être constatés ou qualifiés.
La lutte avec de pareils fripons n'est possible que par
une voie unique : celle de la liberté de presse et de la
franchise de parole ; malheur à la société où cette arme
est inaccessible ; son atmosphère se moisit, la criminalité se transforme en phénomène général, courant :
il s'amasse un trop grand nombre de gaz qui par suite
de leur composition chimique mènent l'organisme

de l'état à la cachexie, à l'asphyxie, à la mort ou bien à l'explosion et à la débâcle.

La presse est une grande puissance, quand elle est incorruptible et pas trop tendentieuse. Elle peut aussi bien purifier et ennoblir la société qu'elle peut la dépraver et la rendre vicieuse. Dans le domaine même de la criminalité elle est loin de jouer un rôle insignifiant. C'est un fait incontestable que la publication trop notoire de différents procès criminels mène souvent à l'imitation, à l'augmentation de la criminalité et de celle du nombre des crimes. Voici pourquoi ceux qui déclarent que la civilisation peut servir à l'évolution et à l'augmentation de la criminalité ont raison, bien que toutefois son influence soit indirecte.

La prison. — La prison n'est pas sans jouer un rôle considérable dans la production des crimes et l'augmentation de la criminalité. Elle représente l'institution supérieure où s'instruisent et se perfectionnent les éléments criminels : c'est en prison que les criminels font leur éducation académique professionnelle ; c'est là que les délinquants habituels se perfectionnent dans leur criminalité, que les criminels latents se transforment en criminels manifestes, que les individus sans origines criminelles les acquièrent sous l'influence de la prison et deviennent de criminels accidentels qu'ils étaient des criminels permanents. C'est surtout aux détenus mineurs que la prison est nuisible. Voilà ce qu'à ce propos déclare Dril (1) qui consacra sa vie entière à l'étude de cette question : à l'école de la prison et du lieu de

_____

(1) Dril. *Journal du Ministère de la Justice* (russe). 1900.

détention en général, les enfants et les adolescents sont entièrement abandonnés à eux-mêmes ainsi qu'à l'influence d'un milieu ambiant souvent profondément dépravé et d'une mise en scène désavantageuse ; parfois aussi ils sont livrés à une oisiveté complète, accompagnée d'une monotonie et d'une pauvreté extrêmes d'impressions extérieures ; or, ces dernières jouent un rôle énorme dans le développement des particularités de la psychologie en général et davantage encore — dans celle de l'enfant et de l'adolescent dont la personnalité morale se forme justement à cette époque même dans ses lignes fondamentales. Il ne peut être question d'une surveillance suffisante quelconque dans les prisons. Un surveillant choisi parmi les soldats représente presque tout le personnel sur lequel on ne peut compter dans le meilleur des cas que pour réprimer les désordres extérieurs violents. Dans ces conditions il n'est pas étonnant de voir les directeurs des prisons déclarer parfois qu'il est plus difficile d'avoir affaire aux jeunes détenus qu'aux criminels adultes et que les premiers leur causent plus d'ennuis et de soucis que les seconds. Quelques-uns d'entre eux s'habituent à tel point aux influences perverses de la prison que transférés plus tard dans les maisons de correction, ils prient instamment qu'on les réintègre en prison où les vices et la dépravation qui leur ont été inoculés trouvent pleine liberté pour leur manifestation.

En tout cas, grâce à l'inactivité de l'état, dont la société avec son indifférence de courte vue fait partie, plus de 10 000 enfants et adolescents sont annuellement dépravés et préparés par les leçons reçues à une activité criminelle future ; or, selon la loi immuable de la réaction sociale ce sont encore la société et le gouvernement qui payeront pour eux.

En général les prisons et les lieux de détention doivent être absolument fermés aux jeunes détenus appartenant à l'âge auquel la physionomie future de la personnalité morale ne commence que faiblement à prendre forme et auquel la loi admet l'éducation par contrainte.

La société porte un grand devoir : celui de songer à la transformation de ces refuges de dépravation morale en asiles de correction, d'ennoblissement et de perfectionnement de la nature humaine, etc. Svirsky (1), qui étudia longtemps ce monde d'êtres déchus, dit que la faim et le froid dont souffrent les récidivistes en liberté et même les rapts considérables auxquels les pousse plutôt une nécessité sans issue que l'amour de l'art, les pervertissent moins que la prison ; celle-ci estropie sous tous les rapports, jusqu'à les rendre méconnaissables, les malheureux récidivistes. Il croit que, si au lieu de les laisser jouer et se distraire on astreignait tous les prisonniers sans exception au travail et que, si on les tenait de façon à isoler complètement les récidivistes des individus emprisonnés pour la première fois, la prison laisserait sortir bien moins d'êtres déchus et corrompus qu'elle n'en laisse sortir actuellement.

C'est surtout sur les criminels mineurs que la prison exerce son influence funeste. Il est douloureux de voir parfois un garçonnet de 13 ans écouter avec avidité les récits des prisonniers expérimentés et rompus. Les forçats lui paraissent être des héros ! Il considère les chaînes comme étant des signes de distinction et son

(1) SVIRSKY. Les hommes perdus, t. II. 1896.

vœu le plus ardent est de parvenir le plus tôt possible
au grade de forçat. Il est profondément persuadé que le
pilleur et le brigand sont les seuls héros possibles.
Virouboff (1) déclare que 140 000 individus sont annuellement emprisonnés en France dans un but pénal, et
que 129 000 rentrent annuellement dans le sein de la
société avec un sentiment moral affaibli et un penchant
criminel augmenté. Selon les données de la statistique
légale russe, il rentre annuellement en prison 22 pour 100
d'individus ayant été précédemment détenus. Les candidats de la prison se transforment en candidats de
bagne et ceux, mis simplement en état d'arrestation,
font tout leur possible pour mériter la pénalité. Il est
impossible de ne pas s'écrier avec Thomas Morus : « Que
faites-vous ? Vous créez des voleurs pour avoir le plaisir
de les pendre ! »

Les asiles pour jeunes détenus. — Les asiles pour
jeunes détenus jouent en ce sens un rôle peut-être pire
que les prisons. Ils sont tous fondés dans l'excellent
but de préserver les mineurs de la prison, cette académie des sciences criminelles. On a cru pouvoir modifier
ces jeunes natures non encore enracinées dans les ténèbres, la dépravation et l'immoralité. par la voie de l'enseignement, de l'instruction et de l'éducation. L'expérience a pourtant montré tout autre chose. A part toute
hypocrisie si nous voulons avouer la vérité nous voyons
que les asiles pour jeunes détenus donnent. après la fin
du cours, volée à une majorité d'élèves pires qu'ils ne
l'étaient au moment de leur admission. C'est ici que
leurs sympathies, leurs penchants, leurs opinions, leurs

(1) Virouboff. La philosophie positive, VIII.

procédés et leurs connaissances criminelles se perfectionnent, se systématisent et prennent une physionomie
déterminée. Si les prisons sont les académies de la
science criminelle, les asiles pour jeunes détenus sont
les collèges classiques où l'on exécute une gymnastique
intellectuelle et morale telles, qu'il ne reste plus aux
élèves après la sortie que d'appliquer leurs connaissances
criminelles, de les faire passer dans la vie, de les
développer et de les perfectionner à l'académie ; c'est
justement ce qui arrive. L'étude des enfants enfermés
dans les asiles pour jeunes détenus fit faire à d'Abundo (1)
les conclusions suivantes : on peut diviser les criminels mineurs en trois catégories : 1° la première comprend : ceux auxquels leurs parents n'ont pu apprendre de métier, les orphelins placés par des parents
éloignés, les enfants de veufs et de veuves, ceux de
ménages irréguliers, les enfants nés en dehors du
mariage, les enfants des filles soumises. 2° la seconde
catégorie comprend : les enfants à développement intellectuel tardif ; ces derniers peuvent être subdivisés en
deux groupes : *a*) celui qui comprend les enfants capables de se soumettre à la discipline de l'institution et
dont la conduite est bonne et *b*) celui qui est formé par
les enfants qui échappent à toute influence éducative ;
ils font peu de progrès à l'école et dans l'apprentissage
des métiers, ils sont remuants, ne peuvent longtemps
concentrer leur attention et se distinguent par un penchant marqué pour le vol et l'escroquerie ; enfin la troisième catégorie comprend les enfants souvent atteints
de modifications diverses dans les fonctions de l'orga-

(1) D'Abundo. Osservazioni nei minori corrigenti. *Annali di neuro-
logia*, 1893.

nisme telles que incontinence nocturne d'urine, incapacité d'arrêter l'écoulement de l'urine une fois celui-ci commencé, dépravation de l'instinct sexuel, chlorémie, etc. De pareils enfants sont facilement excitables, impulsifs, paresseux, oisifs, égoïstes, enclins à la rébellion, intellectuellement bornés. Selon l'avis d'Abundo, les enfants qui appartiennent aux deux premières catégories sont capables de se corriger, ceux qui appartiennent à la troisième sont incorrigibles.

Il est facile de dire incorrigibles ! Mais si ces enfants nés anormaux sont tels qu'on ne peut en aucune façon les changer, eux-mêmes sont capables de faire beaucoup de mal si on les laisse au sein de leurs camarades. Aucune administration, aucune surveillance, aucune organisation ne peuvent détruire l'influence et l'action qu'exercent ces détenus sur leurs camarades moins pervertis et capables de se corriger si on les laisse vivre en commun. Le seul moyen d'élever des enfants capables de se corriger et de les rendre aptes à la vie sociale, c'est de les isoler entièrement des criminels nés incorrigibles. Dans ce but les asiles pour jeunes détenus ne peuvent être utiles à la société qu'à la condition d'être organisés convenablement. Or, pour cela tout asile doit se composer au moins de trois parties tout à fait distinctes : la division de ceux soumis à l'observation, la division des enfants capables de se corriger et celle des incorrigibles. Il serait important d'avoir en outre une division spéciale pour les criminels accidentels. Tous les enfants admis à l'asile devraient d'abord entrer dans la première division : là ils seraient soumis à une observation médicopédagogique variée. Ce n'est qu'après avoir pris une connaissance détaillée de leur nature, après avoir déterminé leur degré de dégénérescence et celui de la possibilité d'améliorer leurs défectuosités, qu'on pourrait les faire passer dans la division des enfants corrigibles ou incorrigibles. Une telle organisation des asiles pour jeunes détenus donnerait seule à la société la possibilité de sauver du moins une partie minime des enfants corrompus; dans le cas contraire et l'existence commune de tous les détenus on ne peut compter sur le moindre succès au point de vue de la correction. Ce serait là une des mesures radicales à prendre pour la prévention et la cessation du crime.

Tard (1) porte son attention sur ce fait qu'il n'est pas rare de voir l'école dépraver les enfants: il va sans dire que ce n'est pas l'école par elle-même, ni son organisation qui agissent ainsi, mais le fait que deux ou trois vauriens qui pervertissent les autres pénètrent dans son milieu. « On a beau prêcher la morale en classe, l'idée de celle-ci, ainsi que celle de l'immoralité, ne se forment qu'au cours des récréations, des jeux, des luttes d'enfants, des contrats et des alliances. Et très fréquemment il suffit de deux à trois brebis galleuses pour contaminer tout le troupeau. Sous ce rapport l'école publique a de la ressemblance avec la prison, vu que dans cette dernière, malgré toutes les mesures auxquelles on recourt, les détenus continuent à se pervertir en subissant l'influence de camarades plus corrompus qu'eux-mêmes. Toutes ces institutions agissent d'une façon d'autant plus funeste qu'elles sont plus peuplées. La qualité de l'école ne dépend pas de la qualité des précepteurs, mais de celle des parents des détenus. »

(1) TARD. Les criminels enfants.

Il est hors de doute que *l'alcoolisme* exerce une influence très grave sur la production de la criminalité. Ebrietas est blandus doemon, dulce venenum : quam qui habet, se ipsum, non habet quam qui fecit, peccatum non habet fecit, sed ipse totus, est peccatum, dit saint Augustin, ce à quoi saint Jean de Damas ajoute : Per ignorantiam tum demum, aliquid invite sit, cum nos imprudentiæ causam haudquamquam præbemus, sed casu ita res contingit. Etenim si quispiam vino abrutus cædem perpetrarit, errore quidem ei inscitia inducta ad miseriam, ac non item invite, ignorationis, quippe causam, hoc est ebrietatem ipse accersivit... L'ivrognerie amène la ruine, celle-ci donne naissance à la pauvreté et à la misère, ces dernières à leur tour amènent la dégénérescence.

La situation financière d'une société donnée est étroitement liée au développement de l'alcoolisme, de même que ce dernier exerce son influence sur le bien-être de telle ou autre société. La hausse du prix de travail aussi bien que sa baisse augmente la consommation de l'alcool. Quelle serait donc la moyenne normale de l'aisance qui diminuerait l'ivrognerie? Il est douteux que le degré d'aisance joue un rôle quelconque en ce cas ; ce sont plutôt le milieu, le niveau moral, l'entourage et les convictions de cet entourage qui exercent ici leur influence. La qualité élevée des conditions citées délivre également la société de l'alcoolisme et de la criminalité. En Amérique, la commune de Saint Johnsburg édita un décret de par lequel l'emploi de l'alcool n'était permis que pour les nécessités du ménage : or ce pays est entièrement délivré de la criminalité. Tout ce qui vient d'être dit peut se rapporter à toutes les espèces de crimes et se ressent sans aucun doute sur la criminalité organique née ; pourtant il nous est difficile de constater le degré de cette influence, vu qu'il n'existe aucunes données exactes à ce sujet.

L'alcoolisme exerce une double influence sur la criminalité héréditaire et directe. Les parents des alcooliques leur transmettent par hérédité un système nerveux central instable, faible, chancelant, incapable de résister aux réactions vitales, mauvais régulateur des impulsions d'ordre animal et des passions viles bestiales, facilement épuisé et enclin à chercher un appui et une animation factice dans des stimulants artificiels tels que l'alcool, la morphine, etc. C'est ainsi que les enfants des alcooliques portent en eux l'origine et le germe de l'alcoolisme, de l'oisiveté, de la dépravation et de la criminalité. Un égoïsme de basse marque, dirigé par des impulsions et des motifs vils, forme le fond d'existence de pareils descendants ; ces derniers ne sont soutenus que par une excitation factice et le seul but de leur existence est la satisfaction des passions animales. On peut dire qu'en général l'ivrognerie des parents mène la postérité à la dégénérescence ; or, dans cette dernière le type du criminel né ainsi que ses satellites : l'idiotisme, l'épilepsie et l'hystérie occupent une place importante.

L'ivrognerie individuelle peut exercer une double influence sur la naissance et la manifestation de la criminalité née selon que l'état alcoolique est aigu ou chronique. Les crimes commis dans les cas d'ébriété individuelle unique ne sont pas rares. L'influence de l'ébriété alcoolique individuelle fait perdre le contrôle de la raison sur le côté émotif de la vie tandis que les passions et les penchants d'ordre inférieur prennent le dessus ; l'exécution d'actes et d'actions qui rentrent dans la catégorie des infractions aux droits et dans celle des délits et des crimes — devient plus facile et c'est ainsi que se groupent toutes les conditions nécessaires pour faire naître à un moment donné un tel état mental qui transforme souvent l'homme en criminel. Mais l'état dépeint est loin de prendre naissance chez tous les individus et lorsqu'il existe, sa manifestation n'est ni également rapide, ni également intense chez tous ceux qu'il atteint. Plus la nature de l'homme est pathologique, depuis la naissance, plus elle abonde en éléments essentiels de la criminalité-née, plus l'alcool agira fort, vite, complètement et vice versa — moins les éléments de la criminalité et des autres manifestations de la dégénérescence seront marqués, moins l'alcool aura de prise. La consommation de l'alcool enlève au criminel-né son masque de réserve et d'équilibre extérieurs ; une faible dose suffit pour éveiller en lui la bête féroce et contribuer à la manifestation de ses véritables origines d'existence. Mais l'ébriété passe et l'homme redevient convenable, réservé, équilibré ; il reprend sa physionomie habituelle jusqu'à une nouvelle perte d'équilibre moral. Par conséquent les cas de consommation individuelle de l'alcool donnent souvent naissance à des crimes qui en ce qui concerne les personnes normales ne sont que le résultat de l'ébriété ou d'une intoxication temporaire alors que des doses d'alcool très faibles provoquent chez les criminels-nés la manifestation et le dévoilement complet de leur criminalité-née que dans d'autres cas ils s'efforcent de dompter.

L'action qu'exerce l'alcoolisme chronique est incomparablement pire.

Pour ce qui est des personnes marquées de l'hérédité pathologique, la boisson anéantit complètement en eux l'équilibre extérieur et découvre la nature criminelle dans toute sa nudité. Mais ce n'est pas tout, l'habitude de la boisson peut provoquer, même chez les personnes nées non corrompues et sans prédisposition héréditaire aucune, des modifications dans la structure des élément nerveux, modifications qui se manifesteront par toutes les propriétés du criminel organique — avec cette différence toutefois, que le criminel n'est plus redevable de ses propriétés à l'hérédité, mais à lui-même ainsi qu'à l'abus d'une substance toxique. Actuellement personne ne doute que l'alcoolisme chronique donne le tableau complet de l'insanité morale et qu'il le devient réellement dans certains cas, tandis que dans d'autres il porte en lui tous les éléments de la criminalité-née. Dans tous les cas mentionnés nous ne prenons en considération que les crimes qui sont les manifestations des passions d'ordre bestial, vil, des impulsions et des tendances propres au criminel-né et nous passons sous silence complet les crimes commis en état d'ivresse ou dans le but d'y parvenir ; dans le premier cas le crime sera le résultat de l'intoxication ; dans le second — la manifestation d'une passion invincible pour l'alcool.

Nous ne nous arrêterons guère longtemps aux données littéraires qui indiquent le rapport existant entre l'alcoolisme et la criminalité. Dans tous les ouvrages qui concernent cette question on cite ces données qui sont assez abondantes pour la littérature européenne et américaine. D'après Baer(1) les crimes commis en état

(1) BAER. Der Alcoholismus, 1877.

d'ivresse forment la fraction de 41,5 pour 100 dont 53,6 pour 100 sont accidentels et 46,4 pour 100 commis par des habituels du crime. Claude (1) a trouvé qu'en France les crimes mentionnés atteignent presque le même chiffre de 45 pour 100 : Feketin affirme qu'en Hongrie le tiers des criminels commettent leurs actes en état d'ivresse : les principaux délits sont alors les voies de fait, les rixes, etc. En ce qui concerne la Suisse, Schaffrot déclare qu'il y eut en 1892 42 pour 100 de crimes commis par des hommes en état d'ivresse et 31 pour 100 de délits commis par des femmes prises par la boisson. En Suède Wieselgren indique les chiffres suivants : 71,21 pour 100 pour les hommes, 11 pour 100 pour les femmes. Au Danemark le chiffre est de 31 pour 100 pour les deux sexes selon Dalhoff : pour ce qui est de la Hollande et de la Belgique Boeck (2) déclare que le nombre des condamnés pour délits commis en état d'ivresse manifeste augmente constamment, tandis qu'il diminue en Angleterre. En fait d'ouvrages russes concernant ce sujet nous avons les travaux des Drs Krol (3) et Grigorieff (4). Selon le premier, la moyenne du nombre des jugements qui ont lieu au tribunal d'arrondissement de Kazan égale 42,6 pour 100 : d'après le second le nombre des mêmes délits serait de 47 pour 100 dans le domaine du tribunal de Saint-Pétersbourg : l'on peut dire que c'est un nombre considérable.

---

(1) Paul GARNIER. Rapport *Congrès pénitentiaire intern. de Bruxelles*, 1900.
(2) BOECK. *Journal médical*. Bruxelles, 1900, n° 46.
(3) KROL. Alcoholisme et criminalité en Russie, 1899.
(4) GRIGORIEFF. Alcoholisme et criminalité à Pétersbourg, 1900.

L'instruction primaire. — Les données de la statistique anglaise, française et russe montrent que parmi
les criminels il y a beaucoup plus de personnes sachant
lire et écrire que parmi les individus non criminels.
Jolly cite le cas intéressant suivant : en 1850, le département de l'Hérault en France ne possédait pas **un**
seul individu sachant lire et écrire : le même département était remarquable à cette époque par une absence
totale de crimes ; actuellement que l'instruction primaire y a pénétré, la criminalité y abonde. Selon Lacassagne et Foyet — à différents degrés de culture répondent différents crimes. C'est ainsi que l'infanticide, le
vol, l'organisation de bandes de filous, les pillages et
les incendies sont propres aux personnes ne sachant
ni lire ni écrire ; l'extorsion de fonds, le chantage, le
pillage, les atteintes contre la propriété, les blessures
sont propres aux personnes lisant et écrivant à peine ; la
corruption, les faux, les menaces écrites, etc., sont l'œuvre de personnes ayant reçu une instruction moyenne,
tandis que les faux commerciaux, les faux témoignages,
le détournement des fonds publics, le tirage en long
d'affaires louches et les crimes politiques sont propres
aux individus ayant fait des études supérieures.

Selon les données de la statistique concernant les
crimes capitaux commis en Russie durant les dernières
20 années, le chiffre de gens ne sachant ni lire ni
écrire a diminué et celui de gens sachant lire et écrire
a considérablement augmenté dans les institutions de
paix et les tribunaux communs. Soumise à l'influence
de l'instruction la criminalité se modifie dans ses parties constituantes et devient en général moins violente,
moins brutale : c'est ainsi qu'on remarque la prédomi-

nation des crimes concernant le service, des délits contre l'ordre d'administration et les infractions aux règlements de la couronne, les atteintes contre le bien d'autrui, les faux témoignages, les faux, l'escroquerie et d'autres délits relativement insignifiants : alors que le brigandage, le pillage, les homicides, le vol, etc., sont l'œuvre d'individus ne sachant ni lire ni écrire.

Il suit de là que l'art d'écrire et de lire marche de front avec la criminalité. Lombroso considère même que l'enseignement primaire est nuisible aux prisonniers car ils en abusent pour faire le mal. Pourtant l'opinion de Seymour est peut-être plus juste en ce sens que le savoir n'est pas une vertu mais un moyen et que selon la volonté de l'individu elle peut servir au mal comme au bien.

La pauvreté et la richesse. — Il est inutile de s'étendre sur ce fait que la pauvreté mène à la dégénérescence et crée en particulier cette variété qui est connue sous le nom de criminalité-née. La faim, le froid, le jeûne, la crainte pour soi-même et surtout pour ses enfants mènent à l'épuisement physique de l'organisme, à l'humiliation et même à l'anéantissement total de sa propre dignité ainsi que du sentiment du devoir ; les mêmes conditions anéantissent l'amour du prochain, mènent à la méchanceté, la haine, à l'animosité complète envers l'ordre établi et l'humanité existante.

L'homme se transforme en bête féroce et ses penchants bestiaux sont transmis à la postérité pour créer des agents organiques antisociaux. Il est fréquent de voir s'ajouter le désespoir, l'indifférence, l'ivrognerie et ses satellites : le vice et la syphilis aux manifestations de la misère. Du reste tout le monde connaît bien le tableau de la misère. De même personne n'ignore que la criminalité-née et acquise prennent facilement naissance dans ce milieu où elles s'instruisent et se fortifient. Les conditions d'existence effacent la physionomie morale de l'homme et ne laissent en lui que l'origine animale. Peut-on exiger grand'chose d'un être pareil et à qui la faute s'il en est ainsi?

Hirsch déclare que la misère qui frappe les masses constitue un terrain favorable non seulement au développement du crime, mais encore à celui de la dégénérescence et cela grâce à l'influence des affections héréditaires qui par elles-mêmes mènent à leur tour à la criminalité.

Le Pr N. Obolonsky (1) pense que le prolétariat est le principal fournisseur des prisons. Plus l'homme se rapproche par son développement des stades inférieurs, moins ses impulsions modératrices sont développées, moins il aura de peine à succomber aux tentations et par conséquent plus il est enclin à commettre des infractions aux lois. La lutte constante pour le pain quotidien, la nécessité de penser aux besoins les plus urgents transforme souvent et peu à peu l'homme qui appartient aux classes inférieures en un égoïste aux instincts grossiers que la crainte religieuse ou celle du châtiment qui suit le crime retiennent seules des atteintes contre le bien d'autrui. Si l'on anéantit ces deux agents modérateurs, l'individu commencera immédiatement à s'enrichir aux dépens de la poche du voisin, même s'il lui fallait recourir à la hache...

Voici ce que pense D. Dril (2) a ce sujet : « plus nous

(1) Pr Obolonsky. Traité de l'école positive sur le criminel, 1889.
(2) Dril. Les enfants criminels, 1884.

observons de près le milieu social, mieux nous remarquons en lui l'existence de différentes couches dont chacune possède ses particularités déterminées. La couche supérieure, qui est le produit d'une culture élevée, possède le développement moral au plus haut degré. La loi pénale lui est presque inutile vu qu'elle porte la loi en elle-même. Au contraire, la couche inférieure qui comprend des individus privés de toute instruction et de toute éducation, qui hérite de ses ancêtres des anomalies d'organisation et qui les transmet à ses descendants, représente un retour atavique vers les races sauvages. C'est de cette couche que sortent surtout les criminels nés et habituels. Enfin vient la troisième couche intermédiaire qui représente sous tous les rapports la moyenne. Ce sont les deux dernières couches qui fournissent presque exclusivement les criminels. »

Si l'on considère cette division d'une façon abstraite et idéale, on peut l'accepter entièrement mais si on l'adapte à la division réelle vivante de notre société, il est impossible de se mettre d'accord sur ce point. Selon l'estimable auteur, la couche supérieure correspondrait aux individus instruits, cultivés, éclairés ; la couche inférieure à la population simple, paysanne ; la couche moyenne à la population urbaine plus éclairée. Il est vrai qu'un petit groupe d'intellectuels peut se dispenser de la loi pénale car il la porte dans son âme. dans sa conscience ; mais un nombre beaucoup plus considérable des mêmes intellectuels a besoin d'un code pénal et l'étudie consciencieusement dans le but de passer outre avec le plus de chance possible et d'éviter ses châtiments. Si les prisons contiennent moins d'in-

tellectuels, il faut en chercher la cause premièrement
dans ce fait que les intellectuels sont moins nombreux en
général que les non intellectuels : secondement en ce que
les intellectuels réussissent mieux à éviter les châtiments
de la loi et en ce qu'ils commettent surtout les délits que
la loi a faiblement prévus ou qui constituent une plaie
sociale trop répandue tels que les pots-de-vin, la vente
de sa conscience, la soustraction des fonds publics, etc.
La couche inférieure de la population, la couche villa-
geoise la moins éclairée éprouve au contraire le moins
de nécessité dans la loi pénale et l'ignore complètement
car cette loi existe encore pure et impeccable dans sa
conscience. Les actes des individus qui appartiennent
à cette catégorie leur sont dictés par leur conscience et
c'est elle qui les retient du mal et du vice. C'est justement à ces êtres-là que la loi pénale est le moins nécessaire.

Il existe encore une troisième classe d'individus qui
comprend les ouvriers des usines et des fabriques, la
population urbaine inférieure et en partie moyenne, les
ouvriers urbains qui se rapprochent davantage de la
civilisation, qui la servent du moins tout en profitant
fort peu de ses fruits, tous ces individus sont le plus
dépravés et donnent le plus grand nombre des criminels-
nés parce que l'ivrognerie, la syphilis et le vice ont bâti
solidement leur nid dans ce milieu.

Voici ce que disent Lurieu et Ramond (1) au sujet
de la misère : Parmi les traits caractéristiques de la misère, de cette plaie qui ronge la société actuelle, il y en
a un, un symptôme, la misère héréditaire, quelque

____

(1) Lurieu et Ramond. Études sur les colonies agricoles.

chose comme la procréation de la misère par la misère, qui s'efforce sans cesse d'augmenter le nombre des miséreux et de créer dans chaque nation européenne une classe spéciale, une race d'indigents, une aristocratie de haillons. Plus la vague civilisatrice s'élève fort et haut, plus cette lie impure augmente et s'épaissit : l'un est la conséquence directe de l'autre. Les progrès de l'industrie, le perfectionnement des machines, les grèves, les victoires de la science sur la mort, la tranquillité garantie, la fécondité de la misère et même les efforts que fait la philanthropie pour anéantir la misère, tout cela concourt à la multiplication de cette espèce organique de misère, de ces mendiants de père en fils, de ces lazzaroni prédestinés.

D'autant plus étonnant nous paraît ce phénomène paradoxal que la richesse ne déprave pas moins si ce n'est plus l'humanité, la mène aussi à la dégénérescence ainsi qu'à la manifestation particulière de cette dernière, la criminalité-née. Actuellement, l'argent est une puissance si grande qu'il est presque impossible de lutter avec elle. En variant les moyens et les procédés d'achat on peut acheter grâce à l'argent presque tout et tous. Naturellement l'argent donne à son possesseur la conscience de sa propre force, de sa puissance, de ses succès, de son pouvoir, de son égoïsme, de sa vanité et de sa présomption fortement exagérées. En même temps prennent naissance la conscience de l'impunité, le mépris de la personnalité d'autrui et de la dignité humaine, la conviction de pouvoir tout acheter, tout cela accompagné d'ivrognerie, de dépravation et de leurs conséquences. Que peuvent transmettre de pareils individus à leurs descendants ? La dégénérescence et l'épuisement physique en même temps que le nihilisme moral ; les passions animales basses, les instincts vils seuls et tout ce qui rapproche la physionomie humaine de ses ancêtres appartenant au règne animal restera seul. Pourtant, si la richesse exerce une si mauvaise influence, si l'argent agit d'une manière dépravante sur la descendance actuelle et future, pourquoi ne voyons-nous dans la prison, cet antre de la criminalité, que des individus presque exclusivement pauvres et ne voyons-nous pas de riches ? Parce que d'abord la criminalité même des riches est plus raffinée, plus adroite et puis parce qu'en ce cas l'argent joue encore son rôle puissant. Nous pouvons citer à ce sujet l'opinion très caractéristique de Lozzi (1) : « Dans notre tribunal se trouve gravée en grosses lettres l'excellente sentence de la Révolution française : tous sont égaux devant la loi. Mais si ces paroles sont entrées dans la loi, elles sont loin de trouver leur application. Quel est celui qui ne voit pas ou qui ignore les constantes infractions à la loi qui ont lieu devant le tribunal des jurés dans certains cas et pour certaines personnes. Peut-on affirmer que le pauvre trouve devant le tribunal la même attention, le même appui, les mêmes soins que l'on voit toujours en la possession des riches et des puissants. Le cœur se serre douloureusement au souvenir des crimes éhontés et impunis commis par les grands larrons lorsqu'on exige la condamnation de petits voleurs... »

Au congrès de Bruxelles le Pr Manouvrier exposa l'opinion suivante : Il se commet dans la société, dans le milieu de ce qu'on appelle les honnêtes gens beau-

(1) Lozzi. La giustizia di Romagna, 1895.

coup d'actes immoraux qui, par leur essence, ne se distinguent en rien des crimes, bien qu'on leur donne des noms plus doux tels que : adresse, art d'arranger les affaires, petits péchés, accidents, etc. En ce qui concerne le vol, il possède plusieurs formes criardes et dangereuses qui amènent en prison ceux qui y recourent. Mais le vol possède aussi beaucoup d'autres formes non moins nuisibles, que la loi ignore pourtant ou auxquelles elle octroie même sa protection pour que les voleurs puissent agir sans scandale et surtout pour qu'ils aient du succès. De sorte qu'en pratique du moins, si ce n'est dans l'esprit, on confond la moralité et la chance de beaucoup de citoyens estimés et qui occupent une bonne situation (1).

La religion. — On ne peut suspecter la religion de produire ou d'aider la criminalité. On ne peut la considérer que comme un élément qui modère tantôt plus, tantôt moins celle-ci. Les religions qui soumettent l'homme à des exigences sévères ou les religions nouvelles agissent plus puissamment sur l'apaisement des manifestations basses de la nature humaine : au contraire, les religions anciennes et celles qui font foi d'une grande tolérance restent sans influence aucune.

C'est le catholicisme que Lombroso considère surtout d'un œil très sceptique. Peut-être que le principe d'Ignace Loyola, qui n'est guère capable de servir au soutien de la moralité, joue un rôle considérable dans cette opinion. Nous pensons que le judaïsme de l'Ancien Testament ne s'éloigne guère beaucoup du catholicisme et qu'il pourrait servir d'excellente thèse à M. Lombroso.

____

(1) Dril. Criminalité et criminels.

Pourtant si telle ou autre religion n'exerce pas d'influence directe sur le développement ou la manifestation de la criminalité, l'incrédulité est loin de lui être indifférente. Tard déclare, que l'une des principales causes de l'augmentation de la criminalité dans le jeune âge est la déchéance générale de la foi due à la propagation de doctrines qui, après avoir détruit les principes traditionnels de la moralité et de la famille, n'ont rien donné pour les remplacer. Ces doctrines antichrétiennes, purement négatives et critiques, servent souvent de base à la création des théories les plus immorales suivies de leurs conséquences.

L'âge exerce une influence incontestable sur la criminalité. Le plus grand nombre de crimes tombe sur l'âge de 20 à 30 ans. Les statistiques allemande, française, italienne et anglaise montrent que le nombre des crimes dus à l'âge mûr a diminué peu à peu, alors que celui des crimes commis par les enfants et par les individus jeunes s'est élevé ; c'est ainsi que d'après Hirsch (1) le nombre des délits commis en Allemagne durant les derniers sept ans a augmenté de 51 pour 100. Plus importante encore est l'observation de Tard (2), selon laquelle, en l'espace des dernières 35 années, le nombre des meurtriers adultes a plutôt baissé, alors que celui des mineurs a doublé. Ce fait est plus qu'horrible. Guyot fait remarquer la cruauté extrême et la volupté qui distinguent les jeunes malfaiteurs. Tard adoucit cette observation en supposant que le cynisme et la cruauté ne sont l'apanage que d'un petit nombre d'élus alors qu'en

______

(1) Hirsch. Criminalité et prostitution. 1898.
(2) Tard. *L. c.*

général c'est plutôt la faiblesse qui caractérise la jeune
génération criminelle. Joly dit que ces criminels portent
en eux le sceau de la déchéance morale, de l'ignorance,
de la faiblesse de volonté et de la légèreté. Il s'ensuit
qu'au lieu d'être des monstres, des êtres difformes, les
jeunes malfaiteurs ne sont que les enfants de leurs
parents.

Quelle est donc l'origine des causes de cette dépravation précoce ou plutôt de la corruption extrême qui
frappe la jeunesse des États civilisés ? Selon Tard il faut
en chercher la cause dans l'écroulement des croyances
religieuses chez le peuple, la tendance de plus en plus
marquée à atteindre une haute position sociale, la croissance insuffisante des richesses, l'alcoolisme ; nous ajouterons à cette énumération la syphilis qui conquiert de
plus en plus les couches sociales pour les mener elles
et leur descendance à la dégénérescence.

Selon D. Dril, la criminalité précoce et grave se
développe sur le terrain du dépérissement, de la sé-
cheresse, de la dépravation des uns et du sentiment
général qui en résulte, par conséquent elle se développe sur le terrain de la dépravation des fondements
sur lesquels repose la personnalité psychique, dépravation qui exerce son influence sur le côté moral aussi
bien que sur le côté intellectuel. On a remarqué qu'à
différents âges répondent différents crimes. C'est ainsi
que la période de puberté donne naissance à une certaine tendance affective, à la passion d'organiser des
sociétés et des bandes. Par exemple, les jeunes gens
de Naples fondèrent une société ressemblant à la camorra et qui portait le nom de scuonero, dont les
membres agissaient selon un commun accord dans

le but de s'entr'aider et de se protéger les uns les autres.

Les vols se commettent surtout dans l'âge de quinze à vingt ans. Certains auteurs pensent qu'il existe une certaine progression et succession dans l'exécution de ces crimes. Par exemple, un enfant commence par voler 5 centimes, puis il en vole 10, 20, pour passer plus tard aux francs et aboutir finalement à l'effraction des coffres. Lombroso n'est pas du même avis : il pense que les assassins ne sont pas doués de pareilles progression et suite dans leurs actes. Malheureusement, on ne peut assassiner pour la valeur de 5 ou 10 centimes, vu que l'assassinat se commet d'un seul coup ; c'est pourquoi de pareilles comparaisons ne peuvent être acceptées. A l'âge mûr correspondent surtout les meurtres, les infanticides, les avortements ; à l'âge avancé : l'escroquerie, la calomnie, l'extorsion de fonds ; à la vieillesse : les outrages à la morale, les incendies, l'usurpation du bien confié, etc., etc. (abus de confiance).

Le sexe. — Dans tous les pays du monde, le nombre des femmes criminelles est incomparablement moindre que celui des hommes. En Russie, d'après la statistique criminelle des dernières vingt années, les femmes donnent le chiffre de 23,333 pour 194, 530 délits. D'après les renseignements fournis par Roncoroni, voici le rapport qui existe entre les crimes commis par les hommes et ceux commis par les femmes : en Italie 5,2 : 1, — en Angleterre 3,8, — au Danemark et en Norvège 4,0, — en Hollande et en Belgique, 4,5, — en France, en Autriche, en Prusse 5,7, — en Russie 8,0, etc. Le caractère même des crimes dus aux femmes diffère de ceux commis par les hommes ; les premiers sont plutôt passifs, les seconds actifs ; voici les délits qui prédominent chez les femmes : l'infanticide, l'avortement, les empoisonnements, les assassinats des parents, la martyrisation des enfants, les vols domestiques et les incendies. Le plus grand nombre des crimes féminins correspondent à la vieillesse (après l'âge de cinquante ans) et à l'enfance (avant l'âge de quatorze ans). Si, selon leur degré essentiel, on divise les crimes en trois catégories : faible, moyenne et forte, les crimes des femmes correspondront en majorité à la première, moins à la seconde et moins encore à la troisième.

E. Tarnovsky pense que la femme participe le moins dans les crimes qui exigent pour leur exécution soit une force physique considérable, soit un esprit adroit et fertile en expédients, par exemple : le pillage, le brigandage, le vol avec effraction ou le vol à main armée, l'escroquerie, les faux, l'usurpation, le faux serment, le faux témoignage. etc.: par contre, la femme joue un rôle voyant dans l'adultère, l'inceste, etc.

Le Pr J. Foïnitsky (1) explique la faible criminalité des femmes par ce fait que leur activité se concentre surtout dans le domaine de la vie d'intérieur.

Selon notre opinion personnelle, la différence considérable dans le nombre des crimes dus à l'un et à l'autre sexes peut trouver son explication dans ce fait que la femme trouve une issue dans une autre manifestation qui est la prostitution. Nous en trouverons plus tard les preuves convaincantes ainsi que l'indication

____

(1) Foïnitsky. *Messager du Nord russe*, 1892.

suivante : la prostitution et le crime se trouvent étroitement unis et se servent mutuellement d'appui.

B. — *Les causes premières directes de la criminalité.*

Il est hors de doute que dans le nombre des causes directe de la criminalité-née l'hérédité occupe la première place. Selon l'avis de Lucas (1). l'hérédité est la mémoire de la vie grâce à laquelle l'homme continue à exister après la mort de sa descendance par la transmission de ses bonnes et de ses mauvaises qualités. A sa naissance, les âmes de ses ancêtres réapparaissent dans l'homme, non pas sous la forme d'anciens *moi* ressucités, cela va sans dire, mais sous la forme du total des propriétés psychiques qui servent à manifester les particulités héritées. Par conséquent, la théorie de la transmigration des âmes se justifie entièrement ici avec cette différence qu'elle est légèrement modifiée.

Ce sceau vital ou transmigration des âmes des ancêtres dans les descendants fut fréquemment constatée dans la classe des individus criminels par des investigateurs expérimentés. Thomson affirme que la majorité des criminels l'est congénitalement. Il cite, à ce sujet, l'opinion d'un inspecteur de prisons expérimenté (Hill) qui dit que la criminalité passe dans le courant de nombreuses générations de père en fils. Quant à Thomson, voici ce qu'il déclare : « Ce sont des individus nés dans le crime, au sein du crime et pour le crime. »

(1) Lucas. L'hérédité naturelle, t. II, 1.

Brace (1), qui étudia de longues années les classes dangereuses de la population, croit que l'origine principale des crimes commis en bas âge est l'hérédité ou la transmission des propriétés et des qualités des ancêtres de génération en génération. A l'appui de cette opinion, il cite de nombreux exemples concernant la misère, la prostitution, etc. Voici encore les paroles de Morel : « J'ai eu l'occasion d'observer beaucoup d'enfants criminels au moment où ils étaient encore en bas âge et j'ai pu me convaincre de ce fait que les crimes dont on les accuse et qui grossissent journellement les tableaux statistiques de la criminalité, trouvent souvent leur explication dans les penchants vicieux congénitaux des mêmes enfants.

Les premiers investigateurs de la criminalité-née indiquent la signification extrêmement importante de l'hérédité. C'est ainsi que pour 109 cas, Thomson constata dans 50 la criminalité des parents : dans un cas, il constata que huit criminels appartenaient à la même famille, provenaient tous d'un père récidiviste. Virgilio trouva la criminalité des père, mère et parents en 26,08 pour 100 cas, l'alcoolisme des parents en 27,77 cas, la criminalité et l'alcoolisme des parents en 6,0 cas. Penta ne trouva de père et mère sains qu'en 4,5 pour 100. Sur 3 580 criminels mineurs, Methray trouva 707 enfants nés de parents condamnés pour délits et 308 enfants illégitimes. Sur 104 cas criminels, Lombroso constata 71 fois l'hérédité exprimée ainsi : père alcoolique, 20 fois ; mère alcoolique, 11 fois ; père criminel, 8 fois ; mère criminelle, 2 fois ;

____

(1) BRACE. The danger classe of New-York.

père aliéné, 3 fois : mère aliénée mentale, 5 fois ; mère prostituée, 3 fois ; frères et sœurs aliénés, 6 fois ; frères et sœurs criminels, 14 fois ; frère épileptique, 4 fois ; frères suicidés, 2 fois : sœurs prostituées, 10 fois.

Sur 5 583 criminels, Parrent du Chatelet trouve 252 sœurs, 13 mères et filles, 32 cousines et 4 tantes et nièces.

Plusieurs auteurs citent des cas de familles criminelles : la criminalité se manifestait non seulement chez tous les membres de la famille, mais même dans plusieurs générations ; c'est ainsi que dans une famille composée de 15 personnes, 14 furent jugées pour faux monnayage ; la 15ᵉ assura quatre fois son bien et y mit autant de fois le feu. Pour ce qui est des criminels russes, le Dʳ Béliakoff (1) trouva la criminalité héréditaire 35 fois sur 100. Dugdale décrit l'intéressante généalogie de la famille Jukes à partir de 1740. La souche de cette famille, représentée par Adda et Max Jukes, était loin d'avoir une moralité sans reproche. Cette famille était composée de 540 membres légitimes et de 169 membres illégitimes. On comptait parmi eux : 18 tenancières de maisons publiques, 67 syphilitiques, 142 vagabonds, 64 malades chroniques et 76 criminels.

D. Dril (2) cite des renseignements bien intéressants tirés des registres de nombreuses institutions de correction qu'il eut l'occasion d'observer à l'étranger. Ainsi, 1) père alcoolique : l'enfant manifestait dès l'âge le plus tendre un mauvais et méchant caractère ;

_____

(1) BÉLIAKOFF. *Archives de psychiatrie de Kovalevsky*, 1884.
(2) DRIL. Les enfants criminels, 1884.

2) père alcoolique : fils vagabond et voleur : 3) père alcoolique : fils vagabond et désœuvré ; 4) père alcoolique : enfant alcoolique, vagabond et voleur : 5) père alcoolique, enfant presque idiot : 6) père alcoolique et paresseux : enfant voleur, caractère vengeur, enclin au mal ; 7) père et mère alcooliques subsidés par la communauté : enfant de mauvaise conduite, paresseux, alcoolique et voleur ; 8) père paresseux, alcoolique, dépravé, de mauvais caractère : enfant interné, paresseux, alcoolique et dépravé : ses sœurs gagnent à peine leur vie en travaillant à la journée, aucun des membres de la famille ne jouit de position convenable, ni d'une bonne réputation et, selon les dires publics, sur cette famille pèse l'accusation du meurtre de leur grand-père, crime resté impuni faute de preuves. Ailleurs, Dril cite les cas suivants : les père et mère sont indigents, le père est un honnête homme, la mère vicieuse, alcoolique et dépravée ; tous les enfants, sans en excepter celui qui se trouve en prison et qui est âgé de quatorze ans, sont idiots : ce dernier se distingue par une légère sauvagerie de caractère, par un penchant marqué pour le vagabondage et le vol ; il s'adonne aussi à la boisson à la première occasion qui se présente, etc. De pareils faits sont très importants et leur étude détaillée donnera dans l'avenir un matériel précieux.

En général, il a été remarqué que les personnalités criminelles ont une attraction particulière pour les personnes du sexe contraire qui leur sont presque toujours semblables ; c'est dire pourquoi il est difficile d'espérer quoi que ce soit de bon de pareils mariages.

En ce qui concerne la vie de famille, il a été observé

que la classe criminelle comprend beaucoup plus de célibataires et de filles non mariées que d'individus des deux sexes mariés ; il est probable que le célibat donne moins de soucis et contribue davantage à l'oisiveté.

La statistique criminelle russe est en légère contradiction avec ces renseignements : selon cette dernière, les deux tiers des crimes sont commis par des individus mariés (60-59,5 pour 100), un peu plus d'un tiers sont commis par des individus célibataires (35,7-34,6 pour 100), un petit nombre sont commis par les veufs (5,1-4,5 pour 100) et 0,1 par les divorcés.

Selon *l'apparence*, les occupations n'exercent pas une influence considérable sur la criminalité en général, bien que certains genres d'occupations paraissent plus ou moins liés à certains genres de crimes. Bosco conclut que le plus grand nombre de crimes tombe sur les commerçants, les cuisiniers, les cordonniers et les cabaretiers. En Autriche, la plupart des crimes sont dus aux domestiques ; en France, aux mendiants, aux vagabonds, aux prostituées et aux individus sans profession aucune. Les délits passifs, l'escroquerie, les avortements, etc., sont plutôt l'œuvre des femmes. Hirsch pense que les professions libres donnent le plus grand nombre de crimes contre l'individu et le moins de crimes contre la propriété ; d'après notre statistique criminelle à nous, le vol dû à des professions libres égale une fraction inférieure à 10 pour 100.

En prenant pour point de départ cette différence d'origine criminelle, on divise les criminels eux-mêmes en plusieurs catégories et sous ce rapport c'est la classification de Ferri qui est la plus conforme au but, la plus rationnelle ; Ferri divise les criminels en 5 classes : les criminels accidentels, habituels, passionnels, les criminels-nés et les criminels aliénés. Tous les hommes peuvent rentrer dans la classe des criminels accidentels. Chacun de nous n'est garanti contre ce fait que sous l'influence de telles ou telles autres conditions vitales, il peut commettre un crime ; avec cette différence toutefois que ces criminels-là ne se distinguent en rien du reste des hommes ; c'est la cause pour laquelle les propriétés mentales du criminel accidentel sont en somme les propriétés de l'homme normal, exposées dans la psychologie normale. Le criminel habituel naît dans une famille normale, fait son éducation dans des conditions vitales désavantageuses de misère, de pauvreté, d'alcoolisme, de dépravation et de crime : il assimile toutes ces propriétés et devient pareil à son milieu. La psychologie d'un pareil être diffère de la psychologie ordinaire, en même temps qu'elle diffère légèrement de celle du criminel. Ces individus sont semblables, mais non pas pareils (identiques). Le criminel passionnel est un individu normal qui se distingue par un caractère excitable, emporté sous l'influence duquel il devient enclin aux infractions et aux crimes contre les règlements adoptés de la vie commune ; en ces moments-là il peut facilement devenir criminel. La psychologie de cet être-là est celle d'un homme mal équilibré sur le fond de la vie mentale duquel se manifesteront de temps à autre des élans dus au manque de réserve et à l'emportement. Le criminel-né est un individu qui possède congénitalement un système nerveux central qui fonctionne différemment de celui de l'homme sain. Cet individu est anormal dès son berceau et se joint en ce sens à la catégorie des criminels aliénés, c'est-à-dire de ceux dont la vie mentale ne suit pas les lois normales mais les lois pathologiques. Le criminel-né est un type sui generis. S'il appartient au type pathologique, c'est à un type pathologique indépendant, différent des autres et qui constitue une variété spéciale qu'on peut appeler hominis sapentis homo deliquens.

Ce type a beaucoup de commun avec le criminel habituel tout en étant très dissemblable. Le criminel-né l'est congénitalement, tandis que le criminel habituel naît normal et ne devient criminel que sous l'influence des conditions vitales, du milieu et de l'éducation. Donc la différence entre ces deux états prend sa source dans les fondements mêmes de leur vie. Il est très naturel que la même différence existe dans les résultats de leur rééducation, fait qui fut déjà constaté par d'Abundo. Selon certains auteurs, tout criminel habituel est avant tout un criminel-né qui ne devient habituel que par la force d'une éducation vicieuse. Ce n'est pas tout. On dit encore que l'homme qui ne naît pas criminel ne peut acquérir la criminalité, même s'il tombait dans des conditions de vie et d'éducation désavantageuses. Il m'est impossible de partager cette opinion.

Il existe en outre parmi les personnes non criminelles beaucoup d'individus marqués des stigmates criminels en question et si ces individus ne font pas encore partie de la classe mentionnée, c'est ou bien qu'ils n'ont pas encore commis de crime ou bien qu'ils ne se sont pas fait attraper... Voici comme l'entraînement a mené à l'erreur et celle-ci à la protestation. En même temps

qu'on reniait les fautes, les entraînements et les erreurs
on reniait aussi ce qui était sensé et significatif pour
passer d'un extrême à l'autre. Le criminel-né fut aban-
donné et céda sa place à la théorie du criminel social
ou habituel. Selon cette dernière tout criminel est
le produit du milieu donné. Les hommes ne naissent
pas criminels mais deviennent tels sous l'influence de
la famille perverse et criminelle ; de l'entourage criminel, de l'existence difficile, de l'indigence, que les tentations entourent de tous côtés. sous l'influence de l'alcoolisme, du vice, etc. Par conséquent le criminel-né
n'existe pas ; il n'y a qu'un criminel habituel, créé par
l'existence et une société criminelle. Si Lombroso s'est
jeté dans l'extrème en douant tous les criminels de
qualités innées, ses adversaires ne manquèrent pas de
tomber dans une autre extrémité en niant totalement
l'existence de la nature criminelle congénitale.

Comme cela arrive toujours, la vérité se trouva
être entre les deux extrèmes mentionnés ; en effet, les
observations contemporaines confirment de plus en
plus l'idée qu'il existe un criminel-né qui toutefois
n'englobe pas la classe criminelle entière mais n'en
constitue qu'une particule. Ces observations poussèrent
beaucoup d'auteurs à accepter de nouveau la théorie du
criminel-né. Au congrès d'anthropologie criminelle qui
eut lieu à Amsterdam en septembre de l'année 1901,
le Pr Benedict divisa tous les criminels en trois catégories : celle des criminels à penchants anormaux congénitaux qui commettent des crimes antisociaux ; ce sont
les agénérés ; celle qui comprend les criminels devenus
tels par suite d'un développement anormal et d'un
certain milieu : ce sont les dégénérés, et celle des

criminels accidentels qui sont devenus tels temporairement ; ce sont les égénérés. Au même congrès le
Dʳ Bienfait (1) déclara que selon son avis les criminels
sont bien plus fréquemment des individus à facultés
mentales anormales que des vauriens et que la société,
au lieu de chercher à se venger d'eux, doit les corriger
et les interner dans un lieu convenable. Ingegnieros (2)
groupe aussi les criminels en plusieurs catégories qui
sont : celle des individus qui ont commis un crime sous
l'influence d'anomalies congénitales siégeant dans le
domaine moral (les criminels-nés ou les aliénés moraux)
ou par suite des mêmes anomalies acquises (les criminels habituels) ; celle qui comprend les individus ayant
commis leur crime par suite d'anomalies siégeant dans
le domaine intellectuel, anomalies congénitales ou
acquises et celle dans laquelle rentrent les individus
qui tombent dans le crime par suite de troubles dans
le domaine du vouloir et de la volonté, troubles qui
peuvent être congénitaux (impulsifs) ou accidentels
(les criminels accidentels). Selon le Pʳ Bechtéreff il
existerait un type criminel biologique.

Voici ce qu'affirme B.-I. Vorotinsky (3) : personnellement j'appartiens au groupe de ceux qui défendent cette
idée que les conditions sociales ont une importance
énorme en qualité de facteurs criminels ; toutefois leur
influence n'est ni directe ni immédiate. Il est hors de
doute que le milieu, les conditions physiques dans lesquelles l'individu vit et évolue exercent une action

---

(1) Bienfait. *Journal médical de Bruxelles*, 1901.
(2) Ingegnieros. Dos paginas psigiatra criminal, 1900.
(3) B.-I. Vorotinsky. Les facteurs biologiques et sociaux de la criminalité. *Journal du droit civil et criminel*, 1901.

importante sur la formation de sa personnalité, sur la création de son être psychophysique et moral.

Les conditions sociales et économiques défavorables, la misère, l'alcoolisme, l'ignorance, les mauvaises influences de la rue, les mauvais systèmes d'éducation, le caractère hypocrite des unions conjugales, le pli défectueux que prennent certaines relations conjugales, l'atmosphère corrompue de la vie de famille, les habitations malsaines, tous ces facteurs sociaux pèsent sur la descendance, exercent leur influence sur la génération qui grandit ; et c'est surtout sur les individus jeunes qu'ils agissent en contribuant au développement d'une organisation psychophysique invalide, vicieuse, faible. Quand de pareils individus entrent dans l'arène de la vie indépendante, quand ils sont forcés de prendre part à la lutte pour l'existence, leurs organismes instables, leurs natures invalides si peu adaptées perdent pied dès les premiers échecs que la vie leur réserve et ne trouvant pas en eux-mêmes assez de force pour défendre leur droit d'existence ils suivent bientôt la pente glissante du vice et du crime en véritables victimes de leur organisation physique, de leurs défectuosités morales, de leur faiblesse mentale. La nécessité de recourir aux stimulants et la tendance aux excès de tout genre qui viennent s'ajouter à cela finissent par donner le tableau de l'épuisement corporel total, de la dépravation morale, du marasme intellectuel. Si des individus semblables procréent des descendants, leur génération à venir sera congénitalement estropiée car elle possédera dès sa naissance des penchants pervers, des instincts vicieux, des tendances criminelles.

A mon avis, il peut exister sous ce rapport quatre

combinaisons. L'homme peut être né criminel mais placé dans des conditions vitales et éducatrices avantageuses, il peut rester tel à l'état latent toute sa vie sans manifester sa criminalité ou sans qu'elle soit constatée ; 2) le criminel-né entre dès son jeune âge dans un milieu criminel, où il se développe, se perfectionne et devient le criminel habituel incorrigible, le monstre humain ; 3) l'homme vient au monde sans le moindre germe de criminalité mais sous l'influence d'un milieu criminel et corrompu, il se laisse entraîner à cette vie, devient incapable à l'existence ordinaire et se transforme en criminel habituel à vie ; 4) pourtant il peut se faire qu'un pareil criminel soit placé dans des conditions vitales avantageuses après s'être débarrassé de son milieu, de la criminalité et du vice qui l'entouraient ; en ce cas il peut se corriger et redevenir un citoyen honnête et utile.

La psychologie des quatre cas mentionnés est souvent analogue sans être identique. Je n'ai actuellement en vue qu'une seule espèce de criminels, celle du criminel-né. Je m'arrête ici pour m'efforcer de représenter la psychologie du criminel-né. Si le temps et les circonstances le permettent, nous nous hasarderons peut-être dans l'avenir à présenter devant le jugement de nos collègues un exposé de la psychologie du criminel habituel, actuellement nous nous bornerons au sujet mentionné.

A son tour Drähms (1) divise tous les criminels en trois groupes : celui des instinctifs ou des criminels-nés, celui des criminels habituels et celui des criminels accidentels.

---

(1) DRÄHMS. The criminal his personnel and environment.

Le criminel-né manifeste une tendance irrésistible aux actes moraux criminels : il cherche à se placer dans des conditions morales antisociales. Son être biologique, moral et intellectuel se présente comme étant le résultat de la transmission héréditaire directe ou indirecte de ses origines prénatales à divers degrés, selon les modifications subies et l'impressionnabilité. Cette classe d'êtres sui generis représente la classe du criminel instinctif de par la naissance. Le criminel habituel se rapproche de très près du criminel instinctif : il en diffère pourtant par l'origine ou plutôt par le degré que par la qualité des penchants criminels, vu que dans la plupart des cas ses inclinations ne découlent pas d'une source prénatale, mais prennent naissance dans le milieu : pourtant la question de savoir si l'on peut reconnaître ces penchants comme étant postnataux est loin d'être tranchée. Le criminel accidentel est le criminel social.

La psychologie de l'enfant égale celle de l'adulte avec les mesures éducatives et répressives en plus. L'éducation est l'équivalent de la sélection dans l'évolution éthique. Le développement tardif est un commencement de dégénérescence. Le criminel est l'enfant atrophié dans l'homme. Si nous observons les traits caractéristiques du criminel-né nous voyons que ce sont les traits propres à l'enfance : impulsivité, cruauté, tendance destructive, esprit de vengeance, mobilité, paresse, mensonge, penchant à la témérité et aux distractions, vanité, impatience extrême des choses défendues, tendance à usurper le bien d'autrui, absence de la faculté de prévoir les conséquences et inclination à la vie végétale pure. En même temps nous observons chez le criminel-né : l'hébétude morale, la cruauté, l'absence du remords et du repentir, l'assimilation morale et intellectuelle dure, pénible, la fidélité des promesses et des serments tenus dans les limites des intérêts personnels, l'absence de pudeur, la perfidie, un penchant extrême à former des castes, des tentatives de raisonnement, inclination pour le symbolisme et état intellectuel d'ordre inférieur. En somme, c'est une combinaison faite de la simplicité de l'enfant, de l'instinctivité de l'animal et de la ruse du sauvage.

Le criminel habituel diffère du criminel-né plutôt quantitativement que qualitativement. La diathèse criminelle générale du criminel habituel est moins développée que celle du criminel-né. Le criminel habituel commet bien plus fréquemment des crimes dirigés contre la propriété que contre les personnes. La criminalité des criminels-nés est agressive et active alors que celle des criminels habituels est passive. Les criminels habituels ne deviennent pas criminels d'un seul coup mais progressivement en passant des petits délits aux grands, vu que leur dégénérescence morale suit une marche progressive. « L'hérédité est la mère du crime ; le milieu est son père. » Les criminels habituels forment le tiers, le quart de tout le nombre des criminels. A la base de la diathèse criminelle se trouvent : l'alcoolisme, la pauvreté, le paupérisme et l'ignorance. Dans la dégénérescence spéciale cette diathèse est liée à un degré inférieur de développement moral, mental et physique; cet état n'est soumis à aucune méthode éducative, préventive ou sociale, alors que dans un ordre de choses normal la charge de ces dernières devrait être prise par la société, l'état et la famille. Le travail et le gagne-pain assuré sont les meilleurs moyens de lutte contre ce genre de criminalité.

Le criminel accidentel est un être ordinaire qui devient criminel grâce à des conditions vitales défavorables. Dans la plupart des cas les crimes de ces individus sont uniques. La moitié des détenus est constituée par les criminels accidentels. Leur trait dominant est le repentir de l'acte commis. Le repentir est l'écho de la protestation morale innée. Dans 99 cas sur 100 le repentir retient l'homme accidentellement tombé dans le crime d'une récidive. Ce sont les natures défectives et surtout défectives au point de vue social qui donnent le plus de criminels accidentels.

A mon avis la criminalité peut se manifester de quatre manières :

Nous nous hâtons pourtant de faire la réserve suivante :

Nous considérons le type du criminel né sui generis très rapproché de celui de certaines anomalies mentales telles que l'insanité morale, le caractère épileptique, etc., mais non pas pareil à lui. Voici ce que dit le Pr Bechtéreff à ce sujet : « Je crois à l'existence d'un type biologique de criminel. » Pourtant cette particularisation du type du criminel-né ne signifie pas le moins du monde que nous reconnaissions ce type particularisé dans le sens physique. Nous croyons que cela est impossible actuellement.

Lombroso et ses élèves se sont efforcés de présenter le type du criminel-né comme indépendant physiquement. Je ne puis partager cet avis. Nous ne pouvons devancer les faits. Peut-être que les données futures plus fondées établiront une variété physique du type criminel de l'homme, actuellement ces données sont insuffisantes et trop peu fondées pour pouvoir servir de base à un édifice quelconque. En les omettant je suppose qu'actuellement on ne peut et on ne doit parler que de la psychologie du criminel et même rien qu'à un certain point des diverses manifestations de la criminalité.

Sous ce rapport nous avons une entière analogie dans le domaine de la psychopathologie. Nous parlons avec droit et raison des manifestations diverses de l'aliénation mentale, de ses différents types sans créer toutefois de type physique spécial pour l'aliéné.

Il est hors de doute que presque toutes les variétés des affections mentales exercent leur influence sur l'extérieur des malades, mais lequel d'entre nous parmi les aliénistes baserait là-dessus l'existence d'un type spécial hominis melancholici, maniaci ou paranoici. C'est pour cette raison que nous croyons juste d'établir la psychologie du criminel et mal justifiée la création d'un type criminel basé sur les qualités de l'organisation physique. Dans tous les cas un pareil point de vue est prématuré.

Nous nous permettrons de faire encore une réserve qui sera la dernière.

Je suis médecin par profession. Il m'est arrivé souvent d'être appelé en qualité d'expert au tribunal, ce qui me poussa à faire la connaissance plus ou moins détaillée du droit criminel et de suivre les progrès de cette science. C'est l'école positive qui attira surtout mes sympathies. Depuis son origine même je suis devenu son adepte, son admirateur fervent et son propagateur.

Pourtant en ma qualité de naturaliste je·suis fort surpris du fait suivant :

Des dizaines de milliers de juristes appartenant au monde instruit préviennent, suspendent consciencieusement et honnêtement les crimes et s'occupent également de la correction du criminel, tout en possédant une idée très vague de ce qu'est le criminel. Les sciences juridiques portent jusqu'à présent le cachet de la spéculation théorique et de la scolastique. Il est temps que les juristes sachent aussi ce qu'est l'homme, ce qu'est l'homme criminel et ce qu'est l'aliéné. Ce n'est qu'alors que la théorie du droit et de la justice deviendra vraiment scientifique lorsque la connaissance de l'homme et des données scientifiques naturelles seront placées à sa base : jusque-là toute la jurisprudence continuera à porter le cachet scolastique et théorique.

III

SYMPTOMATOLOGIE GÉNÉRALE DE LA CRIMINALITÉ

La science a incontestablement établi l'existence
d'une classe criminelle particulière, celle des individus
dont le système nerveux est, dès la naissance, chargé
des éléments de la criminalité. Les êtres en question
naissent et restent criminels toute leur vie. Dès leur
enfance, ils manifestent maintes choses qui les distinguent du nombre des autres enfants : ce phénomène
nous permet de les grouper en une classe particulière,
celle des jeunes criminels-nés.

S'il en est ainsi, tout homme instruit doit se demander quel est le type du criminel-né et en quoi il se
distingue du reste de l'humanité. Pour répondre à
cette question selon notre désir, nous nous permettons d'offrir au lecteur un court exposé de la nature
de l'homme criminel, exposé que nous diviserons en
deux parties : celle qui concerne la nature de l'homme
criminel-né en général et celle qui traite de la nature
de l'homme criminel dans ses quelques variétés ; en
d'autres termes, nous nous proposons d'exposer séparément la symptomatologie générale et la symptomatologie de la criminalité.

En abordant l'exposé des signes généraux qui caractérisent le criminel-né, nous nous demanderons tout d'abord quelles sont les sources auxquelles on peut puiser pour donner à la section de la symptomatologie du criminel une assise sérieuse. Du moment que le criminel-né existe réellement et non pas en imagination, il est tout naturel d'admettre que des divisions cliniques destinées à son étude scientifique variée soient fondées dans les colonies pour jeunes détenus et dans les lieux de déportation pour criminels graves. Les données fournies par une semblable étude serviraient de base à la création d'une doctrine générale émise sous forme de code ou de manuel. Malheureusement, il n'en est rien. Si parfois un rayon de science est venu glisser dans le royaume des ténèbres, il fut unique et accidentel ; après cela, rien d'étonnant à ce que les recherches faites à sa lumière n'aient pas toujours été justement interprétées. La science se tient au seuil du temple du mal et de l'infirmité et frappe à sa porte. Espérons que l'heure sonnera bientôt où elle y entrera, non en visiteuse accidentelle, mais en maîtresse souveraine du logis. En attendant, il s'agit de prendre patience.

Bien plus abondantes sont les observations de ceux que leurs fonctions mêmes ont obligés à un contact intime avec les criminels : après les avoir étudiés, les personnes mentionnées rendaient public le résultat de leurs recherches. C'est en ce sens que la première place appartient aux médecins attachés des prisons et à ceux qui eurent l'occasion de faire des études dans les lieux de détention ; ce sont, par exemple, Despine, Thomson, Donaldson, Virgilio, C.-A. Béliakoff, le D' Davidoff et d'autres. Leurs ouvrages, réunion de déductions et de résultats tirés d'observations qui furent faites sur beaucoup d'individus semblables, sont l'assise principale sur laquelle reposent la constatation des traits principaux, fondamentaux du criminel et l'établissement de sa caractéristique.

Puis viennent les actes et les discours judiciaires ainsi que les témoignages fournis par les hommes de loi qui eurent affaire aux criminels, etc. Malgré son abondance, nous ne trouvons dans cette matière qu'une parcelle du savoir profond qui bâtit son nid dans la « Maison morte » de Dostoïevsky.

Nous possédons encore quelque chose comme des observations cliniques : ce sont les témoignages dus aux personnes qui ont vécu avec les prisonniers, qui les ont observés de jour en jour pendant de longues années. Chassées dans différentes prisons par la volonté du destin, elles partagèrent la vie des criminels les plus graves : elles les virent dépouillés de tout ornement qui pût les embellir, elles eurent l'occasion d'observer les détenus à tous les moments de leur existence, ainsi que de pénétrer et d'étudier les plis les plus secrets et les plus délicats de leur âme : leurs observations furent notées et publiées dans la suite. C'est à ce groupe d'écrivains que se rattachent notre psychologue de génie, le bellétricien Dostoïevsky et beaucoup d'autres intellectuels qui firent la pénible route des galères. Dans leurs écrits, nous voyons l'âme du plus grave criminel animée et dépeinte telle qu'elle le fut par les spécialistes qui étudièrent le criminel, armés de connaissances préparatoires conformes et de méthodes spéciales d'investigation. Au moment où Dostoïevsky faisait la description de sa « Maison morte », ni les travaux de Despine, ni ceux de Thomson, ni ceux de Virgilio n'avaient encore paru et, du reste, eussent-ils même été publiés à cette époque, que Dostoïevsky n'eût pu en prendre connaissance même par ouï-dire, vu qu'alors un seul livre, l'*Évangile*, était admis dans les cellules. Pourtant, les traits, les mouvements que Dostoïevsky attribue à ses camarades de bagne tombent parfaitement d'accord avec ceux que nous rencontrons dans la description des savants. C'est pour cette raison que nous considérons de pareilles œuvres littéraires comme une aide précieuse pour la description des symptômes du criminel : le manque de préparation scientifique nécessaire aux recherches en question est amplement compensé dans le cas présent par un don d'observation génial.

Toutefois, une légère objection est possible ; jusqu'à l'heure actuelle, la science reconnaît seule l'existence du criminel-né, alors qu'en pratique, dans la vie, il n'en est pas ainsi ; en prison, on n'isole guère les criminels-nés des criminels accidentels : tous, ils vivent, travaillent et passent leur temps ensemble. Par conséquent, de quel droit attribuons-nous certaines particularités mentales à telle ou telle espèce de criminels du moment que ces particularités ont été empruntées à la foule, à la masse criminelle générale ? Chapin (1) nie également la possibilité de diviser les criminels en catégories selon le caractère de leurs délits. Son opinion est qu'on doit diviser les criminels d'après les propriétés et les traits fondamentaux de leur caractère en criminels incorrigibles et indisciplinés, en criminels

____

(1) CHAPIN. *American Journal of insanity*, 1899.

accidentels ou passionnels. Cette thèse, très fondée, ne pourra être écartée qu'à l'heure où la science entrera en possession de ses droits, à l'heure où la pratique de la vie se soumettra aux réclamations de la première, alors qu'actuellement c'est la pratique usuelle qui tolère la science du haut de sa grandeur et de son pouvoir en la traitant comme une visiteuse très désagréable, importune, fatigante. Pourtant, en dépit de cet état de choses, nous sommes actuellement quelque peu en mesure de faire le triage du nécessaire et de l'inutile.

Expédiés dans des pays lointains, nos forçats politiques (Dostoïevsky (1), par exemple) se trouvèrent en compagnie de forçats des plus dangereux, c'est-à-dire de criminels très graves. Il est évident qu'il ne pouvait y avoir là de criminels accidentels, de criminels passionnels ou des aliénés. Si cette foule de criminels par excellence comprenait quelques criminels accidentels, c'était un pur hasard : leur nombre était minime par rapport à la masse générale, ainsi que celui des criminels politiques qui n'avaient rien de commun avec le reste de la foule. Cette dernière était principalement constituée par des criminels-nés et par des criminels habituels, de sorte que les traits psychologiques du criminel que nous trouvons dans les écrits de Dostoïevsky se rapportent exclusivement aux deux catégories mentionnées. Or, comme les criminels-nés portent en eux dès la naissance les manifestations criminelles fréquemment unies à d'autres manifestations de la dégénérescence, de pareils cas sont encore plus précis et plus typiques. Pour la même raison, il se trouve

(1) DOSTOÏEVSKY. Mémoires de la « Maison morte », 1894, 10.

que les traits du caractère criminel, traits qui furent décrits par des détenus observateurs, se rapportent davantage au criminel-né qu'au criminel habituel et d'autant moins au criminel accidentel, qui ne forme au bagne que de rares exceptions.

Voici la description que nous donne Dostoïevsky de la population des galères :

« La majorité des forçats était constituée par des déportés (1) (très galériens, selon la propre expression naïve du forçat). C'étaient des criminels totalement dépouillés de leurs droits civils, des branches à jamais détachées de la société. »

Le Dr Davidoff (2), qui considère les déportés comme des individus ayant commis des crimes graves, déclare que ce sont eux qui remplissent le bagne aux trois quarts ; ce sont les récidivistes, les criminels habituels et professionnels, alors que le nombre des criminels accidentels est minime.

« Il y avait là des assassins accidentels et des assassins de profession, des brigands, des chefs de brigands, de simples filous et des vagabonds. De toute la Russie, les criminels étaient expédiés en ce lieu. Ils se croyaient tous condamnés à la détention perpétuelle et ignoraient le terme de leur peine. » (Dostoïevsky II.)

Selon le récit d'un ancien prisonnier de Sainte-Pélagie, un grand nombre de détenus seraient totalement perdus ; ce sont de véritables bêtes humaines, toujours avides de sang, qui tuent pour satisfaire même les

_____

(1) Jeu de mots intraduisible ; les mots *déporté* et *très* se prononçant en russe d'une manière presque identique.

(2) Dr DAVIDOFF. La psychique du criminel. *Le Messager du Nord*, 1894.

plus insignifiants de leurs instincts : quelques-uns peuvent être comparés au tigre et à la panthère ; il semble que faire le mal leur est un plaisir (Dril).

Prinz (1), le criminaliste bien connu, déclare que les criminels qu'on est convenu d'appeler les criminels professionnels constituent la majorité la plus dangereuse de la population des prisons ; ce sont eux qui représentent réellement la classe criminelle. Celle-ci forme à côté de la société honnête une grande tribu séditieuse dans laquelle s'enchevêtrent la misère, l'ignorance, l'alcoolisme, le vice, la paresse, etc. Les soldats de cette armée n'obéissent pas à une impulsion passagère quelconque, mais à une tendance permanente.

Par conséquent, les types observés par Dostoïevsky étaient surtout des criminels permanents, des criminels organiques, par nature, par excellence, ceux qu'on peut de plein droit appeler les criminels-nés et qu'on peut grouper en une classe spéciale, celle de l'homme criminel. Selon toute probabilité, le nombre des criminels habituels était moindre. On nous objectera qu'en baptisant les premiers du nom de criminels permanents Dostoïevsky eut le tort de s'appuyer sur la détention perpétuelle à laquelle ils étaient condamnés, au lieu de prendre le caractère même du criminel en considération. D'accord. Pourtant, il s'agit de se rappeler que la détention perpétuelle est le sort presque exclusif des criminels par excellence, ainsi que celui des criminels essentiellement permanents. Les exceptions qui pourraient exister ne peuvent entrer en ligne de compte.

(1) Prinz. Science pénale et droit positif, 1899.

Le premier trait distinctif qui caractérise les êtres de la classe criminelle est leur tendance à se grouper en bandes, en corporations et en sociétés. Ces dernières sont pour les criminels un état qui leur appartient en propre, qu'ils servent sans murmurer, en lequel ils trouvent asile et protection. L'existence pluriséculaire des Maffia et de Camorra en Italie, en Espagne, etc., prouve que de pareilles associations de brigands peuvent être très durables et propres à soutenir une lutte séculaire avec la classe des individus non criminels.

« Au premier abord il était facile de voir que des liens étroits unissaient les membres de cette famille ; même les personnalités les plus originales qui régnaient sans le vouloir tâchaient de se plier au ton général adopté par les forçats. » (Dostoïevsky 16.) A son tour (1) Orfanoff déclare que la population des galères, celle des bagnes sibériens et les vagabonds sont intimement unis par des intérêts communs : c'est un seul et même monde qui possède sa poste, ses propres voies de communication, etc. (2) Iadrintzeff qui eut le malheur d'étudier ce milieu de très près nous apprend que : « lorsqu'un individu entre au bagne il y trouve un milieu nouveau qui prend part à sa peine ; il y acquiert des amis, des aides, des précepteurs pour renier bientôt toute société qui n'est pas celle du bagne et se donner corps et âme à ses nouveaux frères et alliés. »

C'est ainsi que la classe criminelle ou le criminel-né manifestent un penchant marqué pour l'union et l'organisation d'une société spéciale, d'une corporation

(1) ORFANOFF. Au loin, 1883, 298.
(2) IADRINTZEFF. La commune russe dans les prisons et aux galères, 142.

particulière et distincte de la société des gens honnêtes ou non criminels, car ils se rendent très bien compte du large précipice qui les sépare de la société ; aussi cherchent-ils à en organiser une autre qui soit toute à eux.

Voici encore quelques observations de Iadrintzeff : si un individu non criminel pénètre dans la famille des forçats, il ne se fusionne pas avec elle et ne devient pas l'un de ses membres. Ni la communauté de situation, ni celle du malheur, ni la vie en commun ne parviennent à assimiler le nouveau venu aux autres membres de la famille. Dostoïevsky, par exemple, qui vécut longtemps avec les forçats, qui sut même leur inspirer de l'affection, ne fut jamais reconnu comme étant l'un des leurs. Un jour qu'il demanda à son camarade si les détenus lui en voulaient de ce qu'il n'avait pas participé à une émeute générale dirigée contre l'administration de la prison, ce dernier lui répondit d'un air surpris et naïf : « Mais, vous n'êtes pas notre camarade. » Je compris alors que même trois fois galérien, condamné à la détention perpétuelle ou au secret, je ne réussirais jamais à me faire accepter dans la confrérie.

« Les forçats ne se dépréciaient ni ne se considéraient nullement avec humilité. Ils regardaient les bourgeois d'un œil haineux, les paysans avec mépris. Fait remarquable, les forçats considéraient en général le paysan avec hauteur bien que la moitié d'eux fût constituée par des paysans. » (Dostoïevsky.)

C'était vraiment une caste, une classe particulière, la classe criminelle ou celle des forçats déportés.

Les forçats regardent les passants sans aucune gêne,

audacieusement et même avec impudence. On dirait qu'ils sont fiers de leur situation ; quand ils marchent d'un pied ferme et assuré ils font exprès sonner leurs chaines le plus bruyamment possible. Les vieux récidivistes experts et rompus se croient des héros : loin d'avoir honte de leur vêtement ils se l'attribuent comme un mérite (1) (A. A. Svirsky). « Seul le forçat dont l'activité vicieuse fut signalée par des crimes graves quelconques, qui entretient des relations amicales avec les célébrités hors ligne du monde des prisons, qui joue aux cartes avec passion et risque, ou qui est doué d'une force musculaire extraordinaire, celui-là seul peut compter sur une certaine estime et sur certaines marques de respect de la part de ses camarades. Toutes les autres vertus pâlissent devant la force brutale ». (Svirsky, 60.)

L'association des détenus garde sévèrement ses mystères et s'en voile avec empressement: si l'on pouvait pourtant soulever un coin de ce rideau secret, on verrait sans doute des choses bien étranges (Maximoff).

Voici encore quelques paroles de Dostoïevsky : « Au premier coup d'œil il était aisé de voir que des liens étroits unissaient cette étrange famille. En somme, à quelques rares exceptions près représentées par des individus à gaîté inépuisable, universellement méprisés du reste pour cette raison, le gros de la masse était constitué par des êtres taciturnes, envieux, très vaniteux, vantards, susceptibles et formalistes à l'excès. La

(1) A.-A. SVIRSKY. Les hommes perdus, v. 2, 42.
(2) MAXIMOFF. La Sibérie et les galères, v. 1, 117.

faculté de ne s'étonner de rien était la vertu suprême. Tous les forçats étaient dominés par l'idée fixe de se maîtriser extérieurement. Pourtant l'air le plus orgueilleux faisait souvent place à la pusillanimité et cette transformation avait lieu avec la rapidité de l'éclair. Quelques individus étaient réellement forts, simples, sans pose aucune. Mais, chose étrange, quelques-uns de ces derniers avaient une vanité si excessive qu'elle atteignait parfois l'infirmité. En général, la vanité et la maîtrise de soi-même tenaient au premier rang des vertus. La majorité des forçats étaient dépravés, infâmes. Les cancans et les commérages ne cessaient jamais, c'était un véritable enfer, une nuit complète. Durant les longues années de ma détention je ne suis jamais parvenu à observer chez les forçats le moindre signe de repentir, la moindre tristesse au sujet du crime commis, dans leur for intérieur la plupart des prisonniers sont convaincus d'avoir eu raison. Il m'eût été pourtant facile de saisir en l'espace de plusieurs années une trace quelconque de mélancolie ou de souffrance dans le cœur des forçats. Mais cela n'était pas. Je n'ai jamais constaté de remords chez les détenus. » (Dostoïevsky.)

Les prisonniers du bagne ne se conduisaient pas comme chez eux, à la maison mais comme s'ils étaient dans une hôtellerie, au cours d'une campagne ou à un lieu d'étape : jusqu'aux individus condamnés à la déportation perpétuelle, tous s'agitaient, broyaient du noir, chacun d'eux faisait un rêve impossible quelconque : les forçats étaient songeurs et cette propriété donnait à la plupart d'entre eux un aspect taciturne, morose, malsain. Tout en n'aimant pas à laisser paraître leurs espoirs, le plus grand nombre des détenus étaient silencieux et méchants jusqu'à la haine ; on méprisait les débonnaires et les francs, on traitait d'imbéciles les simples et les naïfs. Le détenu était généralement si morose et si dominé par l'amour-propre qu'il méprisait l'homme bon et pas égoïste. A l'exception des bavards naïfs et simples, tous les autres, c'est-à-dire les silencieux se divisaient en bons et en méchants, en taciturnes et en screins. Les taciturnes et les méchants étaient incomparablement plus nombreux : si la nature avait doué quelques-uns de ces derniers de loquacité, ils se transformaient forcément en cancaniers turbulents et en envieux, sujets à la révolte ; ils se mêlaient de toute chose, ce qui ne les empêchait pas de cacher profondément leur âme et leurs actes secrets. Les bons — fort peu nombreux,— étaient calmes, silencieux et tenaient leurs espérances secrètes : il va sans dire que ceux-ci étaient plus portés que les taciturnes à l'espoir et à la foi... Il me semble que le bagne comprenait encore un petit groupe de désespérés. Leur but à tous étaient la liberté et la sortie de prison. Certains d'entre eux étaient des hommes forts, habitués toute leur vie à faire plier et à ordonner : c'étaient les intrépides et les experts. Involontairement on les estimait : de leur côté et bien qu'ils fussent souvent très jaloux de leur gloire, ils s'efforçaient de ne pas être à charge aux autres, ne juraient pas en vain, se conduisaient avec une dignité extrême et faisaient preuve de sagesse et d'obéissance envers les supérieurs. Il est vrai qu'on était prudent avec eux... Le bagne possédait aussi des individus qui visaient à tenir le premier rang soit dans le domaine des connaissances de tout genre, soit dans celui des ressources, de la volonté ou de l'intelligence. Beaucoup étaient réellement intelligents, doués d'une volonté ferme : ceux-là parvenaient au but visé, c'est-à-dire à la suprématie et à une influence morale considérable sur les camarades. L'animosité régnait souvent entre les élus et chacun d'eux avait de nombreux adversaires. D'autres visaient à la domination en vain car ils ne témoignaient que l'étourderie, la vantardise et la fanfaronnade (Dostoïevsky).

De par sa nature le détenu est un être tellement avide de liberté et de par sa position sociale tellement étourdi et désordonné, qu'il est tout naturel de le voir succomber subitement à la tentation de se jeter tête baissée dans la débauche, de délier ostensiblement les cordons de sa bourse, de s'amuser aux sons de la musique pour oublier, ne fût-ce qu'un instant, sa mélancolie. Il est même étrange de voir un forçat travaillant l'échine ployée des mois entiers pour dépenser son gain en un jour de débauche, puis recommencer son labeur et peiner de longs mois jusqu'à la fête prochaine. Beaucoup de forçats aimaient à acquérir des vêtements neufs, surtout civils. Le contentement du criminel bien vêtu touchait à l'enfantillage ; du reste en bien des choses les criminels sont de vrais enfants. Les forçats aiment passionnément la liberté. Au premier abord le travail auquel les détenus du bagne sont astreints ne me parut guère si pénible que cela, si galérien ; bien plus tard je devinai seulement que la peine et le poids du travail en question ne consistent ni en sa difficulté, ni en sa continuité, mais en ce qu'il est forcé, en ce qu'on le fait par contrainte (Dostoïevsky).

Le travail libre, volontaire, celui qui promettait un gain quelconque et la liberté, était accompli par la majorité sinon par tous rapidement et volontiers: Quant au travail privé de but et de sens les détenus s'y mettaient toujours sans entrain, avec apathie, contrairement au cas où le travail était sensé, précieux et où l'on avait la chance de se faire donner une tâche. Tout en haïssant le travail ordinaire les détenus s'adonnaient à leurs propres occupations : c'est ainsi que nous avions des cordonniers, des bottiers, des tailleurs, des menuisiers, des serruriers, des graveurs et des doreurs. Le travail leur fournissait de la menue monnaie pour le tabac et d'autres choses en les sauvant du crime, car sans ouvrage les prisonniers se fussent entre-dévorés à l'exemple d'araignées enfermées dans un bocal clos. (Dostoïevsky.)

Selon Ferrero l'inaptitude au travail s'observe dans 42,3 cas sur 100 chez le criminel-né, alors que chez le criminel accidentel elle ne s'observe que dans 19,2 cas sur 100. La détention agit péniblement sur les prisonniers qui ont tous le culte de la liberté ne fût-ce que pour un jour, pour une heure ou pour une minute. Nous empruntons à Svirsky la description suivante :

Voici le dimanche de Pàques, le jour de la résurrection de Jésus-Christ et à la grande satisfaction des prisonniers, dès le matin les portes des cellules sont ouvertes et les forçats ont le loisir de se promener dans les couloirs. Il faut les voir en cet instant pour juger de la joie sans bornes, du bonheur pétillant que ressentent les malheureux auxquels on a donné l'autorisation de sortir de leurs dortoirs quand bon leur semble.

(1) FERRERO. *Archivis di psychiatria,* 1896.

Voici maintenant le nouvel an. On est dans l'attente de minuit. Les prisonniers voudraient avoir pour cette nuit la permission de circuler dans les couloirs. Ils s'adressent au surveillant qui se fâche. On appelle le directeur ; on attend cette bête noire, la terreur des prisonniers, la crainte envahit le cœur des forçats : ils voudraient pouvoir reculer ; trop tard. Voici le directeur, accompagné de toute une suite de surveillants et d'adjoints, qui entre dans la cellule en faisant sonner ses éperons.

Qui m'appelle? dit-il.

Nous, Votre Excellence, balbutie un prisonnier blond sitôt interrompu par un vieux vagabond.

« Excellence, prenez pitié de nous, veuillez donner l'ordre d'ouvrir les cellules ; non pas pour nous, mais à l'occasion de la fête. Le cœur se fend. Nous vous saluerons jusqu'à terre, accordez-nous un grain de liberté. »

En prononçant ces paroles le vieillard s'agenouilla devant son supérieur (153-158). La liberté fut accordée et le bonheur des détenus n'eut pas de fin. L'époque printanière quand le coucou se met à chanter coïncide avec celle des évasions générales. Dans le langage des galériens « recevoir un ordre du général Coucouchkine » veut dire prendre la fuite. Quelques forçats ont la passion de rôder dans les bois marécageux et les épaisses forêts sibériennes : cette passion se transforme en une véritable manie. Les forçats ont fort peu d'espoir que le résultat de leur évasion soit heureux : ils savent qu'en fait de nourriture ils n'auront que des racines et des baies, qu'il leur faudra dormir sur la terre humide, supporter des souffrances et des privations sans nombre, s'attendre à tout instant à la rencontre d'indigènes sauvages et pourtant, en dépit de tout, une mélancolie passionnée envahit au printemps l'être du vieux vagabond et il a hâte de se replonger dans la vie d'aventures si pleine de charme sauvage (Khénan) (1).

Les actes et les agissements des forçats sont marqués parfois d'une impulsivité purement pathologique qui les rend sauvages, étranges, incompréhensibles aux yeux des personnes normales.

Il est évident que dans ces cas les manifestations de la criminalité congénitale s'unissent à d'autres manifestations dégénératives à caractère purement pathologique, impulsif. C'est comme si l'individu se détachait de la vie habituelle, comme s'il sortait temporairement de ses gonds.

Cette manifestation d'impulsivité soudaine s'observe aussi bien séparément qu'en masse; elle peut englober la majorité des détenus et même leur totalité : en ce cas nous avons affaire à une émeute.

L'exécution de certains crimes a des côtés si étranges qu'il est difficile de s'en faire la moindre idée. C'est ainsi qu'il existe un type d'assassin assez fréquent qui reste longtemps tranquille et doux, qui supporte l'amertume de son sort sans se plaindre pour se déchaîner un beau jour : à un moment donné il ne parvient plus à se maîtriser, il poignarde celui qui fut son ennemi et son oppresseur ; mais c'est ici que commence l'incroyable car l'on voit tout d'un coup l'homme sortir de son ornière habituelle. Après avoir

(1) Khénan. La Sibérie, 335.

tué son ennemi, son persécuteur, fait qui tout en étant criminel reste compréhensible car il avait un prétexte, le même détenu continue ses assassinats ; il ne s'acharne plus à ses ennemis, mais au premier venu ; il tue par amusement, pour une parole grossière, pour un regard, pour faire un certain compte ou sans autre raison aucune que celle qui fait dire : « Ote-toi de là que je m'y mette ou je frappe. » L'homme semble grisé, pris du délire.

Les supérieurs sont parfois surpris de voir qu'après quelques années de conduite tranquille et à tel point exemplaire, qu'elle gagne au prisonnier la nomination de surveillant adjoint, ce dernier est tout d'un coup comme possédé par le démon ; il devient irrité, tapageur ; parfois même il se risque à commettre un crime capital, à manquer ostensiblement de respect aux autorités, à tuer, à violer, etc. Pourtant il se peut que la raison de cette explosion soudaine de la part d'un individu qui ne le faisait nullement prévoir découle entièrement d'une manifestation mélancolique et convulsive du *moi*, d'un mal intérieur instinctif de soi-même, du désir de se dérouler pour ainsi dire, de faire nombre de sa personnalité humiliée, qui se réveille tout d'un coup pour se porter à la colère, à la folie, à l'aberration mentale, aux crises de convulsion.

Le prisonnier est soumis et obéissant à un certain degré, mais il existe une limite qu'il ne faut pas franchir. Rien de plus curieux à voir que ces singuliers élans d'impatience et d'insoumission.

Souvent l'homme patiente plusieurs années ; il se soumet, subit les plus durs châtiments pour se déchaîner subitement à propos d'un rien, d'une peccadille. A un certain point de vue on est tenté de croire à la folie et c'est ce qui arrive. (Dostoïevsky.)

De pareilles révoltes sont l'expression de l'impulsivité. Beaucoup de criminels déclarent avec sincérité qu'ils commettent involontairement leurs crimes poussés par une force intérieure irrésistible. C'est à ces phénomènes que se rattache l'explosion des émeutes isolées ou générales, ces dernières comprenant la totalité des détenus.

Les émeutes englobent parfois la population entière des prisons et se transforment en une orgie sauvage. De pareilles crises furent observées dans les prisons d'Angleterre, de France et d'Allemagne, ainsi que par nos écrivains tels que Dostoïevsky et d'autres. Les causes extérieures en sont généralement le mécontentement, l'injustice et l'oppression exercée par l'administration locale : pourtant dans le fond c'est toujours une impulsion instinctive involontaire qui les provoque.

Voici la description d'une pareille crise faite par Dostoïevsky :

On approchait du mois d'août : par une claire et chaude journée, à cette heure du jour où le monde des prisons avait la coutume de se reposer avant le travail de l'après-midi. les galériens se levèrent tout d'un coup comme un seul homme et allèrent s'aligner dans la cour. Il s'agissait d'une revendication quelconque qui pour cette fois n'eut pas de suites. Longtemps les forçats ne purent reprendre leur calme, pourtant leur agitation n'était plus la même : ils étaient redevenus silencieux, tristes, paraissaient surpris.

Voici les paroles du Dr Davidoff : Les autres traits distinctifs du caractère criminel sont : la cruauté, le mensonge, l'adulation, la poltronnerie, une paresse surprenante, la vanité et un amour-propre excessif. Il y eut des cas où le meurtre ne satisfit pas les forçats ; ils martyrisèrent leur victime, ouvrirent le ventre à une femme enceinte, etc. Les cas d'écharpement prouvent aussi la cruauté des criminels. Leur duplicité est remarquable. Il suffit de se rappeler les variantes qu'ils font progressivement subir aux témoignages donnés devant le juge d'instruction, la manière éhontée dont ils accusent leurs proches et les étrangers dans le seul but de se tirer eux-mêmes d'affaire. (Davidoff.)

C'est quand le détenu désire quelque chose qu'il recourt surtout à la flatterie dont il orne chacune de ses paroles : pourtant les procédés d'adulation qu'il emploie sont excessivement usés, routiniers. Le prisonnier profite souvent de la première occasion venue pour faire à son supérieur un faux rapport contre son collègue ou pour exciter les autorités les unes contre les autres, le médecin contre le surveillant et vice versa. La paresse des criminels est surprenante.

Le forçat travaille avec une lenteur extraordinaire ; ainsi pour franchir l'espace qui le sépare du lieu de son travail et malgré la garde qui l'accompagne, il réussit à mettre deux ou trois fois plus de temps qu'il n'en faut pour faire sa route. Un bouton, une égratignure, tout lui est bon comme prétexte à l'oisiveté, ne fût-ce que pour quelques heures. Le forçat déporté se décide même à subir un châtiment corporel afin de pouvoir rester après en repos. c'est-à-dire couché. A l'asile, où les criminels sont entièrement dispensés du travail, ils préfèrent rester dans la puanteur et la malpropreté plutôt que de faire l'ordre eux-mêmes : pour les obliger au nettoyage des chambres et des couches, on est forcé de recourir à des mesures énergiques. La paresse de faire sa toilette et de brosser ses habits s'observe chez tous les détenus, tant à l'asile que dans les dortoirs communs et les habitations privées.

La propreté des bâtiments de la prison et celle de la cour n'est obtenue qu'au prix de châtiments sévères. Pour ce qui est du travail, la mauvaise volonté de quelques-uns porte un caractère stoïque.

Aucune punition ne réussit à les y contraindre (Dostoïevsky 8).

Une vengeance cruelle contre tous les ennemis de la famille de force constitue l'un des principaux traits de caractère du forçat, dont la liberté même n'est souvent acquise que dans le seul but de se venger d'un ennemi.

Pour tout homme normal, le travail conscient et productif est un besoin naturel et une satisfaction morale. L'homme ne peut vivre sans rien faire. Dans l'existence, le vide mental est un malheur qui mène souvent à des tentatives de suicide. Il est évident que nous sous-entendons le travail qui n'aboutit ni au surmenage, ni à l'épuisement, ni à l'incapacité. Chez le criminel-né, le sentiment de la nécessité du travail, des occupations, de l'activité est entièrement atrophié. Il l'ignore. Un désœuvrement complet est l'idéal de sa vie ; tout travail auquel on est astreint par la force manque certes d'agrément : pour le criminel né, il est intolérable. Pour cette raison, il nourrit naturellement du dégoût et de la haine pour un pareil travail.

La majorité des criminels préfèrent se nourrir d'une croûte de pain, jeûner, passer leur temps sous les ponts et même en prison que de travailler. La paresse paralyse les bras du criminel pour le travail et les arme d'une arme meutrière pour la volupté qui n'exige pas le travail (Laurent) (1). Le célèbre criminel Lemaire parle ainsi dans sa franchise : « J'ai toujours été paresreux : c'est honteux, je l'admets, mais je ne conviens pas au travail, vu que ce dernier exige l'effort alors que j'en suis incapable. Je n'ai d'énergie que pour faire le mal. S'il me fallait travailler, la vie n'en vaudrait pas la peine ; je préférerais être condamné à mort. »

Pourtant, comme toute manifestation vitale exige un équivalent, les criminels, au lieu de chercher du travail honnête pour assurer leurs moyens d'existence, tâchent de profiter de la propriété d'autrui pour satisfaire leur soif de débauche, leurs passions animales, leurs débordements. L'énergie mentale et la fonction physiologique existent toujours, avec cette particularité toutefois que si leur qualité est mauvaise, leurs résultats seront nuisibles. C'est la raison pour laquelle les désœuvrés se détournent avec dégoût du travail honnête et oublient leur paresse quand il s'agit d'actes criminels, car ils en puisent l'impulsion nécessaire dans la soif des orgies et la satisfaction des passions bestiales. Les cartes, les dés et d'autres jeux de hasard occupent une place marquée au milieu de ces passions. Durant des journées et des nuits entières, ils peuvent s'adonner au jeu qui sert souvent de cause aux crimes immédiats et médiats ; par exemple, la mort du partenaire, ou l'assassinat de toute une famille dans le but de se procurer de l'argent. Les passions et les orgies rap-

(1) LAURENT. Anthropologie criminelle, 1897.

prochent et unissent les représentants de la lie sociale et les poussent à se grouper en bandes pour l'exécution de leurs crimes. Rien au monde, ni la privation de liberté, ni les plus horribles crimes ne peuvent retenir ces individus de la satisfaction de leurs passions. Presque tous les forçats sont condamnés aux galères à la suite de crimes passionnels ; pourtant les crimes passionnels des criminels organiques doivent être distingués des crimes commis par passion. On peut comparer ces derniers à une explosion d'orage dans un horizon plus ou moins serein, alors que les passions du criminel né sont semblables aux nuages constants qui obscurcissent l'horizon ténébreux de sa vie mentale.

La passion domine tout l'être du criminel : son intelligence, les intérêts de sa vie, sa liberté, etc. Il ne commet pas ses crimes sous l'influence immédiate de la passion, mais afin de satisfaire ses passions. Les délits commis par des individus semblables sont souvent prémédités, exécutés dans un but raisonné d'avance, selon un certain plan, de sang-froid, bien que l'impulsion première soit toujours due à une passion : aux orgies alcooliques, à la dépravation, au jeu, etc. Les amours malpropres, les excès sexuels, etc., jouent un rôle énorme en ce sens. La prostitution, qui donne issue à la criminalité des femmes, n'en sert pas moins souvent de cause impulsive aux crimes des hommes. Si la femme commet considérablement moins de crimes que l'homme, on peut dire que lorsqu'elle en commet elle accomplit son rôle dans la perfection en poussant l'homme aux délits, en contribuant à la dépense du bien volé et en participant aux orgies. Malgré leur témérité enragée, tous les criminels sont poltrons, ils tuent souvent l'ennemi par derrière, cachés dans une embuscade, attaquent rarement les fonctionnaires et les autorités, même dans le cas où ils savent ceux-ci désarmés. La rareté du suicide parmi les criminels confirme encore leur manque de courage et d'énergie vis-à-vis du danger (Davidoff). Et vice versa, le manque d'audace, de résolution, de courage qui caractérise les criminels se manifeste dans le respect même qu'ils portent aux qualités mentionnées, quand ils les voient possédées par d'autres et dans leur rêve constant de les acquérir.

« Si, au cours d'une conversation ou d'un interrogatoire, le forçat déporté a l'occasion de parler de son crime, il tâche de le présenter comme très audacieux. Sous ce rapport, on observe une duplicité étrange dans le caractère du criminel : l'absence de dignité et un amour-propre sensible à l'excès. L'absence de dignité se traduit par une série d'humiliations que le criminel est prêt à subir afin de parvenir à son but, en un penchant pour la calomnie, pour la supercherie, la flatterie et souvent la pédérastie. En même temps, le criminel est prêt à plonger son couteau dans le ventre du voisin à la moindre parole blessante... Ce sont surtout ceux qui pratiquent un métier quelconque, qui souffrent d'un amour-propre très maladif. A.-A. Svirsky nous fournit de nombreuses données pareilles aux opinions du Dr Davidoff. Le criminel est un être excessivement vantard ; il aime énormément à s'attribuer les qualités qui lui font défaut. « Condamnés à l'emprisonnement pour vols insignifiants, les criminels font toute espèce de mensonge aux camarades, leur décrivent des effractions et des pillages dont ils sont incapables en réalité...(36). L'amour-propre des détenus est excessif : ils sont prêts à défendre leur honneur de prisonnier jusqu'à la dernière goutte de leur sang. D'après l'opinion des prisonniers moralistes, cet honneur consiste premièrement en ce que tout détenu soit un bon voleur, pas poltron, en ce qu'il fasse un partage juste avec les camarades, en ce qu'il n'espionne pas et, la fin couronnant l'œuvre, en ce qu'il ait plus d'une fois subi la détention ; secondement, quand il jouit de la liberté, il doit paraître, ne fût-ce que temporairement, bien vêtu et en possession d'une certaine somme d'argent, afin de prouver qu'il « travaille » : enfin, troisièmement, il est obligé, au nom de l'honneur, de ne pas dénoncer ses camarades et de leur venir en aide s'ils se font attraper. Cette éthique originale a tellement pris racine dans la confrérie des prisonniers, qu'il suffit à quelqu'un de dire la moindre parole ou de faire la moindre allusion à ce qu'un détenu a enfreint le règlement de l'honneur et de l'honnêteté, pour que ce dernier, cruellement offensé, soit prêt à écharper l'offenseur qui a osé lui lancer l'injure au visage, qui a osé faire cette souillure à son nom d'honnête voleur... » (64).

Pour bien se poser aux yeux des camarades, les prisonniers recourent souvent au mensonge dans le but de soutenir l'éclat de leur honneur de détenus(69). Beaucoup de personnes croient que les criminels récidivistes sont très courageux: c'est une grave erreur. Non seulement les voleurs professionnels sont souvent privés d'audace, mais encore sont-ils poltrons la plupart du temps. C'est justement aux petits voleurs moralement estropiés que le courage est le moins propre :

il ne faut pas confondre le vrai courage avec certaines actions hardies commises souvent par nécessité. Malgré cela, depuis le brigand qui pille et tue les passants sur la grande route, jusqu'au petit filou de foires, vous ne trouverez pas un seul criminel qui ne se croie courageux. Les voleurs en liberté, ceux qui tremblent à tout instant pour leur peau et dont le cœur se serre à toute rencontre avec les agents, ne sont pas encore si sûrs que cela de leur courage ; mais en prison, à l'abri de tout danger, le désir de se faire passer pour héros n'a plus de limites. On attribue souvent du courage au criminel pris en flagrant délit, au moment où il se prépare à passer par une fenêtre, alors que cet audacieux tremble de la façon la plus humiliante et demande merci (75). Peut-être que dans son for intérieur, le détenu se reconnaît loin d'être un héros, mais il a tellement envie de l'être que c'est avec grand plaisir qu'il trompe ses camarades et lui-même. Plus le criminel est poltron de nature, plus son crime est insignifiant, plus son envie de passer pour courageux est grande ; mais comme en réalité la décision lui manque, il se borne à jouer le rôle du héros en paroles. Les prisonniers-conteurs trouvent leur satisfaction morale dans ce mensonge éhonté ; la passion d'induire soi-même et autrui en erreur atteint parfois la folie... « Tous les détenus aiment à construire des châteaux en Espagne, à rêver à la liberté, au brigandage, aux bois, aux pillages, à la témérité, etc. Fait remarquable, plus le criminel est poltron, plus ses rêves d'avenir sont larges et grandioses. » Un monde merveilleux s'ouvre à leurs yeux, un monde féerique dans lequel ils règnent d'une façon absolue. Il suffit d'observer l'extérieur du prisonnier songeur, le soulèvement violent de sa poitrine, ses sourcils froncés, ses poings violemment serrés et ses yeux grands ouverts, brillants de fièvre, pour comprendre à quoi il pense et quels sont les exploits qu'il commet en pensée.

Selon Tchékhoff, tous les prisonniers se distinguent par les injures extraordinaires et les paroles oiseuses qu'ils emploient : le même fait est constaté par A.-A. Svirsky (t° 2, 65) et I.-P. Miroliouboff.

Il est souvent question de l'endurance extraordinaire dont les prisonniers font preuve pour la douleur physique. Voici ce que nous dit Dostoïevsky à ce propos : « J'ai vu beaucoup de prisonniers battus, même trop battus : presque aucun d'eux ne faisait entendre de gémissements. Je fus en général surpris du stoïcisme extrême avec lequel les châtiés supportaient la douleur. Le visage seul semblait changé, pâli : les yeux brillants, le regard égaré, distrait, les lèvres tremblantes à tel point que le malheureux se les mord exprès jusqu'au sang.... » quelques-uns des détenus surprennent l'observateur par leur intrépidité. » (Dostoïevsky 55) (1).

« Un jour un grand malfaiteur nommé Karapoutsenko fut condamné au fouet. Karapoutsenko refusa de se coucher volontairement sur le chevalet et engagea une bataille avec les bourreaux. On finit pourtant par le saisir et l'attacher. Bien que le bourreau vexé fît le plus grand zèle, depuis le premier jusqu'au dernier coup Karapoutsenko ne laissa échapper aucun cri de douleur. Quelque temps après le même malfaiteur fut

____

(1) I.-P. Miroliouboff, Huit ans sur l'île de Sachaline, 1901.

condamné à passer 4 fois par les baguettes de mille hommes. Il reçut 1 800 coups sans laisser échapper un cri de douleur et quand il tomba sur le sol, il fut selon la coutume placé sur une charrette afin que l'exécution pût continuer (I.-V. Efimoff).

Le moment qui précède le châtiment est horrible pour le condamné : dans le courant de plusieurs années j'eus maintes fois l'occasion d'observer les détenus la veille du jour fatal. J'ai connu un jeune homme, ancien soldat et assassin, condamné au nombre maximum des coups de bâton. La peur fut si grande qu'il se décida la veille de l'exécution à boire une cruche de vin dans laquelle il avait fait infuser du tabac. Il tomba immédiatement malade : des vomissements teintés de sang se déclarèrent et c'est sans connaissance qu'il fut porté à l'infirmerie. Quelques jours plus tard la tuberculose dont il mourut peu après faisait déjà ses ravages. Le Dr Davidoff cite le cas de l'évasion d'un déporté qui devait subir le lendemain une légère opération (6).

Par contre si quelques prisonniers se distinguent par une endurance extrême au mal physique, d'autres certes, non moins nombreux que les premiers, manifestent une crainte excessive pour la douleur, crainte qui dépasse peut-être le courage des intrépides.

Voici ce que déclare le Dr Davidoff: on observe chez ceux-ci outre la poltronnerie habituelle la peur du mal physique (6)... « Pour la plupart du temps les déportés craignent la douleur... Non pas qu'il s'agisse d'une grave opération : la simple incision d'un abcès, l'introduction d'un miroir ou d'une canule inspirent l'effroi au plus terrible assassin. Je ne partage absolu-

ment pas l'avis de Lombroso qui affirme que les criminels supportent facilement la douleur physique. J'ai vu
des athlètes tomber évanouis sous l'influence de la peur
que leur inspirait le châtiment corporel auxquels ils
avaient été condamnés » (9)... Ce fait est confirmé par
Orfanoff (236).

Lombroso, Ottolenghi et d'autres, surtout les savants
italiens parlent souvent de l'insensibilité des criminels,
insensibilité qui contribuerait à l'endurance du mal
physique et des châtiments cruels (1). Norwood est du
même avis ; il croit que l'insensibilité physique sert de
base à son insensibilité morale.

Pour appuyer leur opinion ces auteurs citent des
cas où les criminels se faisaient à eux-mêmes des opé-
rations et des mutilations diverses en déclarant qu'ils ne
ressentaient aucune douleur. On met ce phénomène en
parallèle avec l'insensibilité analogue des sauvages,
etc., ce qui donne le droit de parler de l'atavisme des
criminels. Voici à ce sujet l'opinion de Baer (2), qui
étudia longtemps et attentivement le criminel : il est
incontestable qu'une semblable insensibilité algésique
s'observe chez les criminels mais de pareils individus
font exception autant entre les criminels que dans l'humanité en général. Ce sont des malades dont le nombre
n'est guère si grand parmi les criminels. En ce qui concerne les mutilations dont s'ornent les criminels, elles
ont été réellement observées ; mais ce fait au lieu de prouver l'insensibilité des individus en question n'indique
que leur désir d'échapper aux travaux forcés. Les cas de

(1) Norwood. Physical and moral insensibility in the criminal. *The
Journal of mental science*, 1901.

(2) Baer. Der Verbrecher in antropologischer Beziehung, 1893.

mutilations à forme épidémique sont très rares et le caractère de ces épidémies n'a encore guère été étudié. C'est juste le contraire que Baer observa bien plus fréquemment chez les criminels : la plupart du temps les criminels ne sont pas doués d'une volonté ferme, d'un caractère fort et discipliné ; ce sont des poltrons trop sensibles à toute douleur. Celui qui a observé les criminels à l'hôpital a pu se convaincre de ce qu'ils sont bien moins courageux pour la douleur que le reste des hommes. Nacke affirme aussi que les criminels supportent mal la douleur (1). Jolly indique ce fait que les paysans et les artisans endurent avec beaucoup de courage la douleur sans que cela prouve le moins du monde leur insensibilité. En somme, les observations de ceux qui eurent l'occasion de vivre côte à côte avec les criminels s'accordent sur ce point avec les investigations des savants.

Les murs de toute prison sibérienne sont couverts d'inscriptions. Ce sont des salutations aux amis, les allusions et les conseils des vagabonds à leurs camarades qui tenteraient une évasion, les noms des forçats décédés ou évadés et réintégrés, des inscriptions problématiques dans le jargon des prisonniers. Quand un déporté expert qui connaît toutes les finesses du genre prisonnier arrive dans une prison d'étape, il se hâte tout d'abord d'observer les murs dans l'espoir d'y trouver des renseignements nécessaires (Khénan (2).

Pour ce qui est de l'état intellectuel des criminels-

----

(1) JOLLY. Le crime, p. 195.

(2) SIEMERLING. Ueber die Entwicklung der Lehre von dem geistes-kranken Verbrecher. *Allg. Zeitschrift f. Psychiatrie,* 1900. KHÉNAN. La Sibérie.

nés, il rappelle l'enfance sous beaucoup de rapports. Dostoïevsky répète souvent que les prisonniers sont des enfants.

Selon l'opinion de Siemerling tous les vrais criminels ont les facultés intellectuelles quelque peu affaiblies. En 1893 Delbrück écrivait que les criminels présentent souvent des extrêmes tellement paradoxaux dans leurs facultés mentales, qu'il est difficile de décider si c'est sur l'immoralité ou la pathologie que repose telle ou autre action.

Telle est la famille des criminels. de ces hommes *sui generis*, détachés volontairement de la société humaine habituelle et repoussés par elle. Ce sont des individus qui ont beaucoup de commun avec les individus ordinaires tout en étant distincts d'eux.

« Cette corporation originale d'êtres. unis par la particularité de leurs propriétés criminelles était en même temps loin d'être privée de nombreux traits sympathiques communs à l'humanité entière. D'abord c'était réellement une famille, dont les membres s'entr'aidaient, se soutenaient, se tiraient d'affaire mutuellement au moment d'une crise quelconque. Ce culte de la solidarité était reconnu. appuyé par la tradition, gardé par tous. »

Jusqu'à l'heure actuelle le sentiment de l'honneur du prisonnier et celui de la camaraderie est encore vivant et stable parmi les détenus. La camaraderie est une grande force dont les prisonniers se servent pour punir et pour venir en aide. Malheur à l'ennemi de la camaraderie.

On se vengera de lui où qu'il fût. non. par le bras de ceux que l'ennemi a atteints, mais par la main de ceux que la confrérie aura désignés. Orfanoff cite aussi des cas de vengeance exercée à distance d'après un arrêt commun (176,299). D'un autre côté la corporation soutient souvent les camarades. Au prisonnier mis au secret on vient en aide par tous les moyens possibles ; fréquemment on lui fournit le nécessaire gratis (Iadrintzeff 54).

C'est surtout pour les camarades qui ont subi un châtiment corporel, pour les malades et les moribonds que les détenus sont très attentifs et très compatissants.

« On prenait soin d'eux comme de parents infirmes ; chacun s'approchait en branlant la tête, peut-être qu'il pensait à la destinée qui pouvait lui préparer le même sort... » (Iadrintzeff, 375.)

On constate simultanément l'existence de traits tout contraires ; c'est ainsi qu'enlever ou voler le dernier sou à un malade ou à un camarade de bagne quand l'argent y est si précieux, est un phénomène tout ce qu'il y a de plus ordinaire. (Dr Davidoff.)

Le même auteur cite des cas d'indifférence complète pour le malheur du prochain et dans maintes circonstances encore (7). Les forçats déportés sont de mauvais camarades. L'existence parmi eux de sociétés ou d'associations à règlement ferme et bien institué est fort problématique. S'il arrive que des crimes sont commis par une société entière, cette dernière ne s'organise qu'au moment du crime pour se dissocier sitôt après. Tels sont les cas d'évasion, de faux monnayage, de pillage, etc. (11). L'existence des Camorra et des Maffia est pourtant loin de s'accorder avec ce fait.

Pour prouver que le sentiment de la camaraderie est étranger aux criminels, le Dr Davidoff fait observer la fréquence des dénonciations réciproques auxquelles les détenus recourent. L'opinion courante qui affirme que les prisonniers ne dénoncent pas leurs camarades est absolument erronée ; nulle part les délations ne sont aussi fréquentes qu'aux galères » (4).

Quelques malfaiteurs manifestent parfois le sentiment de la reconnaissance. C'est ainsi qu'en retour d'un léger service un ancien brigand des plus experts fit à Efimoff la communication suivante pleine d'un rare intérêt : « Je voudrais vous parler, monsieur. Écartons-nous, pour que personne ne nous entende. » Croyant que par gratitude le détenu voulait me prévenir de quelque chose, j'accomplis son désir. Or il s'agissait de toute autre chose. Jadis ce brigand avait été célèbre dans la Podolie ou le gouvernement de Volinsk ; il y possédait encore une grande réserve d'or et d'argent enterrée dans un lieu dont il se souvenait parfaitement et que grâce à certaines indications on pouvait retrouver avec facilité. Pressentant sa fin prochaine le brigand avait voulu confier son secret à Efimoff. S.-V. Maximoff fait le portrait d'un autre malfaiteur qui une fois en liberté n'opprimait jamais ni les pauvres, ni les camarades : au contraire il défendait leurs droits en risquant sa propre tête, sans prendre aucun danger en considération : « voilà les traits sympathiques essentiels dont Koréneff était entouré par ses camarades... » (S.-V. Maximoff II, 34).

Le sentiment filial et paternel, l'amour des parents s'observent fréquemment chez les criminels, bien que ces derniers les enfouissent profondément dans leur âme et ne les laissent jamais percer au dehors.

« Il est impossible d'omettre une chose, dit le

Dr Davidoff, c'est l'amour des criminels pour leur mère. Les lettres qu'ils adressent à leurs parents sont empreintes d'un sentiment filial sincère et d'une sympathie profonde pour leur mère. Dans le cas où celle-ci est déportée avec ses enfants, ces derniers travaillent souvent pour elle. Les conditions d'existence pénibles ou la cruauté innée — les deux à mon avis — exercent une influence visible sur les rapports des mères criminelles envers leurs enfants ; elles supportent facilement leur mort, la séparation et se souviennent rarement des enfants restés au foyer, » (12).

La présence des enfants soutient les déportés moralement. Les enfants constituent l'objet unique qui rattache les femmes et les hommes déportés à la vie, qui les sauve du désespoir, de la chute définitive (Tchékoff 364). Les forçats ne détestent pas les animaux.

« Les forçats étaient généralement capables d'aimer les animaux et si la permission leur en eût été accordée, ils auraient volontiers élevé en prison une quantité de bêtes domestiques et de volaille. De mon temps le bagne posséda quelque temps par hasard un cheval, des chiens, des oies, un bouc et un aigle... (Dostoïevsky.)

Il arriva aussi que pendant tout le trajet qu'il eut à faire un forçat tint son petit chien dans les bras (Khénan 182).

La piété pratiquante, le respect des jours fériés et des rhytes extérieurs sont très prononcés chez les forçats. Il se peut que cette piété ne soit ni très consciente, ni raisonnée, il se peut même qu'elle touche souvent de près à la superstition ; mais ces traits-là sont propres à toute la nombreuse population non éclairée et inculte, qui occupe notre grande patrie et n'appartiennent guère exclusivement aux criminels.

Voici les paroles de Dostoïevsky : le jour de sa fête le forçat commençait par mettre un cierge devant l'image ; il faisait sa prière puis il s'affublait de ses plus beaux habits et commandait son dîner dont il se gavait presque toujours seul sans régaler les camarades : puis le vin faisait son apparition ; le détenu se soûlait comme une grive et se promenait par toute la caserne en trébuchant et en titubant afin de bien afficher son état et mériter ainsi le respect universel. En effet, les prisonniers respectaient celui qui faisait la fête.

Un genre en quelque sorte aristocratique était de mode au bagne : c'est ainsi qu'après s'être légèrement grisé le détenu faisait toujours venir des musiciens... (41). Voici Noël. C'est avec solennité que les prisonniers l'ont attendu.

De nombreux forçats, même les moins dépensiers et les plus modestes, ceux qui épargnaient leurs sous toute l'année durant se sentent obligés de délier ce jour-là les cordons de la bourse pour fêter dignement le premier repas gras qui suit le carême. (Dostoïevsky.)

A l'église les prisonniers priaient avec ferveur et chacun d'eux y laissait son denier de pauvre soit pour un cierge, soit pour la quête. « Notre communion avait lieu pendant la première messe. Lorsque le calice à la main le prêtre prononçait les paroles suivantes : « Accueille-moi dans ton royaume comme tu accueillis naguère le brigand... » presque tous les prisonniers tombaient à terre en faisant sonner leurs chaînes comme si ces paroles les concernaient directement. (Dostoïevsky.)

En dépit de son brigandage sur les grandes routes et malgré ses homicides, le paysan russe fait pieusement le signe de la croix et prie avec ferveur. (Khénan 186.)

Un jour que je faisais ma visite aux dortoirs accompagné d'une personne étrangère, celle-ci s'avisa de reprocher le pillage d'un église à un vieux détenu : ce dernier lui répondit : Dieu n'a pas besoin d'argent et comme il remarquait l'impression désagréable que ses paroles avaient produite il ajouta : aussi n'ai-je tué personne... (Tchékoff 161). Orfanoff aussi attire l'attention sur la piété des prisonniers (307).

C'était surtout pour les représentations théâtrales que les prisonniers se passionnaient ; elles leur causaient une joie d'enfant.

Un luxe tel que le théâtre déridait les plus taciturnes, les plus méticuleux : pendant la représentation ils exprimaient autant de joie manifeste que les plus agités et les plus impatients. Tout le monde était content jusqu'à la vantardise. Voici comment raisonnaient les officiers de garde qui avaient autorisé la représentation : hier l'ordre fut parfait : si les prisonniers donnent leur parole qu'il en sera de même ce soir, on peut être tranquille car ils vont se surveiller eux-mêmes. D'autant plus que si nous refusons l'autorisation demandée, les détenus sont capables de nous jouer exprès quelque vilain tour et de faire du tort aux gardiens. » (Dostoïevsky 154.)

Pour prouver l'insensibilité morale complète des criminels, certains auteurs font remarquer que leur sommeil est toujours calme, non agité de cauchemars. Les observations de Dostoïevsky ne s'accordent nullement avec cette remarque. Au contraire dans les lignes citées plus haut ainsi que dans celles qui suivent Dostoïevsky parle toujours du sommeil agité des prisonniers . « Presque tous les détenus parlaient haut et déliraient pendant la nuit : la plupart du temps c'était d'injures, du jargon des voleurs, de couteaux, de haches qu'il était question. (Dostoïevsky, 18.)

IV

SYMPTOMATOLOGIE SPÉCIALE DE LA CRIMINALITÉ

Les enfants criminels-assassins. — Tous ceux qui étudièrent le criminel-né s'accordent à dire que la criminalité congénitale est une manifestation dégénérative. Cela signifie que la criminalité est la manifestation d'un système nerveux défectif et que sous ce rapport elle est la parente de l'aliénation, de la nervosité et des autres processus de la dégénérescence.

Au point de vue anatomique la dégénérescence peut s'exprimer d'une façon très variée : à commencer par des défectuosités très accentuées dans le domaine du système nerveux, manifestes et vues à l'œil nu, pour finir aux modifications des éléments nerveux les plus fines, les plus invisibles, moléculaires et chimiques. Conformément aux divers degrés cités les modifications survenues dans les fonctions du système nerveux peuvent aussi varier à l'infini : depuis l'idiotisme manifeste et l'hébétude, l'imbécillité jusqu'aux déviations à peine marquées qui atteignent les manifestations d'ordre supérieur du système nerveux.

Selon Herbert Spencer, on ne peut établir une certaine progression dans le développement de la vie mentale de l'homme : plus l'existence de la tribu humaine est longue, plus sa vie mentale se perfectionne pour se manifester sous la forme de fonctions intellectuelles supérieures et surtout sous forme de doctrines et d'exigences morales les plus parfaites. Les principes et les points de vue moraux les plus élevés sont les produits de l'époque nouvelle, de celle du progrès, de la culture et de la civilisation. Par conséquent, c'est une création de date récente ; or, c'est justement pour cette raison que le produit mentionné n'est encore ni stable, ni bien équilibré. La thèse générale est que les fonctions génériques de date ancienne sont les plus durables et les plus stables ; quant aux fonctions de caractère récent, elles sont les moins équilibrées. En d'autres termes : la stabilité des fonctions de l'organisme (de celles du système nerveux dans le cas présent) est directement proportionnelle à l'ancienneté de leur apparition chez un genre quelconque. Conformément à ce qui vient d'être dit, les manifestations morales de l'homme civilisé actuel, comme étant des créations de date récente, présentent le phénomène le moins stable et le plus sujet à la disparition. Sous l'influence de processus pathologiques quelconques, les éléments nerveux-gardiens et porteurs des sentiments moraux, des inclinations et des impulsions d'ordre supérieur seront justement les premiers qui subiront la modification pathologique et la destruction. De pareilles modifications ont même lieu sous l'influence de facteurs pathologiques faibles ; quant à l'anéantissement des manifestations mentales plus durables, il exigera de la part de l'homme des facteurs pathologiques plus puissants.

D'après Dallemagne (1), la dégénérescence, mani-

(1) DALLEMAGNE. La volonté dans ses rapports avec la responsabilité pénale.

festée faiblement, atteint tout d'abord ce qui fut tout récemment créé dans l'âme humaine par la culture et la civilisation du genre humain, c'est-à-dire les principes abstraits de morale et toutes les conceptions abstraites en général. Plus la dégénérescence est avancée, plus elle atteint l'organisme profondément et se manifeste par des modifications organiques sous forme de symptômes mentaux et même physiques plus accentués. La criminalité se traduit principalement par l'altération exclusive des principes moraux et constitue en quelque sorte le plus faible degré de la dégénérescence. A ce point de vue on a tort de chercher et d'exiger toujours la présence des stigmates physiques de la dégénérescence chez les criminels nés vu que ces stigmates constituent un degré plus accentué de la dégénérescence.

En somme, la dégénérescence est un fait biologique qui mène un genre donné, une famille, un peuple à l'épuisement et à la disparition progressifs par la diminution héréditairement accrue de la vitalité des organismes. On peut diviser les symptômes de la dégénérescence en trois groupes : les signes anatomiques, biologiques et sociaux. Les signes anatomiques sont les plus puissants ; ils expriment le plus haut degré de la dégénérescence ; les signes sociaux sont les plus faibles ; ils marquent le plus bas degré de la dégénérescence ; quant aux signes biologiques, ils occupent juste le milieu.

Sollier divise tous les dégénérés en deux catégories : celle des extrasociaux et des antisociaux ; entre les deux il place le groupe des associaux qui sont les aliénés, dont l'état intellectuel les rend totalement incapables à l'existence sociale. Les dégénérés extrasociau x sont les idiots complets, les dégénérés atteints de stupidité profonde, incapables pour la vie sociale. Selon leurs propriétés mentales ces individus se trouvent hors de la société, hors de la vie : tout en étant vivants, ils sont morts socialement. Ils doivent vivre isolés dans des établissements particuliers. Les dégénérés associaux sont atteints d'une imbecillité d'ordre supérieur : ils sont incapables pour la vie sociale ; sans lui être utiles ils ne lui sont pourtant pas nuisibles. Ces individus ne possèdent pas les qualités essentiellement fondamentales de la sociabilité : ce sont des paresseux, des égoïstes, des indisciplinés enclins au vagabondage ; pour cette raison on les isole, dans la plupart des cas, dans des asiles où l'on s'efforce d'utiliser leur force physique au profit de la société et à leur propre profit. Les dégénérés antisociaux vivent en société et la tiennent constamment en danger. Leur bagage mental est presque au même niveau que celui de l'homme ordinaire avec cette différence qu'il est dirigé dans le sens de faire du tort à la société : c'est pour cette raison que leur présence dans la société sert d'obstacle à sa vie, à son bien-être et à sa tranquillité. Dans la plupart des cas, les dégénérés en question se rendent compte des droits personnels et de l'inviolabilité de la propriété d'autrui ; toutefois ces connaissances ne leur servent qu'à porter atteinte et préjudice à la personne et à la propriété (Dallemagne). Ils forment une classe spéciale de dégénérés qui marchent contre la société et ses intérêts ; ce sont eux qui forment la classe des hommes criminels.

Actuellement nous ne portons intérêt qu'à deux catégories, c'est-à-dire aux personnalités criminelles qu possèdent un système nerveux anormal congénitalement ou acquis sous l'influence de conditions vitales défavorables de sorte que leur criminalité est organique, ainsi que le pli de leur vie mentale. On doit en former un groupe à part d'individus reconnaissables à leurs paroles, à leurs intentions, à leurs désirs, à leurs actes et agissements. Ce n'est pas le manque de vouloir qui les préserve de crimes graves : ce sont les circonstances vitales qui se sont groupées de façon à n'en présenter aucune nécessité. Il y a tant d'individus qui ont commis des crimes et qui vivent tout de même dans la société parce qu'ils ne se sont pas fait attraper. Ce sont tout de même des criminels bien que leurs délits soient restés cachés. Ils constituent un élément essentiellement anti-social, radicalement opposé à la vie et aux intérêts de la société dont ces individus font partie. C'est un ennemi naturel et permanent pour la société et ses conditions vitales, vu que la vie mentale de l'être criminel diffère de celle des hommes qui l'entourent.

La pratique usuelle divise les criminels en de nombreuses catégories qui sont pourtant loin d'être élucidées toutes ou définies actuellement d'une manière plus ou moins exacte et déterminée. Celles qui comprennent les assassins, les voleurs et les prostituées sont le plus nettement établies ; c'est pourquoi nous nous arrêterons à ces dernières.

Au dernier congrès de criminologie qui eut lieu à Paris, Magnan exposa l'opinion suivante : il existe une catégorie d'individus qui, conformément à l'influence qu'exerce l'hérédité, apportent en naissant un fardeau pathologique et un organisme dégénéré. Ce fait altère leurs fonctions cérébrales : parfois, les centres nerveux régulateurs et modérateurs sont incapables de contenir les appétits et les instincts excités à l'excès : d'autres fois, les centres eux-mêmes faiblissent à tel point qu'ils ne sont plus en mesure de garder l'équilibre. Les stigmates ou les tares psychiques de ces individus se manifestent dès l'origine de leur vie intellectuelle. Des impulsions et des phénomènes violents, des déviations morales et intellectuelles, des instincts dépravés s'observent chez eux dès l'âge de 4 à 5 ans.

En effet, les anomalies vitales les poursuivent dès l'enfance et si la mort ne vient pas les délivrer, ils restent anormaux toute leur vie.

Petits, ils sont souvent pris de convulsions, surtout dans le cas de différentes altérations dans l'organisme : première dentition, état fébrile, dérangements intestinaux, etc. De pareils enfants sont capricieux, irascibles et vivent comme des louveteaux. Ils n'aiment pas les camarades du même âge qu'eux, leur jouent toute espèce de vilains tours, recherchent la solitude ou des êtres semblables à eux ou encore la société des adultes de mauvaise qualité. Le Dr Compange déclare que ces enfants-là sont désobéissants, indomptables et généralement insensibles aux caresses et aux punitions. Souvent ils sont très sensuels et comme le sanguinaire Caligula, dès l'âge le plus tendre, ils s'adonnent au vice secret ; en même temps le sens moral leur fait défaut. Ces enfants-là sont souvent taciturnes, peu communicatifs, ils se distinguent par une humeur inégale et des singularités de conduite plus ou moins grandes. Par rapport aux autres enfants, ils sont despotes et impérieux ; parfois quelque chose d'insaisissable et de sinistre qui inspire la crainte et le désir de s'éloigner d'eux perce dans leur voix, surtout dans le regard froid et fixe, ainsi que dans l'expression du visage. Dès l'âge le plus tendre, les enfants en question témoignent une cruauté froide, une indifférence complète pour la souffrance d'autrui et selon l'exemple de Louis XI ou de Louis XIII, une cruauté révoltante et sanguinaire envers les animaux qu'ils martyrisent et qu'ils tourmentent avec volupté pour passer plus tard aux hommes.

Guyon indique ce fait qu'on peut trouver parmi les criminels mineurs des individus extrêmement cruels et luxurieux. Rossi constata une pareille cruauté précoce dans 10 pour 100. La cruauté de ces enfants se distingue par ce trait qu'elle leur reste toute la vie et porte un caractère très manifeste. C'est ainsi qu'à Buenos-Ayres un garçon tua son père dans le but de le piller ; comme il ne parvenait pas à trouver l'argent, il mit les pieds de sa mère dans le feu pour lui arracher des aveux. Ce n'est pourtant pas là le fond essentiel de la vie mentale du criminel mineur. Selon Jolly dans des cas beaucoup plus nombreux on est surpris de la déchéance morale, de l'ignorance, de la faiblesse de volonté et de l'étourderie dont ces criminels font preuve.

Dans la littérature on se heurte fréquemment à l'opinion que tous les enfants en général sont naturellement cruels et égoïstes. Ce n'est juste qu'à un certain point. Les enfants manifestent en effet la cruauté et l'égoïsme, mais si on leur explique et si on leur démontre sur un exemple quelconque le vilain côté des propriétés et des qualités mentionnées, ils les abandonnent rapidement et se transforment du tout au tout. Seul le manque de raison et d'expérience était la raison de leurs anciens actes cruels. Pour ce qui est des enfants criminels le tableau est tout différent : malgré les leçons, les sermons, les suggestions qu'on leur donne et les punitions qu'on leur inflige, ces enfants-là restent égoïstes, cruels, grossiers toute leur vie. Seule la crainte du châtiment peut les arrêter : encore n'est-ce pas toujours le cas. D'Abundo trouva que ces enfants sont très facilement excitables, impulsifs, paresseux, égoïstes, enclins à la révolte, doués de facultés sexuelles à développement précoce et dépravé, d'intelligence généralement limitée.

Selon les paroles du Dr Paulmier les enfants dégénérés ont perdu tout équilibre et sont semblables à un instrument auquel il manque plusieurs cordes. C'est par des procédés excessivement adroits qu'ils prouvent parfois leur mensonge et leur ruse : l'avarice, la vanité, la coquetterie, la dissimulation et l'hypocrisie constituent le fond de leur caractère. L'inconstance et l'instabilité s'observent surtout dans leurs occupations ; tantôt ils se mettent à l'ouvrage avec fièvre, tantôt ils l'abandonnent sans aucune raison. Ils manifestent souvent des désirs lascifs et s'adonnent à l'onanisme ; le sentiment des convenances est inconnu à ces malheureux privés de sens moral.

Il arrive qu'avant la période de la puberté les enfants se conduisent comme leurs camarades normaux ; ce n'est que depuis ce moment que leurs instincts rapaces se réveillent. La puberté en général est une époque très grave dans l'existence des enfants : c'est pour les enfants prédisposés à la dégénérescence qu'elle a la signification la plus sérieuse.

A cette époque, de nouveaux éléments, de nouveaux

sentiments, de nouveaux instincts, de nouveaux désirs et des inclinations nouvelles pénètrent dans l'économie de la vie mentale enfantine. Selon le terrain sur lequel ces sentiments nouveaux poussent ; ils peuvent diriger l'enfant au bien, aux choses supérieures et d'ordre moral élevé, comme elles peuvent le pousser aux impulsions animales viles, aux actes malpropres et criminels.

A l'école la majorité de pareils enfants manifestent des facultés inférieures ou bien s'ils sont doués de capacités moyennes ou parfaites ils font preuve d'une paresse démesurée, d'une mauvaise volonté pour l'étude, d'une attention insuffisante, d'un dégoût pour la persévérance, d'une tendance permanente à la variété des impressions, etc. C'est pour toutes ces raisons que de pareils enfants arrivent rarement au terme de leurs études scolaires.

Ellis déclare qu'on observe généralement un arrêt dans le développement intellectuel des criminels. Toute leur vie ils conservent quelque chose de l'âge infantile. Ce sont de grands enfants doués de grandes capacités pour faire le mal.

Dostoïevsky est du même avis. Dans sa « Maison morte » nous trouvons souvent des phrases pareilles aux suivantes :

« Ce sont des enfants, de véritables enfants même à 40 ans. Le forçat est un enfant qui s'intéresse à tout ce qu'il voit. »

Thomson, le savant bien connu, indique ce fait que les mauvaises particularités physiques du criminel se manifestent déjà à l'époque de l'adolescence lorsqu'on l'observe pendant les exercices de groupe ou à l'école ;

ces particularités percent dans ses formes, dans la structure du corps, dans l'expression stupide du visage, dans sa prédisposition aux scrofules. Selon l'avis de Dril(1) on observe chez ces enfants doués d'un pouls vital affaibli le dégoût des occupations durables, assidus qui exigent une tension d'énergie calme et prolongée : par contre on observe chez eux une grande disposition aux polissonneries, aux allées et venues, au bruit et au désœuvrement. Connus à l'école sous le nom de paresseux, de désobéissants et d'enfants corrompus, de pareils êtres encourent continuellement des punitions. A l'un des congrès de criminologie le Dr Tavernin fit observer que certains enfants possèdent une sorte de défaut inné pour la faculté éducative que donne la famille autant que l'état fait qui sert de base à leur prédisposition criminelle congénitale.

Voici l'opinion de Mayhew (2) : Ces jeunes gens se distinguent généralement par un dégoût pour toute occupation prolongée : c'est surtout les plaisirs qu'ils aiment : la contrainte, la limitation et l'ordre de la maison de travail ne sont pas du tout de leur goût. Leur humeur est généralement agitée et inconstante. Ils ont le don de la compréhension rapide mais non pas celui de l'intensité de l'attention et de la persévérance. Thomson fait observer que les enfants issus de parents vicieux et criminels ont des inclinations héréditaires à l'activité exclusive de certaines facultés, des facultés inférieures de préférence, alors que les manifestations psychologiques supérieures, destinées à l'en-

---

(1) D.-A. Dril. Les criminels mineurs. B, 2, p. 251.
(2) Mayhew. London. Labour and the London poor.

rayement et à la régularisation des premières se trouvent à l'état latent. Nicolson confirme cette observation.

D'après Dril (1) certains criminels mineurs manifestent un retour vers l'état sauvage ; ils sont privés de la conception du bien et du mal, de celle de la propriété, etc. L'abandon moral et physique complet, la misère et les souffrances qui l'accompagnent, un traitement parfois très cruel, les mauvais exemples, les instigations souvent directes, la fréquentation des mauvais lieux, des bouges ou des maisons de famille qui leur sont semblables, la dépravation précoce, l'alcoolisme etc., voici ce qui en totalité ou en partie distingue nettement le passé de la majorité des malheureux enfants qui franchissent le seuil des prisons, celui des divers lieux de détention ou celui des établissements que la loi nomme les maisons de correction.

Dès leur enfance les dégénérés témoignent une indifférence complète pour les souffrances d'autrui, une absence totale de compassion et de pitié : ils aiment à voir les souffrances et parfois même ils assistent avec volupté au spectacle du martyr, des tourments, des actes sanglants ; la soif du sang animal et du sang humain est l'un des traits les plus manifestes et les plus caractéristiques de ces malfaiteurs ; beaucoup d'exemples le confirment.

D.-A. Dril (2) fait observer avec beaucoup d'instance les phénomènes d'une dépravation extraordinairement

____

(1) Dril. La prison et l'éducation par contrainte. *Le Messager du Ministère de la Justice*, 1900.

(2) Dril. Les phénomènes de la dépravation et de la criminalité précoces.

précoce et d'une criminalité grave parmi la jeunesse ; il illustre sa thèse par de nombreux exemples.

Voici maintenant les paroles de d'Haussonville : « Les assassinats prémédités commis par des individus très jeunes sont presque toujours accompagnés de détails horribles par leur cruauté (Dril). »

Le Dr Browne nous parle d'un petit garçon dont le plus grand plaisir consistait à tuer les poules et les lapins en leur faisant subir les plus cruels tourments.

Un jeune homme âgé de 16 ans et demi, Joseph Lepage (1), fut recueilli par un ouvrier dont la maîtresse lui inspira bientôt des désirs lascifs, qui ne firent qu'augmenter pendant la maladie de cette femme. « Chaque fois que je touchais sa peau, j'étais secoué du désir de la posséder ; comme je me sentais très agité à l'aspect de sa gorge superbe je me dis : je l'aurai morte ou vive et comme je voyais bien que je n'aurais pas son consentement, l'idée me vint de la tuer et de satisfaire largement mes désirs. Tant que le corps est encore chaud cela doit être si agréable. » Cette pensée fut mise à exécution.

Voici le cas que cite Despine : Cela se passait en Silésie. Cinq petits enfants jouaient ensemble : un sixième vint s'ajouter à eux, Henri, connu de tous les voisins pour son caractère méchant et étrange.

Il convainquit les enfants d'entrer en manière de plaisanterie dans un grand coffre qu'il ferma et sur lequel il s'assit : il resta immobile pendant un quart d'heure en prêtant attentivement l'oreille d'abord aux cris, puis aux gémissements. Quand le silence se fit, il

_____

(1) Dril. La criminalité et les criminels, 1895.

souleva un instant le couvercle mais voyant que les enfants respiraient encore, il le fit retomber, y mit le cadenas et s'en alla jouer tranquillement. Tous les petits malheureux furent asphyxiés ; quant à l'auteur de ce méfait il fit tranquillement le récit de son acte sans manifester aucune trace de regret ou de peur.

Cuignarq, un jeune homme de 19 ans, était doué d'une nature excessivement sensuelle et s'adonnait aux excès et aux vices de tout genre. Ennuyé des reproches que lui adressaient ses sœurs et son père pour sa conduite et ses escroqueries, il résolut de les tuer et de piller la maison, ce qui fut fait avec une cruauté extrême et les victimes transformées en une sorte de viande hachée ; après avoir assassiné ses sœurs il se dirigea vers son père et, sans répondre à l'appel de ce dernier, il lui porta un coup par derrière en criant avec cynisme ; « C'est moi. » Il fit au juge le récit de son crime avec sang-froid et, après s'être entendu condamner à la peine de mort, il se fit apporter de la soupe qu'il mangea avec avidité.

A cet âge les éléments de la criminalité innée peuvent ou bien se déployer et s'épanouir dans toute leur obscure beauté ou bien faiblir, diminuer et s'effacer en relation avec les conditions éducatives et les circonstances vitales ambiantes.

Il est incontestable que la vie au sein d'une famille très croyante, pieuse ou souverainement morale, exercera son influence même sur des enfants immoraux en les contenant, en limitant leurs tendances criminelles. Et vice versa la vie au sein d'une famille relâchée, alcoolique, immorale contribue doublement à l'épanouissement des origines et de la prédisposition criminelles.

L'influence de la vie de famille sur la physionomie morale de l'enfant est celle de la question éducative générale. Quelques observateurs accordent une trop grande importance, — supérieure même à celle de l'hérédité, — à l'influence qu'exerce l'éducation sur la production de la criminalité. Qu'est-ce que l'éducation? C'est l'action de l'exemple que donnent les parents, l'entourage et la mise en scène environnante. Dans les cas où l'enfant vient au monde sans prédisposition particulière à la criminalité, l'éducation joue un rôle très sérieux ; c'est d'elle que dépend entièrement le pli que prendra l'âme de l'enfant en relation avec l'entourage et le milieu. Pourtant nous n'avons aucune raison pour nier l'influence de l'hérédité.

En s'adressant à l'influence de l'éducation sur les criminels-nés, Garofalo exprime le point de vue suivant : pour ce qui est des enfants ordinaires, non prédisposés héréditairement à la criminalité, la bonne éducation corrige rapidement leur égoïsme personnel, leur fausseté, une certaine cruauté et crée en eux toutes les bonnes origines de l'amour, de la compassion et du sacrifice de soi-même au profit de la société. La mauvaise éducation au contraire déprave encore plus rapidement les enfants qui appartiennent à la moyenne ordinaire et forme d'eux n'importe quels criminels : des escrocs, des voleurs, etc.

Dans la vie du criminel-né, le rôle de l'éducation est tout différent. La criminalité congénitale est en quelque sorte un mécompte, un défaut dans la structure et les fonctions du système nerveux. Ce sont non seulement les origines morales qui manquent, mais encore les éléments nerveux qui sont destinés à garder les fonctions morales et les manifestations de l'esprit. Pour cette raison, il est très difficile, sinon impossible de corriger de pareils défauts de personnalité même par une éducation parfaite et hautement morale. Certes, on peut inspirer aux enfants criminels des règles d'honnêteté, d'amour, d'honneur, de compassion, etc., mais non pas les sentiments. Devenus hommes, ils pourront prendre ces règles en considération et agir selon la résolution logique qui sera la plus forte, mais les sentiments n'y seront pour rien. Les règles morales mentionnées ne réussiront qu'à donner à l'âme une forme étrangère, forcée sans lui donner de contenu ni de manifestation personnelle. Elles resteront toujours une violence extérieure, un fardeau inutile que le criminel ne consentira à porter que dans la crainte du châtiment, d'une amende, d'une perte, ou d'un préjudice.

Le caractère de l'enfant est une quantité variable. Il peut être dirigé du bon côté ; plus fréquemment encore du mauvais, surtout si l'enfant en possède les origines de héréditaires.

Il est très facile d'étouffer les bonnes manifestations morales innées et très difficile de corriger les mauvaises origines.

Voici l'explication de ce fait suivant Garofalo : la cruauté, le caractère sanguinaire, l'égoïsme, le mensonge et les passions animales sont de date très ancienne. Ce sont les traits naturels de l'homme préhistorique et même de ses ancêtres ; c'est pourquoi ils ont toujours été propres à la nature humaine. La vie ultérieure de l'homme représente une lutte constante avec ces éléments primitifs de la morale. Or, selon ses propriétés la morale contemporaine est presque opposée à celle des époques primitives. Mais elle est trop nouvelle, trop éphémère encore et d'après sa pénétration dans la nature humaine beaucoup plus faible que la morale primitive. C'est pourquoi la morale contemporaine tombe rapidement en ruines dans un être jeune : la morale primitive surnage et domine rapidement sa rivale. D'autant plus difficile est l'assimilation de cette morale nouvelle par les organismes dont les éléments nerveux qui doivent la produire sont absents dès la naissance et sur lesquels la morale primitive règne complètement. En ce cas la rééducation est très difficile en admettant qu'elle soit possible.

Or, si par rapport aux criminels mineurs Garofalo admet du moins partiellement la possibilité d'une telle rénovation, il la nie entièrement en ce qui concerne les criminels-nés adultes. En effet, du moment que nous admettons que la criminalité innée est un défaut organique dans le domaine du système nerveux central, il est fort naturel qu'aucune force extérieure ne puisse ni le corriger, ni le compléter chez un homme adulte entièrement formé. L'éducation ainsi que la rééducation, l'enseignement ainsi que la religion ne feront que glisser sur un pareil être privé du terrain nécessaire aux bons germes.

Tout ce qui vient d'être dit a rapport à l'influence que peut exercer une bonne éducation corrective ; mais si l'éducation correspond aux origines congénitales d'un enfant quelconque le résultat sera pire.

A ce propos le Pr Tchige émet l'opinion suivante : Ce n'est que dans des cas exclusifs que des parents sains placés dans de bonnes conditions, dépravent intentionnellement leurs enfants ; la majorité des parents élèvent leurs enfants selon les règles adoptées par la société à laquelle ils appartiennent ; par conséquent, l'éducation comme cause de la criminalité ne fait que découler des conditions physiques au sein desquels les parents existent et élèvent leurs enfants. L'éducation est l'expression des rapports qui existent de parents à enfants ; par conséquent, une mauvaise éducation est la preuve d'une hérédité généralement mauvaise, vicieuse ; d'autre part, vu que la transmission héréditaire des propriétés a une signification énorme nous sommes forcés — sans toutefois nier entièrement l'influence éducative — de considérer cette dernière comme l'une des parties de la transmission des propriétés ; pourtant l'hérédité organique de l'organisation et celle des propriétés des parents est beaucoup plus importante. Il en est de même pour l'éducation scolaire, si tous les enfants sont moraux, réservés et honnêtes, l'école dégrise les enfants vicieux : mais si par hasard il s'y trouve un second exemplaire d'enfant vicieux, les conséquences sont terribles.

Tard pense que par elle-même l'école ne présente ni un frein moral, ni une puissance morale pour les jeunes criminels ; tout dépend de la société qu'ils y trouvent.

Mais c'est surtout la prison qui exerce une influence nuisible sur les enfants vicieux. C'est une académie où les capacités se développent, les connaissances se perfectionnent, l'impertinence et l'arrogance s'affermissent, les origines naturelles trouvent un appui théorique et des preuves convaincantes. De là les enfants sortent criminels tout formés. D.-A. Dril insiste sur ce que d'abord toutes les prisons soient fermées aux enfants et aux mineurs appartenant à l'âge auquel la loi permet l'ap-

plication de l'éducation par contrainte et secondement
sur ce que les maisons de correction soient posées sur
un pied qui leur enlève tout cachet d'emprisonnement :
elles ne doivent être que des établissements éducatifs
qui reposent sur les origines générales de la pédagogie
normale. En effet, la prison et les maisons de détention
préventive sont pour les enfants des foyers aussi conta-
gieux que les hôpitaux diphtériques et infectieux, avec
cette différence toutefois que les seconds contaminent
et tuent le corps, tandis que les premiers contaminent,
dépravent l'âme et estropient l'homme pour toute sa
vie en le transformant en criminel habituel.

Par conséquent, si nous résumons tout ce qui a été
dit au sujet des jeunes assassins-nés, voici quel est le
tableau de leur vie mentale : les enfants en question
portent le fardeau d'une hérédité pathologique et celui
des phénomènes de la dégénérescence organique : bref,
leurs centres nerveux régulateurs et modérateurs ne
sont pas en mesure de contenir ni d'étouffer les appétits bestiaux et les instincts vils : en général, ils sont
incapables de garder l'équilibre. Dès l'âge le plus
tendre, les stigmates psychiques sont manifestes et
distinguent les enfants en question de leurs camarades.
La dentition, les dérangements d'estomac, l'état fébrile
les rendent enclins aux convulsions. Les phénomènes
et les impulsions de caractère violent, les déviations
morales et intellectuelles, les instincts bas se manifestent parfois dès l'âge de quatre ou cinq ans. De
pareils enfants sont très capricieux, irascibles et enté-
tés. Leurs mauvaises qualités se font souvent jour
jusque dans leur constitution scrofuleuse, leur extérieur et l'expression stupide du visage : parfois même

cette expression est si méchante, si repoussante qu'elle seule fait craindre l'enfant criminel, alors que quelque chose de sinistre dans la voix et le regard froid et despote fait qu'on les évite. Ces enfants n'aiment pas les camarades du même âge : ils sont taciturnes, pas prévenants, recherchent la solitude ou bien la société des adultes, surtout celle de qualité douteuse ; par contre, ils s'entendent rapidement et bien avec les dégénérés qui leur sont pareils et contractent une amitié réciproque étroite. Ils sont insensibles aux caresses ainsi qu'aux châtiments, désobéissants, effrénés, despotes, d'une humeur inégale et d'une conduite étrange. En même temps, ils ont souvent un caractère faible ; ils sont ignorants, insouciants, rusés, vaniteux, avares, coquets, hypocrites, dissimulés, inconstants et agités ; la limitation et la contrainte leur déplaisent fort ; c'est pour cette raison qu'ils haïssent les maisons de travail. Ils marquent un retour vers l'état sauvage ; l'idée de Dieu, celle du bien et du mal, celle de la propriété leur sont inconnues, etc. Leurs facultés mentales sont généralement inférieures au niveau moyen ; parfois ils font preuve d'une compréhension rapide, mais d'une attention et d'un zèle insuffisants ; en général, l'équilibre de leur énergie mentale est rompu et il leur manque quelque chose. A l'école, ils ne font aucun progrès, ils sont paresseux, n'aiment pas la lecture, manifestent une attention insuffisante, une absence de persévérance, une paresse extrême, le dégoût du travail prolongé, une inclination constante à la variété des impressions ; ils parviennent rarement à achever leurs études scolaires. A l'école, on les considère comme des paresseux, des enfants corrompus, des vauriens. En général, leur pouls vital est en quelque sorte affaibli ; les enfants criminels sont inconstants dans leurs actions ; ils ont le dégoût des occupations prolongées et de tout ce qui exige le moindre effort : ce qu'ils aiment ce sont les allées et venues, le bruit, la cohue, l'oisiveté, les plaisirs et les jouissances. Dès leur enfance, ils sont très sensuels, enclins au vice et privés de sens moral ; les lois des convenances leur sont inconnues ; les désirs lascifs et l'onanisme leur sont propres dès l'enfance. Toutes leurs impulsions inférieures animales sont vivement exprimées et manifestées, alors que les impulsions supérieures se trouvent à l'état latent. La dépravation, l'alcoolisme et les cartes sont leur apanage précoce, même à l'âge le plus tendre. Pour ce qui est de l'entourage et des proches, les criminels mineurs font preuve d'une indifférence complète à leur égard, d'une absence de compassion totale pour les souffrances d'autrui, de dureté de cœur et de cruauté envers les animaux et les hommes : dans des cas plus éclatants, ils font encore preuve de contentement à l'aspect de la douleur des proches, de l'envie de causer ces souffrances, de jouissance au tableau de la martyrisation des autres, de passion sanguinaire et d'une soif toute particulière de sang. Voilà le type du jeune criminel-né, de l'assassin mineur ; dans l'adulte, toutes ces qualités se développent plus puissamment, se manifestent d'une manière plus vive et plus menaçante.

Nous citerons le cas d'un crime extrêmement cruel commis tout récemment à Saint-Pétersbourg par une enfant criminelle-née, comme tout semble le prouver. Le 18 octobre 1900, on trouva dans une cour attenante aux confins de la ville le cadavre carbonisé d'une fillette de cinq ans, appelée Anna. Le cadavre n'était plus qu'une masse informe de charbon aux cheveux et vêtements brûlés ; les bottines seules étaient restées intactes. Le soupçon tomba sur une jeune fille de quinze ans du nom d'Olga Anisimoff. Elle fut arrêtée et fit sur-le-champ ses aveux. Guidée par le désir du vol, elle avait pénétré dans la maison où se trouvait la petite Anna toute seule ; elle inonda l'enfant de pétrole et mit le feu à ses vêtements. D'après les paroles d'Anisimoff, la malheureuse fillette devint folle de peur au point de perdre la voix, enveloppée de flamme elle se précipita dans la cour où elle perdit connaissance et tomba demi-morte. En faisant le récit des détails de son crime, Olga ne témoigna aucun repentir : le sentiment de la compassion et de la pitié lui semblait inconnu. Son regard est hébété, elle répond avec un air de complète indifférence aux questions qu'on lui pose.

Anisimoff est née en dehors du mariage ; elle ne connaît pas ses parents ; ce fut une tante qui la recueillit par charité : cette dernière lui accordait une liberté entière. Petite de taille, souffreteuse et laide, Olga évitait le travail et préférait la mendicité ; de son propre aveu, dès l'âge de treize ans, elle prit un amant et depuis cette époque, elle varia souvent ses liaisons ; c'est dans le but de se débarrasser d'un témoin qu'elle commit son crime. Après l'avoir accompli, elle prit une jaquette et quelques vêtements de peu de valeur qu'elle cacha dans la maison de sa tante, ce après quoi elle se promena toute la journée le long de la perspective du Nevsky.

V

L'HOMME CRIMINEL ASSASSIN

En abordant l'étude de la vie intellectuelle du criminel-né adulte, auquel l'occasion peut incontestablement servir de prototype, nous sommes obligés de constater l'entente qui règne parmi tous les observateurs (et à laquelle nous nous joignons) au sujet de ce fait que l'intelligence du criminel-né est quelque peu inférieure à celle de la moyenne, c'est-à-dire à celle de l'homme ordinaire sain. Du moins chez la plupart des assassins de telles lacunes s'observent dans la réceptivité, les processus de la pensée et la volition qu'à elles seules elles obligent à conclure en faveur d'une infériorité intellectuelle. Il est vrai que cette thèse générale présente des exceptions : l'on voit des criminels très capables, doués d'une compréhension rapide, d'excellentes facultés intellectuelles, spirituelles et pleins de ressources, mais ils possèdent simultanément les défauts propres au criminel. Par contre, s'il existe dans la classe des individus criminels une déviation du côté positif, les déviations négatives ne manquent pas. C'est ainsi que parmi les criminels invétérés on rencontre encore plus d'hommes moralement et intellectuellement engourdis que d'individus capables.

Sous certains rapports, les détenus présentent les traits du caractère infantile : une sensibilité excessive aux agents extérieurs, bien que les impressions reçues soient très superficielles et s'effacent rapidement ; des mouvements psychiques rapides et variables, l'absence de la faculté régulatrice qui doit les dominer, un manque de méditation dans leurs actes, souvent réflexes, l'incapacité de participer et de compatir aux souffrances d'autrui et l'incapacité de se concentrer longuement sur des sujets abstraits.

Le manque d'attention est la première des déviations primitives du criminel. C'est un phénomène propre à leur âme d'enfant qu'ils conservent jusqu'à la mort.

Lombroso, Ottolenghi et d'autres, surtout les savants italiens, insistent sur ce fait que tous les criminels-nés ont les organes sensoriels durs à la réception et que cette dernière atteint parfois l'insensibilité complète. Si cela est vrai, le manque d'attention cité s'explique à un certain point, car le degré d'attention que nous portons à tel ou tel phénomène dépend de deux facteurs qui sont : le degré d'irritation extérieure, celle-ci forçant notre attention à se concentrer, et le degré d'intérêt intérieur que nous portons au phénomène. Si la réceptivité des organes sensoriels est affaiblie chez le criminel-né, cela signifie que son attention ne sera plus attirée que par des impressions très intenses, supérieures au niveau moyen. Or, comme conséquence naturelle d'un pareil état de choses, nous aurons un nombre limité d'impressions, de sensations, de conceptions et de connaissances. Donc les criminels-nés sont organiquement placés dans des conditions qui limitent leurs perceptions en les condamnant ainsi à une vie mentale inférieure. L'économie de leurs connaissances est forcément au-dessous de la moyenne, leurs combinaisons intellectuelles sont plus pauvres, leurs déductions moins justes et moins harmonieuses. Voici les conséquences de la première lacune. On affirme souvent que beaucoup de criminels forment avec adresse et esprit des projets de crimes grandioses qu'ils exécutent avec succès. Tout cela ne prouve pourtant ni l'effort d'attention, ni une logique sévère, ni une intelligence large. La ruse n'est guère la propriété des personnes intelligentes : on l'observe chez les faibles d'esprit et les idiots.

La ruse appartient aux sots, dit-on. La manifestation n'exige que l'expérience et les conseils de ceux qui ont mis leur astuce à l'épreuve. En outre, les projets délictueux les plus spirituels sont souvent bouleversés de fond en comble par les actes les plus insensés et les plus étranges de leurs auteurs.

Selon les observations du Dʳ Davidoff, tous les crimes qui ont lieu aux galères se commettent par embuscade ou sur des êtres sans défense : la majorité des criminels sont incapables d'une attaque franche ou d'un travail systématique d'après un certain plan. Jamais nous n'observons de crime primédité chez le forçat. L'indépendance de la pensée et des actes est rare. L'originalité manque jusque dans la manière de tromper les autorités. La routine domine partout (4).

La lacune constatée dans le domaine du second facteur de l'attention mène à la même conséquence, c'est-à-dire à l'insuffisance de réflexion. Plus un phénomène, un objet, un individu présentent d'intérêt à l'homme, plus il y est attentif. Quant à la classe des individus criminels, leur vie mentale est dominée par les passions bestiales ainsi que par les impulsions, les inclinations, les points de vue qui sont la conséquence de ces passions et les intérêts qui en découlent. Seuls les manifestations et les phénomènes vitaux mentionnés parviennent à attirer et à river l'attention des criminels. Tout le reste leur est indifférent. Comme rien ne les stimule, ni ne les intéresse, les criminels considèrent tout avec légèreté, superficiellement, insuffisamment, peu de temps et d'une manière très bornée. Les manifestations de l'intellect, de la réflexion, de la circonspection, de la prudence sont souvent remplacées chez le criminel par des projets et des procédés fantasques et des plus incroyables. C'est pour cela que le manque d'attention et de réceptivité constitue le trait fondamental de la vie intellectuelle du criminel : les conséquences naturelles en sont : un mécompte croissant dans les connaissances, une assimilation superficielle, un manque d'esprit combinatif, l'étourderie, des déductions et des actes irréguliers.

Havelock Ellis pense qu'à l'exemple des sauvages les criminels sont privés du désir de s'instruire, de cette soif qui est la base véritable de toute connaissance, la meilleure acquisition que puisse faire l'homme cultivé à un haut degré.

Par conséquent, l'insuffisance d'attention dans l'étude d'un objet quelconque mène la vie intellectuelle et psychique à des conséquences graves et contribue à la destruction mutuelle des individus criminels, en sauvant ainsi la société d'un ennemi naturel et dangereux.

D'une part, le manque d'intérêt pour les phénomènes vitaux crée chez les criminels un manque d'attention et, de l'autre, un manque de persévérance, ce qui explique leurs insuccès dans les études, leur insuffisance dans le travail, leur incapacité de se maîtriser et leur exclusion constante des institutions scolaires, techniques et de tous les établissements où on les force à gagner leurs moyens d'existence. L'absence d'attention mène à l'absence de zèle : or, si le zèle manque, il n'y a pas de succès possible et les élèves ne sont plus tolérés.

L'absence d'attention est aussi la cause d'autres manifestions dans la vie mentale du criminel. Tous les observateurs font remarquer l'imprévoyance classique, l'insouciance et l'étourderie des criminels-nés.

Après avoir soigneusement et manifestement médité leur crime, ils l'accomplissent constamment de façon à laisser après eux des traces et des pièces de conviction ; ou bien après avoir proprement exécuté leur plan, ils se conduisent de manière à se trahir eux-mêmes, à se faire attraper et ne savent pas cacher leurs traces.

L'analyse approfondie de tous ces phénomènes nous montre tout d'abord un défaut d'attention pour l'œuvre même, un manque de savoir et de prévoyance pour l'avenir ; de là l'étourderie, le manque de réflexion et les erreurs.

Une affaire est d'autant mieux méditée que les renseignements pris sont le plus détaillés et le plus complets. Le recel aussi a une grande importance pour le fond du succès et les événements ultérieurs : savoir se cacher à temps et suivre attentivement la marche des circonstances, voilà juste ce qui manque au criminel-né : de là, les projets mal réfléchis, leur exécution négligente, les corpus delicti que le criminel laisse derrière lui et les traces du crime qu'il ne sait cacher suffisamment.

Voilà les paroles du Pr Tchige à ce propos : la plupart des criminels sont incapables de méditer quoi que ce soit ; leur attention est si peu développée, qu'ils sont incapables de raisonner une chose dans tous ses détails ; d'autant moins — de prévoir ce qui les attend ou ce qui peut leur arriver ; leur imprévoyance et leur manque de sagesse sont universellement connus : ils considèrent tout et même leur propre destinée avec une légèreté incompréhensible pour l'honnête homme. Il est incontestable que beaucoup de ceux qu'on est convenu d'appeler les honnêtes gens voleraient volontiers pour s'enrichir, pour faire fortune, etc., mais comme ils savent que le vol n'aboutira pas au but convoité, qu'il les privera au contraire de tout ce qu'ils possèdent, ils portent patiemment leur misère en observant d'un œil d'envie la richesse du voisin.

Selon l'opinion de Kurella (1), deux choses essentielles dominent la vie mentale du criminel : sa propre personnalité et le moment présent : l'ensemble de l'existence, l'avenir, le passé, l'entourage, la société ambiante — ne sont pour lui que de vains mots. Le développement insuffisant de leur faculté réceptive et méditatrice, la limitation de leur champ visuel intellectuel, la petitesse de leur domaine conscient expliquent suffisamment une pareille étroitesse de points de vue. L'absence d'inquiétude au sujet de la responsabilité et du châtiment à venir découle forcément des propriétés mentales mentionnées et de l'envie qu'a le criminel de

____

(1) Kurella. Naturgeschichte des Verbrecher, 1893.

vivre exclusivement pour lui-même et pour le moment présent. Voici pourquoi les menaces et les mesures pénales sont impuissantes en ce cas.

Par conséquent, la légèreté, l'irréflexion et l'imprévoyance du criminel reposent sur un défaut d'attention organique.

Une pareille limitation dans le domaine de la réceptivité en crée une semblable dans le domaine de la pensée. C'est pourquoi les criminels-nés ne sont, à proprement parler, ni stupides, ni très bornés. Dans toutes les manifestations de leur vie mentale, ils ne se distinguent pas excessivement de la moyenne des hommes. Leur anomalie est purement quantitative : elle consiste en connaissances défectives et en envois insuffisants au jugement ; pour cette raison, leurs actes portent un caractère extérieur absolument semblable à celui de l'homme ordinaire, peu attentif pourtant, peu concentré, qui étudie et apprécie peu sa situation.

D'après-l'opinion du Pr Tchige (1), la mémoire est la faculté mentale la mieux développée de toutes celles du criminel-né ; par contre l'imagination est faible : la propriété spirituelle qu'on peut appeler le feu sacré, la faculté qui consiste à se représenter des choses invisibles, de donner à nos souvenirs une forme réelle, de permettre aux idées de se manifester extérieurement ; toutes ces facultés sont inconnues au criminel (Laurent).

Au point de vue intellectuel, l'homme criminel présente une défectuosité quantitative sans aucune anomalie du reste dans la clarté, la précision et la régula-

(1) Pr Tchige. Anthropologie criminelle, 1895.

rité du mécanisme mentale, de celui du jugement, des déductions et des actes. Toutefois on observe en même temps un défaut de raisonnement abstrait et des lacunes dans le domaine des conceptions éthiques supérieures.

Si l'intelligence du criminel-né est généralement inférieure à la moyenne, son astuce est excessive. Voici les paroles d'Ellis à ce propos : d'un côté le criminel est sot, sujet aux erreurs, myope et très désordre ; de l'autre il est rusé, astucieux, menteur sans nécessité et très fort dans la dissimulation.

Voici comme s'exprime le chef de la police de sûreté parisienne, observateur très attentif et surveillant expert : malgré la finesse et l'astuce excessives qu'on attribue avec tant d'instance aux voleurs, leur bêtise est énorme. Ils sont presque tous semblables à l'autruche qui cache sa tête derrière une feuille en pensant que si elle ne voit personne, elle devient invisible elle-même : ce à quoi le Dr Wey (1) ajoute : c'est à tort que l'on suppose le criminel naturellement intelligent ; son intelligence ne dépasse pas des limites étroites, c'est-à-dire qu'elle est bornée. Le pouvoir de raisonnement ne va pas plus loin que les buts, la satisfaction et le confort personnels : son intelligence est pareille à l'astuce du renard. Jolly attribue la ruse aux êtres inférieurs ; lorsqu'il s'agit de satisfaire leurs instincts, les animaux recourent à la ruse. Quand les enfants paresseux et négligents veulent tromper leur maître et se débarrasser d'un désagrément ou d'un danger qui les menace, ils deviennent plus rusés que les plus intelligents de leurs cama-

(1) Dr Wey. Physical and intellectual Fraining of criminals.

rades. Les femmes usent plus souvent d'astuce que les hommes (1). Krauss suppose que la ruse du criminel présente une capacité instinctive, innée, indépendante de l'intelligence réelle et qui se manifeste toute formée chez les enfants, comme chez les sauvages inférieurs, chez les femmes, comme chez les imbéciles. Bien que l'expérience soit une bonne aide à l'astuce, les deux unies ne parviennent jamais au degré d'un art. La ruse est une faculté limitée par l'analyse des faits concrets dont le but est de tromper les autres. L'immobilité intellectuelle qui lui est propre s'exprime en ce que le criminel qui médite son délit ne prend nullement en considération tous les hasards qui peuvent survenir et, une fois son acte accompli, il perd toute prudence comme si toute son énergie intellectuelle avait été absorbée par la combinaison et l'exécution de son plan.

Pourtant nous devons répéter qu'au point de vue de l'intelligence, les criminels ne présentent pas des déviations si marquées qu'on puisse, grâce à elle, les distinguer du reste de l'humanité ; ce sont tout simplement des individus à organisation inférieure.

Par contre leur domaine moral offre des déviations essentielles et accentuées qui les distingue réellement du reste de la société et qui les unifie en une classe spéciale, celle des hommes criminels.

Une insensibilité morale complète, l'absence de l'amour du prochain, de la compassion, de la charité, de la pitié, du repentir et de la pudeur — sont les traits essentiels du caractère de l'assassin-né. Ces sentiments moraux supérieurs font place au néant ou ce

(1) KRAUSS. Friedrichs Blätter, 1888.

qui est pire — à la cruauté, à la dureté de cœur, à la soif du sang et à d'autres propriétés bestiales inférieures que l'on observe aussi chez l'homme préhistorique. *Homo homini lupus est.*

La cruauté et l'absence d'amour pour le prochain avec toutes les conséquences qui s'en suivent, se traduisent chez le criminel dès la naissance, en bas âge ; elles percent vivement après la période de puberté et forment le trait fondamental de l'adulte.

Charcot observa un garçon âgé de 6 à 7 ans qui ressentait un plaisir particulier à soumettre en pensée une petite fille de son choix à toute espèce de tourments ; il se représentait qu'on lui enfonçait des clous dans les chaires, qu'on lui sectionnait les bras et les jambes, etc.

C'est une sorte d'anesthésie, d'insensibilité morale. De pareils êtres peuvent assimiler les principes de la morale, ils peuvent raisonner en ce sens, soutenir leur raisonnement par des conceptions logiques, mais ils sont incapables de sentir la morale, d'y prendre part, vu que cet état représente un défaut organique.

Le Dr D.-H. Stéfanovsky (1) affirme que l'homme est le seul animal qui occasionne des souffrances à autrui et cela sans aucun autre but que celui de se procurer du plaisir. Les autres animaux ne le font jamais que pour assouvir leur faim ou dans l'emportement de la lutte. Aucun animal ne tourmente pour tourmenter, alors que l'homme le fait et c'est ce qui constitue le trait satanique de son caractère qui est beaucoup plus méchant que celui de la bête féroce. La même opinion

____

(1) D.-H. Stéfanovsky. La question du sujet de l'assassin sensuel. *Les Archives de la psychiatrie*, 1890.

fut exposée par Schopenhauer (1) qui, pour cette raison, surnomma l'homme l'animal méchant par excellence.

Sous ce rapport on peut distinguer deux sortes de déviations : certains individus sont seulement insensibles au malheur des prochains et présentent un rapport passif pour leur propre état, parce qu'ils considèrent le *moi* personnel et ses intérêts comme étant le fond de toute la vie mentale : dans d'autres cas cette défectuosité et cette lacune sont remplacées par les mauvaises herbes de la cruauté, de la soif du sang et des mutilations. Les actes de ces deux catégories se distingueront nettement les uns des autres. Alors que les assassinats des premiers auront pour cause la nécessité ; ceux des seconds auront pour cause le plaisir. Les premiers considèrent leur crime comme nécessaire pour parvenir à un certain but : les seconds y voient encore la jouissance. Dans le premier cas nous n'avons affaire qu'à une anesthésie morale ; dans le second — à l'équivalent des sentiments animaux inférieurs en plus.

D.-II. Stéfanovsky donne à ce plaisir et à ce penchant, de tourmenter les autres, le nom de tyrannisme et aux personnes qui commettent ces actes celui de tyrannistes. Le tyrannisme se manifeste dès l'enfance et en ce cas les enfants sont d'une part très taciturnes, réservés, rancuniers et vindicatifs à l'excès, d'autre part — constamment inclinés à mutiler les animaux. Pour ce qui est des adultes, ce tyrannisme inné pèse souvent sur le choix de la profession : boucher, garçon d'abattoir, etc. Le tyrannisme s'observe souvent chez les épileptiques, les hystériques, etc.

(1) Schopenhauer. Maximes et aphorismes.

Voici les paroles du Dr Davidoff : la cruauté des criminels se traduit par une absence complète de compassion et par les détails horribles qui accompagnent leurs crimes. Dans les cas cités plus haut, l'assassin offre le type d'un être antisocial organique, auquel le sentiment de la sociabilité est inconnu. Il est vrai que les criminels sont capables de se grouper en bandes et même en sociétés (Maffia, Camorra) mais toutes ces associations ne sont unifiées que par la communauté des qualités mentales antisociales qui caractérisent l'individu criminel. Le but et le problème qui servent de lien à tous consistent à prendre le plus de plaisir possible aux dépens du bien-être des individus normaux. En outre l'organisation de sociétés et de bandes s'explique ici par la communauté de situation. Tous les criminels se considèrent lésés par la société ; ils nourrissent envers elle la méfiance, le soupçon, le mépris, la haine et l'esprit de vengeance. Ils ignorent le sentiment de la justice ; l'amitié et la fidélité leur sont peu compréhensibles. Leurs sociétés et bandes sont toujours basées sur le sentiment de l'appréhension et la crainte d'un châtiment sévère. Au moindre profit personnel ils sont prêts à trahir et à livrer leurs camarades.

L'absence ou la diminution considérable de l'amour moral du prochain fait que les criminels ne ressentent ni le repentir, ni le remords. La plupart des assassins ne connaissent pas le repentir, dit Nussbaum. La conscience et le repentir sont les manifestations de l'honnêteté intérieure ; la voix de l'idéal positif qui proteste dans l'homme moral. Mais si dans le fond de son âme l'homme moral ne possède rien de ce qui donne naissance au blâme, à la protestation, à la négation ou même au refus, l'effectivité du remords et du repentir devient impossible. Voilà ce que dit Despine qui étudia une foule d'affaires criminelles et une multitude de criminels vivant dans les prisons : je me suis convaincu de ce fait que les criminels qui commettent leur délit avec préméditation et sang-froid ne ressentent jamais le remords. Je suis encore persuadé de ce que les criminels qui manifestent une forte mélancolie et un repentir réel ont commis leurs crimes ou sous l'influence d'une passion violente, qui assourdit leur sens moral, ou accidentellement sans préméditation.

Voici encore les paroles du Pr Tchige : à mon grand étonnement je n'ai jamais constaté chez le criminel-né quoi que ce soit de semblable au repentir, à la honte ou au remords ; tous leurs récits n'étaient en somme que des mensonges. Si le criminel a des regrets c'est d'avoir trop peu péché ou de s'être fait attraper. Comme confirmation excellente nous avons les observations de Dostoïevsky qui raconte qu'il ne put saisir les moindres symptômes, même passagers du regret ou de la douleur morale.

Par contre les criminels regrettent souvent de n'avoir pas fait tel ou tel crime ou de s'être fait attraper pour une bagatelle.

La paresse, parfois unie à la haine et au dégoût du travail, constitue le second trait organique du criminel-né. Les conséquences positives de cette lacune mentale sont : l'amour du gain facile aux dépens du prochain, la satisfaction des passions, la dissipation, la débauche et le vice.

Le criminel-né n'est actif que dans le cas où il y est

poussé par des passions vives, des impulsions bestiales ou des camarades débauchés.

Sous ce rapport il offre parfois un exemple extraordinaire et surprenant de patience, de zèle et d'activité. Selon Dostoïevsky, certains forçats peinaient toute une année, travaillaient et épargnaient de l'argent centime par centime pour le dépenser ensuite en un seul jour de débauche. La passion des cartes est si forte parmi les criminels qu'aucune mesure de sévérité, aucune amende ni punition ne peuvent la déraciner dans les prisons ; les criminels se risquent à satisfaire leur passion malgré tous les déboires qui les attendent.

En même temps que le désœuvrement et la paresse, les criminels témoignent de la méchanceté et un esprit vindicatif. Que d'individus dépeints dans les écrits de Dostoïevsky, qui supportèrent patiemment 10 à 15 ans de travaux forcés pour que mis en liberté temporaire ils puissent s'évader et se venger de celui qui les trahit.

La paresse et le désœuvrement des criminels prennent souvent la forme d'une tendance au vagabondage et d'une inaptitude complète à n'importe quel ouvrage.

Le mensonge, la supercherie et une vanité extrême sont encore les traits distinctifs du caractère criminel. Le mensonge est généralement propre au criminel, mais c'est surtout dans la vantardise et l'orgueil qu'il s'exprime. Tous les assassins sont excessivement vaniteux ; ils aiment à inventer des histoires romanesques au sujet de leurs aventures. La vérité est presque toujours accommodée de mensonges qui surpassent la première en quantité. Burrow affirme qu'il n'y a pas au monde de peuple plus vaniteux que les assassins, d'individus plus occupés qu'eux de poser à chaque occasion afin d'attirer sur eux les regards des cama-rades. Les héros de la « Maison morte » passaient tous leurs loisirs à raconter leurs aventures ; ces récits offraient un mélange égal de vérité et de mensonge. Tout brigand et tout escroc se considèrent comme des héros et leur héroïsme est d'autant plus grand que leur crime fut plus grave. Le degré du crime était un mérite, un sujet d'héroïsme pour son auteur et même pour l'entourage de ce dernier.

Voici l'opinion du célèbre Vidocq : celui qui a commis un grand nombre de crimes est considéré par les camarades comme un héros ; quant à lui-même il considère tout le monde d'un œil de mépris. Ce trait-là appartient à toutes les catégories d'assassins et de voleurs. Citons encore les paroles de Laurent : il faut voir le mépris et l'orgueil avec lesquels les étoiles des galères considèrent les jeunes voleurs et les vagabonds ; leurs noms sont inscrits sur les murs et prononcés avec respect par les jeunes criminels.

La vantardise et la vanité perdent souvent le crimi-nel. C'est ainsi, par exemple, que quelques-uns ne peu-vent s'empêcher la veille même du crime de déclarer à leurs camarades que le monde va bientôt parler d'eux. On raconte qu'avant l'exécution de son crime un assas-sin disait : « Je vais accomplir quelque chose qui fera parler de moi. » Lombroso parle de trois assassins qui se firent photographier dans la pose même de leur crime, les couteaux à la main, les regards pleins d'une résolution farouche. Deux ou trois jours après le crime presque tous les criminels reviennent sur les lieux où il fut commis, et cela dans le but d'entendre ce que l'on dit d'eux et de leur forfait. En faisant l'achat d'une arme les criminels font souvent comprendre qu'elle servira à quelque chose de grave.

Ils lisent avidement les journaux qui font mention de leur crime et sont très fiers d'être les héros du jour. Bref, la vanité et l'orgueil obscurcissent leur intelligence, affaiblissent leur capacité de raisonnement, entravent la pensée régulière, les poussent à commettre des fautes et servent fréquemment à découvrir les coupables. Le D' Corre (1) établit un parallélisme entre le criminel et le chat : tous les deux sont irréfléchis et capricieux. Les êtres antisociaux dont il est question ne cherchent qu'à satisfaire leurs instincts impulsifs.

Ajoutons encore à toutes les propriétés de caractère mentionnées, le cynisme, la poltronnerie, la bassesse et la lâcheté dont beaucoup de criminels font preuve.

On ne peut dire que la piété est entièrement étrangère à ces individus : toutefois elle se manifeste rarement et se confond généralement à la superstition, les préjugés, la forme religieuse extérieure.

De même beaucoup d'assassins aiment leur famille, leur mère, leur femme et leurs enfants tout en étant antisociaux. Beaucoup d'entre eux sont prêts à renoncer à tous les biens de la vie pour revenir dans leur famille.

Des cas d'amour et d'attachement envers les animaux sont assez fréquents. Krapotkine affirme que le criminel le plus invétéré n'est pas étranger à ce sentiment.

(1) CORRE. Les criminels, 1899.

Certains criminels écrivent des ouvrages littéraires dans lesquels le niveau inférieur de leur vie mentale se traduit très vivement. Leurs aspirations sont très réelles, leurs points de vue matériels à l'excès, leurs pensées excessivement cyniques et l'exposé même de leurs pensées pèche la plupart du temps par un manque de réserve, par une absence d'entité et des lacunes fréquentes. C'est sur ce terrain anormal de la nature criminelle que se développent parfois les phénomènes impulsifs pathologiques.

Beaucoup de criminels déclarent avec franchise qu'ils commettent leur crime tout à fait involontairement, sous l'influence d'un joug intérieur insurmontable.

Les explosions d'émeutes séparées ou totales qui englobent tous les détenus se rattachent aussi aux manifestations impulsives de la vie mentale du criminel.

Tels sont les traits essentiels et fondamentaux de l'assasin-né.

Pour illustrer l'état mental du criminel nous citerons plusieurs assassinats *dont les héros peuvent de plein droit prétendre* au titre de criminels-nés.

Nous nous arrêterons d'abord à un crime qui fut commis par trois assassins. Il consistait en le meurtre de deux femmes ; ses auteurs étaient Gigax, Kuff et Wolf.

Au moment du crime Gigax était âgé de 23 ans ; il avait toujours été très paresseux et tout travail lui pesait ; mécontent de sa situation il songeait constamment aux plaisirs et aux jouissances de l'ordre le plus bas. Enclin au vagabondage il changeait fréquemment de résidence, en laissant partout le souvenir de ses mensonges, de sa prodigalité et de sa débauche. Employés tous les trois chez un boulanger de Benfeld, ils s'aperçurent bientôt que l'une des maisons du lieu n'était habitée que par une vieille femme riche et par sa servante. Dans le désir de profiter gratuitement des biens de ce monde, Gigax projette de tuer les deux femmes et de s'approprier leur fortune. Cette pensée le hante à tel point qu'il y revient constamment et qu'il l'exprime parfois tout haut. Peu de temps après pour une escroquerie quelconque il se fait attraper et mettre en prison ; c'est là qu'il reçoit son instruction supérieure et qu'il cherche des compagnons pour exécuter le projet conçu. « Vous n'aurez qu'à faire le guet, dit-il, c'est moi qui entrerai et qui étranglerai la vieille. » Les aides sont trouvés. C'est d'abord un certain Kuff qui offre à son tour l'aide de Wolf. Le premier a déjà tâté de la prison pour vol et escroquerie : quant au second, voici ses paroles mêmes : rien ne me réussit, le travail m'ennuie ; rien ne m'arrêtera pour me procurer de l'argent. Wolf est du même avis au sujet de son compagnon : « Étrangler un homme ne lui coûte rien » dit-il. Voilà le trio qui se dirige sur le lieu du crime ; la nuit ils entrent dans un hangar, y passent toute la journée dans l'attente de la nuit prochaine. Le soir la vieille servante pénètre par hasard dans la grange où les assassins s'étaient tapis. Elle est saisie à la vue de ces visiteurs inattendus ; du reste Gigax et Kuff partagent son saisissement. Wolf seul ne perd pas la tête ; il se précipite sur la femme, la saisit à la gorge et se met à l'étrangler. « Vauriens, crie-t-il aux camarades, si je vous ressemblais, nous ne viendrions jamais à bout de cette affaire. » C'est alors que Kuff s'élance pour maintenir la victime tandis que Gigax serre violemment un mouchoir roulé autour de son cou pour que la servante ne puisse se sauver. Cela fait, les coquins pénètrent dans la maison et sont reçus par la vieille qui tient une bougie à la main. Au lieu de lui répondre, Gigax s'élance sur la vieille, la renverse et se met à l'étrangler : pendant ce temps Kuff se couche sur elle de tout son poids jusqu'à ce qu'elle ne fasse plus aucun mouvement. « C'est moi qui l'ai étranglée », déclara tranquillement Gigax à la justice en montrant ses grandes mains qui faisaient le geste de la strangulation ; c'est ainsi qu'il manifesta sans le vouloir sa nature cruelle. Mais revenons au crime. Quand l'affaire fut achevée, Wolf qui ne participa pas au meurtre même arracha le chandelier des mains de la morte et lui fracassa le crâne en disant : « as-tu crevé, vieille bête ? » Puis il releva les vêtements de la morte et se mit à inspecter les parties sexuelles.

« Je n'ai jamais pensé qu'il fût si facile de tuer, déclare Gigax : cinq minutes suffirent pour la servante tandis que la vieille en exiga sept. » Pendant que le partage de l'argent se faisait joyeusement, Gigax réussit à léser ses compagnons de 2 000 francs. Finalement les brigands se séparent. Kuff et Wolf soupent tranquillement, se vêtent d'habits neufs, se font photographier et vont dans une maison de tolérance pour se plonger dans la débauche jusqu'aux oreilles.

Leur conduite est telle qu'elle fait dire à un jeune ouvrier qui soupait dans la même salle et qui apprit plus tard leur arrestation : « C'est impossible, on ne mange pas de cet appétit-là quand on a deux assassinats sur la conscience. » Au beau milieu de leur fête dans la maison de tolérance Kuff et Wolf entament une querelle ; comme l'une des femmes de la maison, celle que Wolf avait choisie, sortait de la chambre voisine pour voir ce qui se passait, Kuff lui dit : « Si tu étais venue pour me regarder moi, je t'aurais étranglée. » Il répète deux fois ces paroles avec une expression telle qu'il est impossible de douter de sa véracité. Bientôt du reste les deux malfaiteurs furent attrapés. Quant à Gigax, sitôt après la séparation, il partit pour une autre ville où il se fit photographier ; frais et dispos il avait le visage si serein qu'on avait du plaisir à le regarder. Puis il revint à Londres et s'adonna entièrement à la débauche. « Je vivais comme un prince, j'avais des chevaux superbes, j'achetais les plus belles femmes et ne me refusais rien de ce qui peut être obtenu au prix de l'or. »

Quand sa bourse devint légère il revint à Strasbourg mais chemin faisant il ne put contenir son envie de passer chez son ancien patron, le boulanger, dans le but unique de se vanter du changement survenu dans sa position et de son riche habit. C'est là qu'il fut arrêté.

Voici trois malfaiteurs par excellence, manifestement nés tels.

Appert (1) cite la caractéristique que l'assassin Chadron faisait de sa propre personne :

« A vrai dire, j'aime le sang : je possède dans l'âme quelque chose qui me rend cruel contre mon gré... Je ne suis propre à rien : mes crimes me pèsent, ils me dégoûtent et pourtant je n'ai pas la force de rester

____

(1) APPERT. Bagnes, prisons et criminels, II, 6.

honnête... Par nature je fus toujours paresseux et cruel... »

Si l'état de Chadron contenait à un certain degré des éléments pathologiques impulsifs, le cas suivant offre le tableau d'une nature criminelle innée pure bien qu'affaiblie par l'éducation (1) : B... est le fils d'un créole qui fut le témoin de scènes pénibles et sanglantes à Saint-Domingue, lors du massacre des nègres révoltés. Ces scènes le hantèrent toujours. Le frère de B... était épileptique ; la fille de ce dernier manifesta dès l'âge le plus jeune des tendances vicieuses : en dépit d'une situation matérielle excellente et de tous les efforts de sa grand'mère elle se livra toute jeune à une prostitution effrénée. B... fils, le héros de ce récit, était un homme vigoureux, bien doué au point de vue intellectuel, studieux, maître d'une volonté de fer. Dès son enfance pourtant il se distingua du reste des enfants par des bizarreries de caractère extrêmes.

Dans tous les jeux et les cas où il s'agissait de lutte, de combat il s'emportait rapidement. Il ne supportait pas les contradictions des camarades ni les observations des précepteurs. Il adorait les actes destructifs, les armes de toute sorte et les histoires d'assassinats. Il aimait aussi le dessin et dessinait bien mais il représentait toujours des scènes de meurtre et de massacre.

Dans sa jeunesse il aima le tir et l'escrime : tout son argent y passait. B... fréquentait volontiers les tombeaux des morts, suivait avidement la marche des procès criminels célèbres et le jour des exécutions publiques il arrivait le premier à la place Saint-Jean pour ne pas

(1) BALL. Leçons sur les maladies mentales.

laisser échapper le moindre détail. La vue des exécutions capitales lui causait une impression horrible ; il pâlissait, il tremblait mais recherchait tout de même ces spectacles-là avec avidité et en parlait avec chaleur longtemps après.

Pendant les jours émouvants de 1830 à 1837 il courait partout, discourait, se joignait à tous les groupes, reconduisait les morts et se trouvait partout où le sang coulait. Il fit l'étude des parties du corps auxquelles les blessures sont le plus dangereuses et créa toute une théorie sur la manière de porter les coups : de bas en haut, jamais de haut en bas afin que la lame ne glisse pas. Il s'intéressait beaucoup aux duels politiques fréquents à cette époque ; il en parlait beaucoup et tenait toujours le parti du vainqueur en prouvant que la mort de l'adversaire était un droit imprescriptible. De quoi qu'il parlât, B... finissait toujours par amener la conversation sur des événements sanglants. Il révélait en tout des singularités extrêmes : il s'adonnait avec passion à toutes les occupations et à tous les amusements : il apprit rapidement plusieurs langues étrangères et s'adonna passionnément à l'étude de l'histoire et les chroniques du moyen âge. Un jour le camarade de B... lui annonça que sa maîtresse s'était livrée à un autre pour de l'argent. Sans exiger aucunes confirmations, ni explications, il se présenta devant sa maîtresse et la tua de deux coups de revolver sans avoir prononcé une seule parole. Quand le bruit courut qu'un jeune artiste appartenant à la haute société avait tué une femme, tous ceux qui le connaissaient pensèrent sans hésiter que c'était B..., car ils s'y attendaient. Tout le monde était persuadé que le meurtre n'avait ni la vengeance ni la trahison pour mobiles mais la passion et la soif du sang exclusivement.

Pourtant B... soutenait le contraire. Il parlait de son crime comme d'un devoir pénible et supposait que la justice devait considérer son délit comme l'acte d'un mari qui venge son honneur outragé. Dans la chapelle où se trouvait le cadavre de la morte, B... entama une conversation sur les propriétés des blessures et causa aussi calmement que s'il était parfaitement étranger à l'affaire. Après avoir fait dix ans de travaux forcés B... revint à Paris et s'adonna avec amour et emportement à ses anciennes occupations. Sa vie était impeccable, il adorait sa mère et entourait de tendresse et de soins la femme qui avait uni son existence à la sienne. Cette dernière, qui ignorait le passé de B..., demanda au médecin avec étonnement ce que cela signifiait que cet homme, si visiblement calme, devenait très agité pendant le sommeil nocturne, poussait de hauts cris sous l'influence d'horribles chauchemars, faisait des mouvements énergiques comme s'il se débattait ou comme s'il luttait avec quelqu'un.

Pourtant la tranquillité de B... prit bientôt fin. L'année 48 commençait. Dès que les premiers coups de fusil partirent, B... mit une blouse, se munit d'une carabine et alla se poster aux barricades. Aristocrate par naissance et par conviction, il alla combattre pour les intérêts démocratiques qui ne lui inspiraient aucune sympathie.

Aux barricades il s'entoura de tout le confort possible, se mit à l'abri de tout danger puis se livra au plaisir de tirer sur les soldats en visant leurs artères jugulaires. Le combat fini, il cherchait ses morts et vérifiait la justesse de ses coups. Il prit une part aussi active aux combats qui eurent lieu en juin qu'au coup d'État de Napoléon III. Quand l'occasion de participer à des événements sanglants ne se présenta plus en France, B... passa en Californie et y fit la chasse aux Indiens pendant de longues années ; il quitta subitement l'Amérique pour revenir à Paris et y faire une série de recherches et d'investigations scientifiques sérieuses très importantes.

Le cas décrit offre un exemple rare de criminalité congénitale et de penchant meurtrier, tous les deux adoucis par une excellente éducation et un milieu hautement humanitaire.

Granet, un criminel onze fois condamné pour vol, vagabondage, coups, blessures, tentatives d'évasion avec effraction des portes, avait un caractère furieux, récalcitrant et vindicatif, très enclin à la haine intense.

La moindre punition ou la moindre contradiction le mettaient hors de lui-même ; on l'entendait souvent dire à ces moments-là : « je ne veux pas mourir dans mon lit, je veux porter ma tête à l'échafaud. » En prison il jetait l'épouvante parmi les camarades et les surveillants.

Il termina sa carrière par l'assassinat de deux détenus et d'un gardien ; il se vanta plus tard d'avoir accompli son crime avec un calme parfait ; son seul regret était de n'avoir pas tué plus de détenus et de gardiens.

Quand il entendit prononcer son arrêt de mort, c'est d'un sourire gracieux qu'il remercia le président et les jurés : de retour en prison il avala immédiatement son bouillon et s'endormit d'un profond sommeil. (Dril.)

Un autre condamné du nom de Boussegni, qu'on

soupçonnait déjà du meurtre de sa mère et de sa grand'-
mère, ainsi que de beaucoup d'autres forfaits, fut
condamné pour homicide et incendie auxquels la vengeance avait servi de mobile. Il avait toujours mené une
existence dissipée et vicieuse. Peu de temps après avoir
tué sa mère et sa grand'mère on le vit jouant tranquillement au billard. Confronté avec les cadavres, il les
regarda avec indifférence et nia sa culpabilité avec
calme.

Il s'entendit condamner à la peine de mort sans que
son indifférence le quittât ; à la prison il ne cessa de
s'amuser, de jouer passionnément aux cartes tout en
restant parfaitement calme. Quand on vint lui annoncer
que son heure était venue, il répondit avec son flegme
habituel : « Je suis prêt : à votre service. » Il se vêtit
tranquillement, prit quelque menue monnaie qui lui
appartenait et la lança dans la cour où se promenaient
les détenus. Le surveillant tenta de s'opposer à ce mouvement en priant le condamné de laisser l'argent à son
camarade de cellule, un certain Komade, mais Boussegni répondit : « Ni à Komade ni à Koman. je veux que
cet argent appartienne à celui qui le ramassera. » Il écouta
attentivement le sermon du prêtre puis arrêta le secrétaire
de la prison qui s'éloignait, par ces mots : « Monsieur le
secrétaire, vous oubliez de lire l'acte de la condamnation » et quand ce dernier lui répondit que cette formalité était inutile, il ajouta : « Cela me suffit, je vous
remercie » puis il gravit tranquillement les marches
de l'échafaud (Dril.)

Patetot fut condamné à mort pour l'assassinat de sa
femme ; mais le bruit public l'accusait encore d'avoir
tué l'un de ses enfants. C'était un être très avare, mé-

chant et cruel qui faisait peur à tout son entourage, surtout à sa femme et à ses enfants ; il traitait très mal la première et menaçait souvent de la mettre à mort. Au tribunal c'est avec un calme extraordinaire qu'il fit le récit des détails de son crime et refusa de faire appel à la cour de cassation en disant qu'il préférait la mort à la pourriture des galères. Quand on vint le réveiller dans sa prison et lui annoncer que l'heure de l'exécution était venue, il se leva tranquillement, ramassa ses habits, les plia soigneusement puis demanda à manger et fit son repas tranquillement. Le calme faillit l'abandonner au moment où les exécuteurs se présentèrent ; il se mit à pleurer, à crier en disant qu'il ne voulait pas mourir, mais bientôt il parvint à se maîtriser, le sang-froid lui revint et ne l'abandonna plus jusqu'à la fin, c'est d'un pied ferme qu'il monta les degrés de l'échafaud.

Dumolard, connu sous le nom de tueur des servantes, avait toujours eu des mœurs relâchées, il vivait par le vol, les pillages et ne travaillait que par contrainte en disant qu'il préférait le crime au travail. Son père fut condamné pour assassinat.

Dumolard avait un caractère violent, morose et pas sociable. Dans la salle de justice il se mit à rire et écouta avec indifférence sa condamnation à la peine de mort en faisant cette observation : Eh ! bien, qu'est-ce que cela peut bien me faire ? Il conserva le même sang-froid en prison où il ne songea qu'à son champ, à ses vignes et à son bétail (Dril.)

VI

LES CRIMINELS-NÉS VOLEURS

Une longue pratique judiciaire révèle qu'on peut diviser la classe criminelle en deux catégories principales : les criminels dont les actes sont dirigés contre l'individu humain et les criminels dont les actes sont dirigés contre la propriété de l'homme.

Les uns et les autres offrent incontestablement des éléments antisociaux ; pourtant une différence notable et très accentuée les sépare. On observe les traits de la criminalité congénitale dans les deux catégories ; mais c'est dans le rapport envers l'individu que l'on constate la différence. Les premiers n'ont ni compassion ni pitié pour le prochain, ignorant la souffrance humaine ils ne savent pas plaindre, parfois même ils aiment à voir pleurer le prochain, aiment à être la cause même de ces larmes, jouir du malheur d'autrui et verser le sang humain avec passion. C'est le type du criminel-né actif et agressif, il existe d'autres types moins rapaces mais non pas moins immoraux. Ceux-là au contraire ne peuvent supporter la vue des souffrances.

Ils ont un dégoût instinctif insurmontable pour le sang et le meurtre, ils tremblent à cette idée et s'ils se décident à commettre un crime, ils choisissent le moins manifeste et le moins actif des forfaits. Voici ce que déclara carrément un semblable criminel : « Assassiner, cela jamais. J'ai l'aspect d'un vilain homme mais je ne pourrais étrangler même un enfant. Quand mes camarades projetaient une affaire, je mettais à ma participation la condition qu'on ne fît de mal à personne. »

« Tuer me serait impossible, disait un autre criminel du même genre ; je tremble à la seule pensée de pouvoir occasionner la mort de quelqu'un. » (Dril.)

En ce cas la tendance au meurtre est substituée par l'inclination au vol : la jouissance sanguinaire cède la place à l'amour de l'adresse et de la fertilité des ressources. La passion du vol domine les forces spirituelles, règne sur tout l'être du criminel.

Carpentier nous dit que beaucoup de criminelles ont fait la déclaration suivante : « J'ai longtemps lutté avec moi-même sans pouvoir maîtriser mon penchant. Je suis forcée de voler ou de guetter une victime quelconque qui offre les chances de se laisser voler.

J'ai fait tous mes efforts pour résister, rien ne m'a réussi et me voilà. Au fond je ne suis pas coupable car j'ai tâché de résister à mon envie. »

Nous constatons la même chose chez cet ami de Dostoïevsky (par la prison) qui lui était tout dévoué, qui pouvait demander et recevoir tout ce qu'il aurait voulu mais qui préférait voler sans trouver sa conduite ni indécente, ni incorrecte.

De pareils individus haïssent la propriété ; pour cette raison ils s'adonnent au vol, aux escroqueries et à des œuvres semblables. En faisant l'étude des enfants détenus dans les établissements pour criminels mineurs, le P^r d'Abundo trouva que leur intelligence presque à tous était bornée, qu'ils faisaient peu de progrès à l'école, qu'ils étaient turbulents et incapables de concentrer suffisamment leur attention. Tous ils avaient un penchant pour le vol.

D'après l'opinion de Garofalo, de pareils voleurs nés volent par passion, avec amour et dans le but unique de profiter du produit volé. Le vol exécuté proprement, l'adresse, l'art, la perfection du mécanisme du vol sont pour eux autant de sujets d'orgueil, d'audace et de supériorité. Ce qui les distingue des kleptomanes c'est leur envie de profiter du produit du crime.

A.-A. Svirsky (1) affirme que selon la conviction du criminel voleur le vol est le métier le plus noble et le plus digne d'un honnête veinard. Si petit et si nul que soit le voleur insignifiant, il aspire de toute son âme à devenir chef un jour.

Lauvergne nous donne une description brillante des voleurs professionnels. C'est une classe d'individus privés d'énergie physique et morale. Elle est constituée par des êtres de tempérament faible et de caractère vicieux. Les uns volent et trompent la confiance de leurs patrons. Les autres se laissent tenter par l'espoir de l'impunité et ont pour but la satisfaction de leurs vices acquis : la gourmandise, le jeu, la paresse, la dépravation ; d'autres succombent à une aspiration vicieuse, à une prédisposition fatale que l'éducation même ne peut corriger. Une fois envoyés aux galères, les jeunes voleurs se vouent à elles jusqu'à la mort. Rapidement attrapés en flagrant délit, ils commencent

____

(1) A.-A. Svirsky. Les hommes déchus, t. II, 84.

généralement par la prison. Les travaux forcés sont l'échelon auquel ils parviennent plus tard, à l'âge adulte et si peu durable que soit leur séjour à la prison, ils le quittent perfectionnés, c'est-à-dire destinés à la honte et à la récidive avec l'exemple excellent de leurs semblables devant les yeux. Ils sont paresseux ; ils aiment la vie insoucieuse. La destinée à venir ne les préoccupe guère vu qu'ils savent d'avance ses déboires et ses avantages. Faibles, lâches, rampants, ils hésiteraient à s'évader d'une prison ouverte dans la crainte du châtiment corporel. Ces forçats insignifiants n'ont que des vices insignifiants ; ils vivent aux galères d'une vie d'esclave sous la puissance des plus forts... Le souvenir de leurs père et mère n'éveille en eux aucun sentiment. Ce sont généralement des orphelins ou des enfants abandonnés dès l'âge le plus tendre. En général les petits voleurs de la galère ne sont pas doués d'une forte constitution : ils manifestent souvent les symptômes du rachitisme et des scrofules. Ce sont des flâneurs, des miséreux en haillons, prêts à rendre tous les services... Il est impossible de ne pas être surpris de la guerre franche que mènent ces malfaiteurs les moins sains, les moins forts et les plus dégénérés avec la société qu'ils exploitent et qu'ils grugent, ne cédant pas au premier châtiment et fatalement destinés à passer par tous les stades qui mènent aux travaux forcés. Le petit voleur et la femme vicieuse faible sont créés d'après le même modèle et, fait singulier, dans le grand et le petit monde ces deux classes d'êtres ont également une influence extraordinaire sur la dépravation générale... Les petits voleurs sont généralement les enfants de la rue, des enfants abandonnés, les

enfants d'un père pauvre et parfois ceux d'une fille soumise... Les petits voleurs sont doués d'une organisation cérébrale qui n'est propre à rien de grand ni
d'utile. Ils portent plus d'une tare du péché originel :
ce sont même les vrais produits du péché originel.
La paresse normale qui leur est innée augmente
par l'habitude d'une mauvaise vie ; or, ce fait nous
oblige à reconnaître en eux une constitution cérébrale lymphatique. A la maison de force de même
qu'en liberté, ils restent pareils à eux-mêmes en
s'adonnant à leurs vices à l'ombre du silence.

Ils sont gourmands et désœuvrés, apathiques, pâles
et incolores. Une fois entrés au bagne, ils organisent à
l'aide de leurs semblables une véritable prostitution
qui possède ses prosélytes et ses coryphées. Fait digne
d'être remarqué, ces êtres-là ressemblent toujours à
une femme faible par la nature de leurs crimes. Ils
volent comme une servante, tentés par un objet de peu
de valeur à moins que d'autres ne les poussent à une
affaire désespérée, dans laquelle ils ne joueront que le
rôle d'un aide. Ils ne tueront pas comme des assassins,
parce que la femme n'a pas assez de force pour cela.
Ils ne font pas de faux parce que le talent pratique
d'imitation leur manque. Ils ne conspirent pas contre
la vie du voyageur, parce que l'idée seule des privations pénibles par lesquelles passent le malfaiteur et le
rôdeur des bois les effraye.

L'alcoolisme joue incontestablement un rôle énorme
dans la production du vol comme penchant inné. Le
Dr Laurent affirme que tous les habitués des prisons
sont exclusivement des fils d'alcooliques : le père est
alcoolique, le fils criminel et surtout voleur.

Voici un fait cité par Laurent. C..., âgé de 14 ans, avait un père alcoolique mort de la tuberculose. C... se rappelle actuellement avec horreur les scènes que faisait son père ivre. L'un des frères de C... fut trois fois condamné pour vol ; sa sœur s'adonne à la prostitution. C.,.. sait à peine lire et écrire et abuse dès l'enfance des liqueurs spiritueuses. En dépit du manque de pauvreté, dès l'âge de 16 ans, poussé par l'instinct, C... se mit à voler aux étalages des boutiques, ce qui lui valut cinq condamnations. Il s'adonnait aussi à l'onanisme et pour un verre de vin se livrait aux pédérastes.

Un jeune homme (1) de 20 ans, condamné à la détention perpétuelle pour vols nocturnes sur la grande route, fit sa propre caractéristique dans les termes suivants : « J'ignore ce qui me pousse à faire le mal depuis que je suis en âge de raisonner, mais rien ne peut me retenir. J'ai passé deux fois par la prison, j'y ai beaucoup souffert, mais mes camarades m'ont donné de si bonnes leçons de choses que cela est plus fort que moi ; il faut que je vole. Je suis coupable, chagrin, mais c'est ma destinée de rester tel. »

Voici encore un fait cité par D.-A. Dril (2) : Z... était le fils d'un artisan alcoolique. Ce dernier, sous l'influence bestiale de l'alcool, frappait sans pitié sa femme et son fils. Ne pouvant supporter l'éducation paternelle, l'enfant s'évade après avoir volé cinq roubles à son père. Une fois l'argent dépensé, le garçon resté sur le pavé se prit à voler et subit toutes les conséquences qui s'en

----

(1) APPERT. *L. c.*

(2) D.-A. DRIL. La prison et l'éduc. par contrainte. *Le Journal du M. de la Justice*, 1900.

suivent, c'est-à-dire la fréquentation des bouges et des mauvais lieux, les jeûnes fréquents, les coups qu'on attrape constamment sur les lieux du crime, l'ivrognerie, le jeu de cartes et les autres conditions vitales de la faim criminelle. A la fin des fins, l'enfant tombe dans une maison d'éducation par contrainte d'où il s'échappe plusieurs fois pour recourir au vol. Ramené dans l'établissement, il déclare ce qui suit : « Rendez-moi la liberté, je suis un voleur ; je sais que le vol est un vice, mais je ne puis cesser de voler et je suis incapable au travail. »

VII

LE VAGABONDAGE

On entend par vagabondage une tendance particulière au changement de domicile. Le vagabondage ne se traduit parfois que par une tendance psychique à tous les moyens de translation indifféremment ; dans d'autres cas il se traduit par une tendance spéciale à la translation pédestre. Les impulsions au vagabondage peuvent être très diverses. Le vagabondage est un acte moteur complexe. Or les actes moteurs complexes peuvent dépendre de différentes impulsions ; ils peuvent être réflexes, impulsifs, automatiques et volontaires. De même le vagabondage peut être réflexe, impulsif, automatique et volontaire ; il peut se manifester chez les aliénés, les dégénérés, les pauvres d'esprit.

Dans le domaine des maladies mentales le vagabondage s'observe dans plusieurs formes : dans celle de la mélancolie, dans celle de la paranoïa, dans celle de l'épilepsie, dans celle de l'alcoolisme chronique, dans celle de la paralysie progressive, etc.

Il existe une forme particulière de mélancolie agitée (melancholia errabunda) qui se caractérise par une méditation douloureuse, incessante et sans cause, qui ne donne au malade aucun repos. Il aspire à quelque chose, il va et vient sans jamais trouver ce qu'il cherche. Il est sans cesse en action, en mouvement et en agitation.

Enfin il n'y tient plus et prend la fuite sans savoir où il court et pour quelle raison. C'est la mélancolie qui le chasse et qui le pousse à se sauver sans but et sans conscience de son acte. Sa course n'est que le déchargement d'une énergie trop accumulée ; plus il court ou plus il marche vite, plus le malade se sent soulagé.

Il peut faire ainsi des dizaines et des centaines de verstes (kilomètres à peu près), jusqu'à ce que sa mélancolie ne passe ; tant qu'elle dure, il ne cesse de marcher. Dans ce cas-ci le vagabondage est un acte entièrement inconscient et purement réflexe. Une fois la mélancolie passée, la mémoire revient et l'individu retourne à la maison.

Dans d'autres cas la mélancolie est plus objective : elle s'associe à quelque idée ; c'est alors une tristesse au sujet de quelqu'un ou de quelque chose. C'est ainsi que la mélancolie qui s'associe au souvenir des êtres aimés pousse les enfants à faire des dizaines de lieues pour fuir l'école ; c'est ainsi que malgré les milliers de verstes et une responsabilité grave, au premier souvenir du pays les recrues abandonnent leur poste de sentinelle et d'autres fonctions sérieuses pour fuir, fuir à tout prix au pays natal.

Le mal du pays ou ce que l'on appelle la nostalgie (nostalgia) est connue depuis les temps les plus reculés et s'observe dans tous les pays. On l'appelait encore la maladie des Suisses parce que les gardes mercenaires suisses étaient souvent atteints d'un mal du pays invincible qui les faisait abandonner les pays étrangers et prendre la fuite. Baréré dépeint le même mal chez les Bourgignons, Auenbrugger chez les Prussiens, Huxham, chez les matelots anglais : les soldats Irlandais atteints du même mal ont souvent fui l'Angleterre, comme les Suisses ont fui la France. Schlegel constate le mal du pays et la désertion des soldats ou le suicide chez les Français, les Anglais, les Saxons, les Prussiens, les Autrichiens, les Illyriens, les Tyroliens, les Suisses, les Italiens, les Russes, les Turcs, etc. Dans tous les cas mentionnés la mélancolie engendre une tendance impulsive invincible à retourner au pays natal. Ce sentiment se réveille souvent d'une manière subite, de préférence au printemps, chez les enfants et les adolescents et cesse immédiatement avec le retour aux objets aimés.

L'impossibilité de se lancer dans un pareil vagabondage mène parfois au suicide. Le vagabondage automatique s'accomplit dans un état inconscient ou demiconscient : il est propre à l'épilepsie, à l'alcoolisme chronique, à la névrose traumatique, à la paralysie progressive, etc.

Voici le cas d'un vagabondage épileptique que nous cite Cabade : « Un cultivateur, B..., excellent ouvrier, sortit un beau dimanche de sa maison pour inspecter des bestiaux qu'il avait l'intention d'acheter. Il ne rentra qu'au bout de nombreux jours et voici le récit qu'il fit : je me trouvais près du bac dans l'attente du passeur lorsque tout à coup un vent violent se mit à me souffler au visage. Pour me garantir je levai le bras et depuis ce moment je ne me rappelle plus rien. » Il se trouve qu'étant au bord de la Garonne il se mit à marcher devant lui et suivit pendant sept jours le courant du fleuve ; totalement épuisé il tomba le septième jour sur le rivage de la Méditerrannée. « Je m'éveillai sur le sable, au bord de l'eau, mourant de fatigue et de faim. Je voulus parler : je savais que cela était indispensable mais je ne pus prononcer une seule parole. » — Voici un autre exemple cité par Reynaud. Un individu âgé de 30 ans, instruit et cultivé intellectuellement, perd subitement la conscience des choses et quitte son domicile pour errer pendant huit jours. Finalement il reprend ses esprits et constate qu'il se trouve à Bruxelles au lieu d'être à Nancy. Personnellement j'ai décrit le cas d'un officier qui fit un voyage parfaitement inutile et privé de but de Moscou au Sud de la Russie : durant le trajet il accomplit une série de crimes. Crothers décrit un cas d'automatisme alcoolique dont un commerçant indien fut atteint ; il disparut subitement, à l'inquiétude générale de ses amis et de ses proches. Or, il se trouva qu'il naviguait depuis trois jours sur un bateau en partance pour l'Europe, fait qui le surprit fort lui-même, car il ne se souvenait absolument de rien. Aveta fait le portrait d'un jeune homme chargé d'une hérédité considérable qui manifeste une passion extraordinaire et invincible pour le vagabondage ; il traversa toute l'Italie jusqu'à ce qu'il fût interné dans une maison de fous. Verga nous présente le cas d'un garçonnet de 12 ans, possédé d'une passion invincible pour les voyages. Poussé par une force invicible à la vie nomade, il errait constamment à pied et voyageait en chemin de fer de ville en ville. Sujet à l'emportement le garçon en question avait un dégoût incompréhensible pour le toit paternel : il était mobile et vif à l'excès, enclin à mentir, à tromper, inventif pour toutes les méchantes idées, le vol, etc.

Les derniers exemples mentionnés reposent sur une impulsion invincible pour le vagabondage associée au dégoût d'un domicile permanent. En même temps les individus dont il est question manifestent des stigmates neurasthéniques et une instabilité neurasthénique dégénérative. La passion du vagabondage correspond parfois à certaines périodes de l'année, elle vient par accès surtout au printemps. J'eus l'occasion d'observer un pareil sujet : X... descendait d'une famille très dégénérée : il fit ses études au gymnase et suivit très bien le cours jusqu'à la huitième. Au moment des examens qu'il était en train de passer avec beaucoup de succès, X... disparut subitement. Dans sa chambre on trouva une bougie allumée et un livre ouvert d'après lequel il se préparait aux épreuves. Quant à X... lui-même, il avait disparu sans laisser de traces. Il se passa 8 à 9 mois sans qu'on eût de ses nouvelles jusqu'à ce qu'un jour ses parents reçussent l'enquête d'une prison située au centre même de la Russie (dans la zone mitoyenne) dont l'administration s'informait s'ils avaient réellement un fils. Une enquête scrupuleuse démontra qu'X... était parti à pied de Charkow et qu'à Koursk il fut arrêté pour n'avoir pas eu de passeport. Quand on lui demanda quelle était son identité, il répondit qu'il ne s'en souvenait plus. On l'interna en prison en qualité de vagabond. Trois ou quatre semaines plus tard il déclara que son lieu de naissance était dans tel gouvernement et dans tel district. Il fut expédié par étape au pays natal. Or, il se trouva que tout son récit n'était qu'une invention. Du reste X... en fit lui-même l'aveu en même temps qu'il indiquait un autre lieu comme étant sa patrie. Le voyage qui en fut la conséquence prouva encore l'évidence de ce second mensonge. C'est ainsi qu'il voyagea 7 à 8 mois entiers jusqu'à ce qu'il donnât son nom véritable. X... ne donna à personne l'explication de ses mensonges. Deux ans plus tard le même individu se préparait à être reçu à l'université, quand il redisparut subitement pour deux ans pendant lesquels il refit volontairement toutes les étapes de ses épreuves anciennes. Pourtant cette fois-ci la chose tourna mal, car il fut jugé pour vagabondage et condamné à la Sibérie. C'est en vain qu'il déclara son nom après la confirmation du jugement. La condamnation du tribunal dut être exécutée : ce ne fut qu'à la demande de son parent, un professeur estimé, qu'il évita la déportation. On ignora toujours les causes qui le poussèrent à la vie nomade du vagabond.

A.-I. Svirsky cite un exemple très semblable au mien ; en Boukharie il eut l'occasion d'offrir l'hospitalité à un vagabond en haillons, mal peigné, vêtue d'un costume étrange et déchiré. Il était venu à pied de Tachkent après s'être égaré à Tchardjouï. Il avait suivi par habitude le chemin qui mène d'Orenbourg à Tachkent. En Boukharie il resta deux mois pendant lesquels il ne cessa d'étonner tout le monde par sa conduite problématique, non seulement par son intelligence mais encore par son instruction. Il parlait très bien le français et l'anglais, il ne dessinait pas mal et montait à cheval admirablement bien. Au bout de deux

---

(1) A.-I. Svirsky. Les hommes perdus, v. 324.

semaines il était devenu le favori universel. Mais voici qu'aux premières chaudes et claires journées de mars, quand la nature commença à s'animer, Pierre Vassilievitch devint subitement triste. De loquace, de spirituel et de gai qu'il était il devint pensif ; il se promenait parfois des journées entières sans prononcer un seul mot. Un beau jour pourtant il fit lui-même l'aveu suivant : « Savez-vous que je vous ai tout le temps trompés, vous et vos amis, de la façon la plus ignoble. Je ne suis pas Pierre Vassilievitch, je suis un vagabond, un simple mendiant comme il y en a beaucoup en Russie. Je n'ai ni patrie, ni parents et même je n'ai pas de nom si vous tenez à le savoir. Je suis Jean qui ne se souvient pas... Vous m'avez accueilli, abrité, réchauffé ; le courage m'a manqué de vous dire qui j'étais. Mais demain je vous quitte et probablement pour toujours. Acceptez donc ma reconnaissance chaleureuse pour tout ce que vous avez fait et ne me gardez pas rancune. Voici vingt ans que j'erre. C'est une habitude qui fait partie de ma chair, de mon sang et c'est en vain que vous voudriez m'en corriger. Il m'est arrivé des cas où j'aurais pu être heureux si j'étais resté sur place. mais cela a dépassé mes forces. Aux jours heureux où la vie commençait à me sourire, j'abandonnais tout et m'en allais là où m'appelait mon instinct de vagabond. Je me souviens que ces jours-là ainsi qu'aujourd'hui les lilas commençaient à fleurir. Certes, vous ne me comprenez pas mais pour nous autres sans-famille qui n'avons rien de ce que possèdent les hommes, ni bonheur, ni joie, ni proches, auxquels dans le malheur nous pourrions confier nos peines, nos insuccès et entendre des paroles de consolation, pour nous autres misérables, sans abri, un pareil jour a un sens énorme. Il nous annonce que le printemps est venu, que la nature s'est éveillée, qu'elle est prête à nous recevoir, nous, les enfants de la destinée, dans ses bras, et de nous choyer mieux qu'une mère. Me voici ici en train de vous parler dans cette chambre étouffante et qui me dégoûte, mais par la pensée je suis loin d'ici. Je vois déjà une forêt de pins, des plaines vertes... Je mourrais de chagrin si je restais encore une semaine dans ces lieux. »

Voici un autre exemple cité par A.-A. Praïss. Un garçon de 11 ans, dont la mère a un système nerveux altéré, a l'habitude de disparaître deux ou trois fois par mois pour quelques jours et même davantage bien que ses progrès scolaires soient loin d'être fameux. D'après les informations prises il se trouva qu'il sortait de ville pour se réfugier dans une boulangerie ou dans une forge et y gagner son pain à ses propres risques et périls. Outre la ration de vivres qu'on lui accordait il recevait encore parfois de ses patrons accidentels quelque argent en signe de reconnaissance : il achetait alors des friandises dont il rapportait parfois les restes à la maison où l'attendait un châtiment sévère. qui du reste restait sans aucune influence sur ses aventures. L'enfant avait la passion du vagabondage.

J'eus l'occasion d'observer plusieurs vagabonds impulsifs qui, poussés à la liberté et à la nature printanière par une force invincible. abandonnaient tout au monde et s'en allaient dans les steppes, dans la forêt, au hasard des choses, après avoir quitté tout ce et tous

(1) A.-A. Praïss. Causerie médicale, 1901, 21.

ceux auxquels ils étaient attachés ainsi que leurs relations d'affaires et d'existence sociale.

De ce type impulsif se rapproche celui des vagabonds prédicateurs déments. Sous l'influence d'idées pathologiques sur leur destination particulière à prophétiser une nouvelle croyance ou de nouvelles idées politiques, ces derniers quittent leur foyer, leur famille, leur patrie, et marchent, marchent jusqu'à ce qu'on ne les interne en prison ou dans une maison de fous. Le type présenté par Svirsky et désigné sous le nom de sans-famille tient le milieu entre le vagabond pathologique et le vagabond qui, tout en n'offrant aucune anomalie mentale, est pourtant sujet à quelques singularités. Les sans-famille ne sont ni nuisibles, ni dangereux à la société. Selon l'opinion de Svirsky les sans-familles ne sont ni avares, ni ladres, ni importuns comme le sont les autres mendiants. Leur seul défaut est qu'ils ne peuvent rester nulle part. Ils n'ont pas de prédilection pour une ville, une contrée ou un bourg quelconque. Une puissance occulte les pousse d'une extrémité de leur grande patrie à l'autre, mais nulle part ils ne parviennent à trouver un port permanent. Un des caractères distinctifs du sans-famille est son amour pour la nature. C'est pourquoi on ne rencontre que rarement cette sorte d'indigents dans les villes. S'il arrive qu'un sans-famille entre, par hasard ou par nécessité, dans une grande ville, il se hâte d'en ressortir. Mais au village, dans les forêts ou dans les steppes ces êtres énigmatiques se raniment de corps et d'esprit. Le sans-famille n'a pas besoin de grand'chose ; un morceau de pain ou deux pommes de terre lui suffisent pour être content. Il s'agit seulement de ne pas mourir de faim ; quant au reste, il s'en préoccupe peu.

Le type de vagabond est représenté sous un jour très sympathique et réel par Maxime Gorky. Il existe de par le monde une espèce particulière d'individus qui descendent probablement du Juif errant. Leur particularité est qu'il leur est impossible de trouver sur la terre un endroit quelconque où ils puissent se fixer. Ils sont dominés par une aspiration inquiète vers quelque chose de nouveau..... Ils sont nombreux parmi les vagabonds mais tous ils sont pour ainsi dire finis, ils ont perdu l'estime d'eux-mêmes, ils sont privés de la faculté de se juger et chaque jour de leur vie ils tombent plus bas encore dans la fange et les ordures dans lesquelles ils finissent par fondre pour disparaître de la vie..... « Je suis pareil à la plante, dit l'un des héros de Gorky ; quand le vent me jette aux pieds de quelqu'un, on me repousse..... » En somme, c'est la joyeuse existence de l'oiseau. Les grains seuls manquent parfois..... mais il ne faut pas être trop exigeant, et se rappeler que ceux-là mêmes qui siègent sur les trônes n'ont pas rien que des plaisirs. La vie des vagabonds ne donne aucune obligation d'abord, ce qui est très bien, puis elle ne subit aucune loi excepté celles de la nature..... (v. III).

Le type du mendiant quêteur se rapproche du précédent. A première vue les vagabonds de ce genre n'offrent rien d'anormal au point de vue mental. Pourtant l'académicien V. Maximoff (1) remarqua en eux des anomalies mentales, bien avant que la psychiatrie ait fondé sa doctrine sur l'appauvrissement intellectuel. Les êtres

(1) S.-V. MAXIMOFF. La Russie errante et mendiante, 1877.

en question engendrés par un père alcoolique ou une mère épuisée, exténuée par un travail pénible et incessant, sont flétris dès l'âge le plus tendre, maladifs durant l'adolescence par suite d'une mauvaise alimentation et impuissants au travail dès qu'on les y contraint. Un être pareil n'arrive jamais à temps, n'achève jamais sa tâche ; pour cette raison il est battu par tout le monde, poussé, maltraité, couvert d'injures par ses proches et de moqueries par les étrangers ; finalement il devient craintif à l'excès. Dans tous les cas on ne peut lui confier d'ouvrage sérieux car il n'est pas capable de persévérance prolongée. Il mène dans sa propre famille l'existence d'un étranger ; son village natal lui donne des sobriquets moqueurs. Pas aimé et persécuté il est taciturne et renfermé. Il ne prend part à aucun jeu. Le caractère est faible, mais le cœur bien qu'étroit est impressionnable et porte son possesseur à la croyance : il trouve une consolation à ses chagrins dans l'église : ce n'est qu'en elle qu'il vit et respire librement. Il devient un sacristain fervent et remplit sa charge avec amour. Il chante les messes ; durant des journées entières, il cherche les coins obscurs et se cache dans des lieux écartés où l'on ne puisse le découvrir. C'est aussi avec une joie et un zèle énormes qu'il fait toutes les commissions du prêtre. Petit à petit, il devient indispensable au service de l'église. Il manifeste de l'intelligence et du zèle pour tout ce qui la touche. A la maison il ne fait rien. Ni dans la chaumière, ni dans la cour on ne peut trouver pendant des semaines et même des hivers entiers une seule trace de son séjour, un seul ouvrage qu'il ait accompli. Par contre il se connaît très bien dans l'art de prendre les oiseaux au lacet, de tresser les filets de pêche et de chasse. Il est prêt à faire toute la journée un ouvrage facile bien qu'en somme il soit peu utile. Le fait d'être un objet de moquerie pour ses parents le chagrine peu. Fervent pour l'église, il y cherche abri et protection. Les individus mentionnés viennent à l'église au premier coup de cloche, occupent la place la plus rapprochée de l'autel, dans le chœur même et ne restent pas inactifs. Parfois on leur confie la lecture des Heures ou celle des Apôtres, on leur confie le soin de rallumer l'encensoir, etc.; parfois même on leur permet de rendre de menus services auprès de l'autel. A l'église on les considère comme siens. Parmi notre peuple ce sont les gens les meilleurs et les plus sympathiques, infiniment dévoués à l'église, prêts à la servir jusqu'au sacrifice d'eux-mêmes, doux et obéissants.

Aussi sont-ils payés d'une entière confiance et considérés comme les vrais fils de l'église. Or, quand la nécessité s'en présente, c'est à ces gens-là qu'on confie le soin de quêter au profit de l'église. Sans murmurer, avec joie, prêts à donner leur âme pour le service du temple, ils abandonnent alors leur foyer, leur famille, leur pays natal pour faire la collecte des sous. Ni le froid, ni la chaleur, ni la gelée, ni le mauvais temps ne les arrêtent. Ils font des lieues et des lieues en s'efforçant partout de collecter le plus possible. Après avoir ramassé quelque argent, ils le rapportent au prêtre et reprennent le chemin de l'inconnu. C'est ainsi qu'ils passent leur vie entière entre les donateurs et le temple. Ils font des milliers de lieues avec joie au nom de leur église. Une fois entré dans cette voie, le vagabond ne la quitte plus jusqu'à la mort. Ces quêteurs furent de tous temps expé-

diés par les orthodoxes aussi bien que par les starovéri
(les vieux croyants). Mais leur nombre diminue actuellement.

Ce type du vagabond est extrêmement pur et sym-
pathiqne.

Mais actuellement ces purs serviteurs de l'église font
place en Russie à des passants étrangers qui, au nom de
l'église, garnissent leur bourse et tâchent de s'enrichir.

Ces étrangers qui appartiennent de préférence à la
nationalité perse, grecque, arménienne, etc., se munis-
sent de livrets, authentiques ou faux, nécessaires à la
quête, puis ils se dispersent en tous sens et amassent
des sous tantôt pour Jérusalem, tantôt pour l'Athos (le
Monte-Santo), tantôt pour le nouveau Jérusalem, tantôt
pour le nouvel Athos. En même temps, ils font le
commerce des croix, des rosaires et des autres accessoires
de l'usage ecclésiastique en prétendant qu'ils viennent
de la Ville Sainte. Or, presque dans tous les cas, de
pareils vagabonds ne sont que des filous, des escrocs,
qui ne s'arrêtent à aucune supercherie, ni à aucune
escroquerie, pas même au vol. Ce sont les exploiteurs
des croyances religieuses et de l'estime pour l'Église
orientale dont notre religion tire aussi son origine.
Nous voyons ici le vagabondage associé à l'escroquerie,
à l'abus, au vol ; en ce cas, il entre dans le domaine
du crime. La quête mentionnée que l'on fait au nom de
l'église est un crime et les quêteurs sont des vagabonds
criminels manifestes.

Non moins regrettable est le vagabondage du même
genre mentionné par S.-V. Maximoff et qui représente
une véritable branche d'industrie dans certaines régions
de la Russie.

Il y a des contrées russes dont la population masculine s'adonne entière à la quête des dons en faveur de l'église et qui, par ce moyen, s'assure en même temps les moyens d'existence et de boisson. Voici comme les choses se passent : pour une certaine somme on se munit d'un livret auprès des fonctionnaires de l'église : puis de l'autorisation du consistoire : on achète un char, des chevaux et l'individu après avoir choisi un compagnon part pour la quête. Dans le courant de l'année un pareil quêteur collecte de 700 à 1 000 roubles dont 200 sont consacrés à l'église. 200 aux personnes qui fournissent l'autorisation nécessaire ; quant au reste, il sert au ménage et à la boisson du quêteur. Cette industrie est facile, intéressante et profitable. On n'accepte pas rien que l'argent ; on accepte encore le blé, les grains, la toile et d'autres produits : les dons en nature sont souvent échangés sur place contre de l'argent. Le peuple russe, étant très croyant, très attaché à l'église, se laisse facilement exploiter. Les quêteurs mentionnés sont ou bien toute l'année en voyage ou ne sortent qu'à certaines époques de l'année pour rentrer à la maison au moment des travaux agricoles. L'agriculture ne doit pas gêner la quête et vice versa. Du reste, le paysan ne peut rien donner au moment où il travaille à ses champs. Si bon et si compatissant qu'il soit il n'a rien à offrir. Mais il en est autrement après la récolte du blé ou du foin.

Il y a trois contrées dont toute la population mâle s'occupe de la quête comme d'une industrie : ce sont le village Piaviotchnoé Ozéro dans le district d'Arzamas, gouvernement de Nijni Novgorod : Mstislav et Doubrovka du gouvernement de Mohilew et Ianovo du gouvernement de Grodno.

Piavotchnoc Ozéro a été surnommé par les villages voisins « Le lac (1) de l'ivresse » parce qu'en automne, quand les quêteurs rentrent dans leurs foyers, ils s'adonnent à de telles orgies alcooliques qu'ils surprennent leurs voisins. Toutefois les quêteurs font en même temps preuve de bon cœur ; ils régalent de vin tous ceux qui passent. L'argent facilement acquis se dépense non moins facilement.

Dans le gouvernement de Mohileff, les quêteurs religieux sont connus sous le nom de « koubrak ». S.-V. Maximoff déclare que cette profession est si ancienne qu'il est aussi impossible de retrouver son origine que de s'expliquer la signification des mots koubrak et koubratchit (c'est-à-dire faire le koubrak). Bien que tous les habitants mâles de Mstislav s'occupent de quête depuis de longues années, les églises du lieu en ont peu profité mais les koubraks eux-mêmes en tirent un grand profit.

L'argent gagné suffit à s'établir, à l'entretien du ménage, à la boisson. L'industrie des koubraks est très grossière ; elle exige du savoir, de l'imprudence et de l'aplomb.

Sous ce rapport les habitants de Mstislav sont des artistes qui n'ont pas de rivaux.

L'habitant de Mstislav est originaire de la Russie Blanche, mais dans la pratique de son industrie il sait si bien se transformer qu'on ne saurait le distinguer d'un Russe pur sang. Malgré leur gain facile, les koubraks sont loin d'être aussi riches qu'ils pourraient l'être. La raison en est à leur ivrognerie.

Les Juifs qui habitent la Russie Blanche ne perdent

____

(1) A.-A. Levenstim. La mendicité professionnelle, 1900.

pas leurs intérêts; ce que les koubraks soutirent aux Russes, les cabaretiers juifs le soutirent aux koubraks; c'est pourquoi l'économie domestique et les terres de ces derniers sont si négligées.

La boisson qui prend aux koubraks leur argent, les pousse aussi à vendre leur honneur, leur conscience et tout ce qu'ils ont de bon. Les autorités locales sont presque impuissantes à lutter avec ces vagabonds, car les faux témoignages et les faux serments ne coûtent rien à ces derniers. Parfois les koubraks ne dédaignent pas de se faire passer pour des religieux du mont Athos, d'accomplir en passant quelque cérémonie religieuse et même de s'affubler d'une chasuble à l'occasion. Les voisins n'ont guère de bonnes paroles pour les koubraks : voici ce qu'ils disent : pas un koubrak n'a été enseveli dans sa terre natale : tous ils meurent loin de la patrie. On dit qu'il existe quelque part une chaumière entourée de tombes ; ce sont celles des koubraks » (S.-V. Maximoff).

Les percepteurs des aumônes religieuses d'Ianoff sont connus sous le nom de « labors ». Le « labor » descend du mot labeur. On raconte que les labors furent amenés par les jésuites il y a de cela quelques siècles et qu'ils servaient autrefois à la perception des offrandes destinées à l'ornementation des temples catholiques. Tempora mutantur…

Actuellement les percepteurs religieux quêtent au nom des églises orthodoxes. Les labors sont semblables aux koubraks ; ils consacrent toute leur existence à la quête des offrandes et font labourer leurs terres par des ouvriers mercenaires. Les labors parlent le russe et le polonais.

Ils s'adressent aux orthodoxes au nom de l'église et aux catholiques au nom du pape.

Ils ont souvent recours à des récits mensongers, à la ruse et à la duperie. Tout en s'adonnant à la boisson, le labor n'oublie pas son commerce : aux catholiques il vend de petits bocaux qui renferment un minuscule autel en étain, aux orthodoxes, il vend des croix. En même temps le labor fait la bonne aventure, il s'occupe de sorcellerie, de guérison par la lecture des prières, de cures diverses, de conjuration du mauvais sort, etc. La contrée dont il est question a même élaboré un type spécial de labor poli, flatteur, qui vous salue chapeau bas à la première rencontre. Au lieu de se renfermer comme l'indigène dont la froideur repousse tout le monde, le labor est loquace : en sa qualité de vagabond expert il fait aussi preuve de prévoyance et de circonspection : il devine au premier abord à qui il a affaire et quel est le langage qu'il s'agit de tenir. Il parle avec éloquence, en choisissant ses mots ; ses discours sont pénétrés d'une certaine dialectique ; ils sont modestes et spirituels. Les labors possèdent un jargon à eux dont ils se servent dans le cas où il est nécessaire de cacher le sens de leurs paroles aux personnes présentes.

A Pâques et en été, au moment des travaux champêtres, les labors restent chez eux, à la maison. A l'époque des travaux champêtres le paysan ne peut rien donner.

Malgré les mesures très énergiques que le Saint Synode prend contre ces vagabonds, l'industrie endémique qui consiste à percevoir des offrandes en faveur de l'église continue son existence. Il est évident que les autorités locales ont de la peine à combattre ce mal. Mais il serait temps de mettre fin à ces vagabondages et à ces crimes commis au nom de l'église.

Les pèlerins des deux sexes augmentent considérablement la foule des vagabonds en général. Un sac sur le dos, un bâton à la main, ces êtres tranquilles suivent en masse le chemin de telle ou telle contrée de notre grande patrie. Les migrations répondent dans certains lieux à certaines dates de l'année : aux fêtes patronales des grands couvents et de certaines églises, à la translation des reliques, à certains éléments religieux, etc. Généralement c'est pour avoir fait un vœu quelconque que ces individus font leur pèlerinage. Ce monde-là est parfaitement inoffensif. Dans la plupart des cas les pèlerins emportent des vivres et même un peu d'argent pour l'achat d'un cierge ou de leur nourriture. Il est rare que les pèlerins demandent l'aumône et plus rare encore qu'ils volent quelque chose en passant. L'ivrognerie, le tapage, les obscénités sont presque inconnus dans ce milieu ; si parfois quelque chose de pareil a lieu, les coupables sont de véritables vauriens ou mendiants qui s'associent à la foule pour se faire passer pour des pèlerins. Les pèlerins dont il est question maintenant sont un phénomène sporadique qui apparaît ex tempore, par hasard, à l'occasion de quelque solennité religieuse, etc.

Mais il existe des pèlerins des deux sexes véritables, permanents, qui consacrent toute leur vie à aller d'un couvent à l'autre, d'un lieu saint au suivant.

Par suite de chagrins et d'épreuves quelconques, ou par suite d'une organisation particulière, de pareils individus ne peuvent rester en place, ne peuvent s'adapter à un ouvrage quelconque.

Ils sont constamment chassés, poussés par une force inconnue tantôt à Solovki, tantôt au couvent de Volokolame ; de là au monastère d'Alexandre Nevsky, puis à celui de Kiev : tantôt aux Monts Saints, au nouvel Athos, à Jérusalem, tantôt à Bary pour l'adoration de Nicolas, le Thaumaturge de Mirliky, tantôt à celle de la Madone de Tchenstokhoff, etc., etc. Ces pèlerins sont de véritables oiseaux. Ils n'ont besoin de rien excepté d'une croûte de pain pour laquelle ils vous bénissent au nom du Seigneur. La plupart du temps ils sont vêtus d'une longue soutanelle noire : la tête est couverte d'un chapeau noire ou plutôt d'une calotte, la taille est prise par une ceinture de cuir, la barbe et les cheveux longs ; ils portent à la main un bâton. Ce costume leur sert en été comme en hiver. Les pèlerins mentionnés sont silencieux, modestes, tranquilles, renfermés, concentrés, ennemis du bavardage.

Toute leur vie est une suite de pèlerinages, d'abstinence, de prières et de jeûnes.

Ce sont des ascètes. Pensent-ils seulement à quelque chose ? Il est probable que oui, mais ils marchent davantage c'est certain.

Il y en a pourtant de plus aimables qui aiment à s'arrêter en chemin, à causer, à faire la description des lieux saints, des miracles, des événements.

En causant ainsi ils restent volontiers deux ou trois jours au village.

Ils ne dédaignent pas la bonne nourriture si on la leur offre et ne font pas fi du bon vin qu'ils boivent à la gloire de Dieu mais avec modération et tempérance. Ils ne refusent pas non plus les offrandes. Quelquefois ils vendent des croix, des images, des rosaires, etc.

Ils restent volontiers plus longtemps chez les ména-
gères qui aiment les pèlerins. Mais ce n'est que bien
rarement que ces pèlerins-là consentent à officier ou à
commettre d'autres actes illégaux.

Il arrive parfois des orgies alcooliques, des scan-
dales, des rixes auxquelles les êtres en question prennent part mais ces cas sont rares. L'exploitation sociale
par ces sans-domicile volontaires est très bien limitée.

Les femmes entreprennent encore bien plus fréquemment les pèlerinages ; ce sont la plupart du temps des
fiancées du Christ assez mûres ou des veuves.

Elles portent aussi un vêtement particulier : une
longue soutane noire, une robe noire, une sorte de
bonnet de moine sur la tête, une ceinture noire et un
bâton à la main. Leur route ne présente aucun itinéraire fixe. Ce sont des oiseaux de passage dont le vol
est beaucoup plus lent que celui des pèlerins hommes.
Les femmes aiment à s'arrêter chez les marchands
pieux, elles aiment à broder de telles invraisemblances
que, surprises elles-mêmes, elles se contemplent
avec admiration pour avoir pu inventer de telles
fadaises. Elles aiment à bien manger, à dormir tout
leur somme, à prendre le thé avec des confitures.
Parfois elles s'occupent de conjurer le mauvais sort,
de guérir par des herbes quelconques, etc. Dans certains cas elles restent assez longtemps en visite en qualité de parasites, de pique-assiette jusqu'à ce qu'elles
ne se fassent attraper en quelque chose et mettre
dehors. Il est très important pour elles de savoir flatter
et duper adroitement. Elles lisent les prières pour les
morts et le livre des psaumes. Mais c'est surtout aux
commérages qu'elles se connaissent ainsi que dans

l'art de répandre les calomnies en les grossissant et en les corrigeant avec beaucoup de finesse et de soin. C'est du reste le type vagabond le plus inoffensif.

Nous passons maintenant aux vagabonds criminels. Après avoir commis un délit ou un crime quelconque de nombreux criminels se font vagabonds dans le but de se dérober aux poursuites. Mais il existe parmi les criminels une classe spéciale d'individus dont le crime principal est le vagabondage et dont les autres délits ne sont que les accessoires.

Ce type fut particulièrement décrit par Dostoïevsky et par nos autres écrivains qui décrivirent la vie du bagne.

Tous les détenus adorent la liberté et, malgré les conditions peu ordinaires et très défavorables de leur position ultérieure, ils s'évadent en grand nombre. Voici les paroles d'Orfanoff (1) : « Leur destinée (celle des fuyards) est généralement très amère ; la voici à peu près : la moitié des fugitifs meurent en route par suite des privations, du froid, des animaux sauvages, ils se noient en traversant les rivières, sont exterminés par les étrangers et, il faut le reconnaître à notre honte, par les paysans industriels russes, c'est-à-dire les chasseurs : le plus grand nombre des autres sont ramenés au bagne... » Et pourtant cela n'empêche pas les évasions : les détenus mènent une vie nomade jusqu'à ce qu'on les rattrape. Ce n'est que bien exceptionnellement qu'un fugitif parvient à trouver asile et à se dérober définitivement aux poursuites.

« Quand vient le printemps » dit Dostoïevsky, et

____

(1) ORFANOFF. Au loin, 1883, 375.

que le coucou se met à chanter, les évasions des prisonniers deviennent générales. La passion de quelques forçats à rôder dans les bois marécageux sibériens ou les forêts épaisses tournent à la manie. Ils ont peu d'espoir que leur évasion réussisse : ils savent qu'en fait de nourriture ils n'auront que des baies et des racines, qu'ils seront obligés de dormir sur la terre humide, de supporter des souffrances et des privations sans nombre, de s'attendre à tout instant à la rencontre d'indigènes sauvages : malgré cela au premier chant printanier du coucou, une mélancolie passionnée envahit tout l'être du vieux vagabond qui se hâte de se replonger dans la vie d'aventures si pleine de charme sauvage. »

Tchekoff (1) déclare que la nostalgie de la liberté envahit certains sujets périodiquement, tels que les accès d'ivrognerie ou d'épilepsie. On raconte que cette nostalgie-là se réveille à certains moments de l'année, répond à certains mois, de sorte que les forçats bien intentionnés préviennent leurs supérieurs de leur évasion prochaine sitôt qu'ils sentent l'approche d'un accès. Il arrive fréquemment que des individus modestes, mariés, se sauvent sans vêtements, sans pain. sans but, sans itinéraire, dans la conviction d'être rattrapés, avec le risque de perdre la santé, la confiance des supérieurs, sa liberté relative et parfois même ses honoraires, en risquant encore d'être gelé ou tué par une balle...

« Si, par hasard, tous ces fugitifs ne trouvent pas dans le courant de l'été un lieu accidentel extraordinaire pour y passer l'hiver et si à l'approche de l'au-

____

(1) A. Tchékoff. L'île de Sacchaline, 178.

tomne on ne les a pas rattrapés, tous ils reviennent généralement de bon gré dans les grandes villes et les bagnes en qualité de vagabonds et rentrent en prison pour y passer la froide saison, dans l'espoir de s'évader de nouveau en été. » (Dostoïevsky.)

Les aventures auxquelles le vagabond est exposé dans les bois marécageux sibériens affermissent sa volonté et la confiance qu'il a en lui-même ; or, ce fait suffit à le faire élire chef d'une bande (Khénan)(1).

Au bagne, les vagabonds ont une très vilaine influence ; on peut les reconnaître au premier abord, à la première inspection. Voici comme les dépeint Iadrintzeff (2) :

« C'est au maintien et aux procédés qu'on peut reconnaître les vrais vagabonds, les pèlerins et les forçats. Le vêtement du forçat adroitement lancé sur l'épaule, le pantalon démesurément large, le chapeau hardiment appliqué de travers, ils se promènent fièrement dans la cour de la prison ; leur visage est énergique, franc, les moustaches crânement retroussées ; c'est à peine s'ils daignent lancer un regard aux autres forçats : quant aux paysans, ils les considèrent positivement d'un œil de mépris ; leur voix est assurée, les yeux brillants de mépris et de moquerie, les lèvres orgueilleusement plissées. Toute leur personne porte un cachet de puissance et d'assurance. Leur opinion a le plus de poids dans les affaires de la prison, ce sont les premiers joueurs et les premiers lovelaces. » Voici ce que raconte le Dr Davidoff (3) au sujet des vagabonds forçats qu'il

(1) Khénan. La Sibérie, 183.
(2) Iadrintzeff. La commune russe en prison et aux galères, 31.
(3) Davidoff. La psychique du criminel. *Le Messager du Nord*, 1894.

eut l'occasion d'étudier longtemps à Sachaline : Il existe deux espèces de vagabonds : les uns sont des criminels ordinaires, des récidivistes de préférence, qui s'évadent des galères ou des lieux de déportation dans le but exclusif d'abréger le terme de leur peine, même s'ils se font attraper. Leurs camarades les reconnaissent, mais ne les dénoncent pas. Les autres sont des vagabonds de passion. Ils errent dès la jeunesse en menant une existence nomade. Ni le froid intense, ni les bêtes féroces des bois ne leur sont un obstacle. Il y a des vagabonds qui sont parvenus quatre fois et plus à entrer en Europe. Mais ce type-là diminue. Ils se vantent de ne commettre aucun crime pendant leur vagabondage. Leur aspect général est celui d'hommes réfléchis et sérieux, bien qu'ils soient rarement gras. Le vagabond est généralement un vieillard sec, bien conservé, à langage lent. Les vagabonds eux-mêmes se donnent le nom de « vieux vagabonds », en soulignant ce mot d'une nuance particulière qui exprime une sorte de respect pour ce titre. Contrairement aux vagabonds de la première catégorie, ceux-ci sont de bons camarades qui n'abandonnent pas un compagnon de vagabondage dans un moment difficile. Les premiers, au contraire, pousseront un premier venu à l'évasion pour le voler ou même le tuer dans la forêt. Le vagabond par passion a un caractère distinctif : s'il promet de ne pas s'évader pendant un certain laps de temps, il tiendra parole. Et vice versa. S'il a l'idée de fuir et s'il l'a promis, il exécutera son projet coûte que coûte. Cette observation est confirmée par Iéfimoff (1), qui eut

(1) YÉFIMOFF. Observations tirées de la vie des ouvriers des fabriques d'eau de vin d'Ilmin et d'Alexandroff, 1900.

l'occasion de mener dans les forêts plus de 150 forçats très peu surveillés, sans chaînes aucunes et cela — après avoir reçu leur parole d'honneur de ne pas prendre la fuite.

Par conséquent, il existe parmi les criminels un type de vagabond spécial, sui generis, qui s'adonne au vagabondage par passion ; c'est justement le vagabondage qui est son principal crime. Si un pareil vagabond commet un autre délit, ce dernier a lieu par hasard ou par nécessité. Ce sont, par exemple : le vol pour se procurer des aliments, des fraudes dans une situation difficile, la violence et même le meurtre dans les cas de défense légitime, etc. En ce cas, c'est le vagabond qui commet un crime et non le criminel qui s'occupe de vagabondage.

Le dernier type vagabond est celui du criminel fugitif qui cache son nom, son crime et sa responsabilité dans le vagabondage. Après avoir commis un crime grave et avoir encouru une condamnation à de longues années de travaux forcés, de pareils criminels s'efforcent de fuir, cachent leur identité et mènent une existence nomade. Vu que ces individus cachent des crimes graves, il faut avant tout les considérer comme des criminels et ne voir dans leur vagabondage qu'un phénomène d'importance secondaire.

VIII

LA FEMME CRIMINELLE ET LA FILLE PUBLIQUE

Les pages précédentes concernaient surtout l'homme criminel-né. Pourtant les crimes et la criminalité ne sont pas étrangers au sexe féminin. La question des femmes criminelles fut étudiée par Lombroso et Ferrero. Outre les ouvrages de ces auteurs, nous possédons un nombre considérable d'écrits qui concernent de préférence les questions particulières du domaine mentionné.

Selon Lombroso et Ferrero (1) « le sens moral de la femme de même que celui de l'enfant est moins développé que chez l'homme. La femme normale a beaucoup de ressemblance avec le sauvage et l'enfant et par conséquent avec le criminel, grâce à certains traits de caractère (l'emportement, l'esprit de vengeance, la jalousie, la vanité) : d'autre part, on observe chez la femme une foule de qualités diamétralement opposées qui, tout en neutralisant les premiers, ne lui permettent pas d'approcher par sa vie autant que l'homme de cet équilibre idéal des droits et des devoirs, de l'égoïsme et de l'altruisme qui est la forme

____

(1) Lombroso et Ferrero. La femme criminelle. 1898.

finale de l'évolution morale. L'homme se distingue plutôt par sa logique, la femme par sa patience, bien que cette qualité rappelle plutôt celle du chameau que la patience de l'homme de génie... ».

En relation avec les propriétés physiques et mentales de l'organisation féminine, les crimes des femmes sont quelque peu différents de ceux des hommes. C'est ainsi que dans la plupart des cas l'homme se spécialise dans un genre de crime quelconque : assassinat, pillage, vol, etc. P.-N. Tarnovsky (1) affirme qu'en Russie la femme participe le moins aux crimes dont l'exécution exige soit une force physique considérable, soit une fertilité de ressources intellectuelles et l'adresse, tels que le pillage, le brigandage, le vol avec effraction ou à main armée et, d'autre part, l'escroquerie, les faux, l'usurpation du bien d'autrui, les faux serments et les faux témoignages.

Ne possédant pas suffisamment d'énergie, d'audace et de force pour recourir à la violence directe, par exemple au couteau ou à l'arme à feu, la femme cherche à atteindre son but criminel d'une manière cachée, perfide. Le poison et le feu sont les moyens de prédilection auxquels la femme recourt dans sa lutte continuelle avec le mari et l'amant. (Paroles du Pr Iéssipoff, confirmées par le Pr Foïnitsky) (3). Les abus de confiance dans le domaine du service sont inaccessibles à la femme, vu que par sa position même elle ne parti-

---

(1) Pr Iéssipoff. La criminalité et les mesures répressives, 1901, p. 90.

(2) Résumé de la statistique criminelle russe en l'espace de 20 ans (1874-1894), 1899, p. 142.

(3) Foïnitzky. La femme criminelle, 1893.

cipe ni au service d'état, ni au service social. L'amour du foyer domestique et une mobilité relativement restreinte, par suite d'une moindre quantité de force physique et d'énergie, font que la femme prend une faible part au vagabondage et aux délits dirigés contre le règlement sur les passeports. Il n'existe que trois genres de crimes dans lesquels le nombre des femmes dépasse la moyenne, ce sont : les crimes dirigés contre la religion, les attentats à la morale, les attentats contre la vie. On sait que les croyances religieuses, généralement très développées chez la femme, servent de base à la morale de famille et à la morale individuelle. C'est justement le développement de cette croyance qui préserve souvent la femme d'une chute morale ou de son entrée dans la voie du crime. Mais dans certains cas, relativement peu nombreux, le sentiment religieux de la femme n'ayant pas été dirigé et emprisonné à temps dans les limites établies a amené la sectante ou la femme fanatiquement religieuse, à enfreindre la loi pénale. Pour ce qui est des crimes dirigés contre la morale et la vie, ces deux sortes d'actes soumis à la répression sont liés dans une mesure considérable aux particularités du domaine sexuel des criminels. Par suite de l'activité généralement plus restreinte de la femme, l'instinct génital, ainsi que les émotions et les crises qui en dérivent, occupent dans sa vie mentale une place beaucoup plus grande que chez l'homme.

Pour ce qui est des attentats à la morale, la femme joue un grand rôle dans la luxure, l'adultère et l'inceste... Les crimes commis par les femmes contre l'individu portent surtout sur l'infanticide, le fait de laisser le nouveau-né exposé au danger de la suffocation, celui de cacher le cadavre de l'enfant, le meurtre des maris, des père et mère et des parents plus éloignés. Tous les crimes mentionnés prennent généralement leur origine dans des anomalies quelconques ou des appréhensions concernant la vie sexuelle ou la vie de famille. En France, en Allemagne et dans d'autres pays, la criminalité et la manifestation des crimes commis par les femmes sont entièrement analogues. Les femmes criminelles se distinguent par la pluralité de leurs crimes. C'est ainsi que la marquise de Brinvilliers fut simultanément accusée de parricide, d'empoisonnement par avarice et vengeance, de calomnie, d'infanticide, de vol, d'inceste et d'incendie. On pourrait citer une quantité de semblables exemples.

En outre, les femmes criminelles surpassent l'homme dans la cruauté qui accompagne leurs délits. La mort de l'ennemi ne leur suffit pas, il faut qu'elles jouissent de sa mort. Le caractère des femmes criminelles possède beaucoup de traits grossiers propres au caractère masculin, l'absence du sentiment maternel, l'esprit de vengeance porté à l'excès, la haine, la passion des toilettes, etc.

Au point de vue intellectuel, elles sont semblables à l'homme. Elles forgent aussi des plans criminels compliqués tout en faisant souvent preuve d'imprévoyance, d'imprudence et d'étourderie. Les femmes ne sont souvent que les instigatrices et non les exécutrices de leurs propres projets. Attrapées pour tel ou tel crime, elles n'aiment pas à faire des aveux et nient leur culpabilité même lorsque celle-ci est évidente. Pourtant, en ce qui concerne les étrangers, elles se vantent souvent plus que cela est nécessaire en faisant preuve d'une franchise excessive et en s'accusant même outre mesure.

C'est surtout dans le caractère des femmes criminelles que l'instabilité, les fluctuations et le passage d'une disposition à l'autre sont très accentués. Les criminelles sont croyantes, superstitieuses, sentimentales et manifestent souvent le culte de la nature et de la beauté. Souvent l'avidité et l'avarice coexistent avec des dépenses folles et une indifférence complète pour la propriété. La haine et l'amour s'enchevêtrent d'une façon fantastique sans limite précise. Les criminelles sont lascives : elles aiment toutes les voluptés, mais c'est surtout la passion des toilettes qui les domine. Même au bagne, elles réussissent à s'entourer de confort. Orfiloff raconte qu'au bagne l'existence des femmes était supportable ; l'élégance de leurs toilettes était même recherchée, grâce à l'amabilité des messieurs bien entendu, ces derniers faisant partie de la société des forçats ou de celle des militaires (223). Selon les paroles du Dr Davidoff, la femme criminelle se distingue par un amour-propre énorme et une sensibilité extrême à la trahison et à l'offense : la femme qui se livre au premier venu exige qu'on la respecte et qu'on lui soit fidèle. Il semble au premier abord que la femme qui suit son mari aux galères devrait se distinguer par sa fidélité. Pourtant bon nombre d'entre elles commencent à se prostituer dès leur trajet en bateau et continuent ce métier sur l'île. Non seulement les maris font preuve de tolérance : encore tirent-ils profit de leurs épouses... Les jeunes filles commencent la vie de bonne heure. Souvent leurs parents les y contraignent ; quant aux cas où la mère et la fille se prostituent en même temps. ils sont loin d'être rares. Les forçats considèrent la femme d'un œil très simple : la femme n'est pas une compagne ; c'est en quelque sorte un objet nécessaire pour la satisfaction des exigences physiologiques. En général, le forçat n'idéalise pas la femme. Dans ses chansons empreintes de tristesse au souvenir de sa mère, de son pays, vous ne trouverez pas un écho d'amour et jamais l'image d'une femme douée de qualités quelconques.

Pourtant dans l'ensemble, la femme criminelle-née se distingue en beaucoup de choses du criminel-né, mais cette distinction ne dépend que de la différence de leur organisation physique et psychique.

Toutefois, il faut noter un trait propre au caractère de la femme criminelle qu'on observe rarement chez l'homme. Après avoir amassé de l'argent ou être parvenues à une situation aisée, certaines femmes tombent dans la dévotion, le rigorisme et deviennent de véritables bigotes. Elles blâment le vice, elles s'efforcent, par tous les moyens possibles, de prendre un air pieux et moral, alors qu'au fond elles continuent à être dépravées et criminelles.

P.-N. Tarnovsky (1), docteur en médecine, qui fit une étude spéciale sur les voleuses, nous en donne une excellente description. L'enfance de ces malheureuses se passe au sein de la misère, de la maladie et de l'alcoolisme : le côté physique de leur existence porte aussi des traces dégénératives profondes. C'est ainsi qu'elles grandissent entourées de mendiants et d'individus vicieux. On ne leur enseigne rien et personne ne les

(1) Paulina Tarnovsky. Étude anthropologique, etc., 1889.

surveille. Dans le milieu où elles croissent, le mal et le bien ne se différencient guère. Les exemples que donne l'entourage sont loin d'être brillants : ce sont les querelles, les rixes, les conversations grossières et malpropres, l'ivrognerie, le désordre, la saleté, la nécessité, la phtisie, les maladies, la faim et le froid. Cela signifie que les enfants dont il est question passent tout leur temps dans une société d'êtres qui leur sont semblables. Ils jeûnent et gèlent aussi, car il n'y a ni feu, ni pain à la maison, mais pour ce qui est des coups on leur en donne généreusement. Qu'est-ce qui leur reste, si ce n'est la rue avec ses tentations ? La grande majorité des voleuses ne savent ni lire, ni écrire et beaucoup d'entre elles n'ont connaissance d'aucun métier. La colonne du registre dans laquelle on note le genre d'occupations comprend souvent les lignes suivantes : « servante à tout faire », ce qui signifie qu'une fois sorties de prison les voleuses qui n'ont pas envie de rester sur le pavé s'engagent comme domestiques, jusqu'à leur nouvelle translation en prison.

Toutes celles qui, dès leur enfance, sont placées dans des ateliers y sont attestées comme négligentes et paresseuses : elles finissent par le vol, la fuite et le vice.

En général, toutes ces fillettes finissent leur enfance soit par la prostitution — pour une bagatelle ou une friandise — soit par le vol et la prison. C'est en ce dernier lieu qu'elles reçoivent une instruction complète et une éducation conforme au but : c'est ici que leurs instincts de voleuses s'affermissent et prennent pied. C'est la prison qui laisse sortir des êtres richement expérimentés et convaincus de leurs opinions. Une fois mises en liberté, les voleuses se décident à reprendre leur métier sans toutefois se laisser attraper. Où iraient-elles ? A la maison où les attendent la misère, le froid, la faim et les coups en abondance, ces derniers ayant pour cause un nouveau motif, la honte de l'emprisonnement. Travailler ? Mais on ne leur a rien enseigné : elles ne sont capables de rien. L'habitude du désœuvrement et l'absence d'un fond moral quelconque poussent irrévocablement à la dépravation et au crime. Dès cette heure, le vice et le vol deviennent des moyens d'existence. C'est ainsi que les voleuses suivent le sentier frayé qui mène du crime à la prison et de la prison au crime et quand elles ont fait ce voyage 10 à 20 fois, on finit par les expédier dans des lieux plus ou moins éloignés.

P.-N. Tarnovsky divise toutes les voleuses en quatre catégories : les voleuses professionnelles, les filles publiques voleuses, les psychopathes (aliénées) et les voleuses accidentelles. Les voleuses qui appartiennent aux trois premières catégories se distinguent par ce fait, qu'elles sont incapables d'abandonner leur métier, ce qui les transforme en récidivistes invétérées. Le vol des voleuses professionnelles est un métier, un moyen d'existence. Le dégoût et la haine du travail les dominent à tel point, qu'elles considèrent le vol comme leur seul salut dans l'existence. Les filles publiques voleuses ont toutes les propriétés de la prostituée en général, mais elles se distinguent de cette dernière par plus d'intelligence, par leur prudence, leur circonspection, leur esprit de calcul et même leur parcimonie. Elles se préoccupent de leurs intérêts et abusent très peu des liqueurs spiritueuses, car elles se rappellent très bien que l'ébriété fait bavarder et peut perdre le criminel. Les psychopathes volent presque toujours par impulsion, par conséquent d'une façon irréfléchie, imprudente et irrésistible.

Toutes les voleuses sont issues de familles pauvres, miséreuses, alcooliques et infirmes.

Voici les données que nous fournit Mme Tarnovsky dans son étude comparative sur les voleuses et les filles publiques : la fille publique s'occupe très soigneusement de son extérieur, elle est gourmande, elle aime le confort et les chiffons, la propreté, les sucreries, elle est très avide de spectacles ; son idéal est d'avoir des distractions le soir, de mettre une belle toilette, de posséder des cartes pour faire la bonne aventure : le travail lui inspire du dégoût et de la haine : son imprévoyance est excessive : elle vit au jour le jour sans penser au lendemain, elle est impressionnable et change rapidement d'humeur, — bavarde, expansive, assez sentimentale, elle manifeste en même temps une absence totale d'origines morales quelconques. — Les voleuses au contraire ne possèdent pas de beauté extérieure, elles se préoccupent peu du confort : les friandises ne les tentent pas énormément et la coquetterie leur fait défaut : la voleuse manifeste plus d'énergie, d'effort et de travail et à la rigueur, ne refuse pas l'ouvrage : ses opinions et ses dispositions d'humeur sont plus stables : elle boit moins : sa franchise est presque nulle : elle est très réservée et soupçonneuse, elle n'aime pas à trop parler. La voleuse nie toujours sa culpabilité même quand elle se fait attraper en flagrant délit. Jamais elle ne manifeste de repentir. Showard cite le cas suivant où l'instinct criminel fut hérité d'un père très vicieux et criminel. Dès l'âge de 5 ans, l'accusée manifesta des instincts vicieux ; elle étonnait sa mère par sa licence qu'aucune mesure corrective ou disciplinaire ne parvenait à vaincre et qui ne faisait que croître avec les ans. A l'âge de huit ans, elle s'adonna au vice ; à l'époque de la puberté elle se sauva avec un jockey qu'elle épousa, mais peu de temps après le jockey fut tué et la fille retourna vers sa mère pour la quitter presque immédiatement et se livrer de nouveau à la débauche, au vol, à l'escroquerie. Par moments elle manifestait des crises d'impulsivité (1).

Bien que selon l'opinion de Lombroso et de Ferrero les femmes se rapprochent de l'enfant, du sauvage et du criminel par les propriétés de leur caractère, Hirsch (2) affirme que le nombre des criminelles-nées est inférieur à celui des criminels-nés. Une diminution aussi sensible dans le nombre des criminelles-nées s'explique par ce fait que la criminalité des femmes donne issue à leurs instincts et penchants vicieux et criminels, dans une activité plus passive, c'est-à-dire la prostitution. La femme qui se prostitue se rapproche beaucoup du type de la criminelle-née. L'organisme de la femme étant plus délicat et moins actif, il est fort naturel que ses instincts criminels cherchent issue dans des manifestations plus tranquilles, telles que le vol et la prostitution.

Dans la grande majorité des cas, la prostitution est

(1) William Lee Howard. A history of a case of heredity. *Médico-légal Journal*, 1896.
(2) Hirsch. Le crime et la prostitution, 1898.

le résultat des conditions sociales et ce sont surtout les suivantes qui jouent un rôle essentiel : la difficulté des mariages, une existence d'intérieur pénible, l'entassement des habitations ouvrières et de celles de la classe indigente, certaines professions comme par exemple celle d'employées aux cafés et restaurants, les crises industrielles, etc. Toutefois, il est impossible de nier qu'un certain nombre de femmes se prostituent même dans les conditions vitales les plus avantageuses, poussées qu'elles y sont par une propriété et une disposition innées. C'est ainsi que pour les femmes en question, la prostitution exprime la même nature vicieuse innée que celle qui se traduit chez l'homme par la criminalité. Blaschko affirme qu'il existe parmi les filles publiques un petit nombre de femmes, qui, grâce à l'anomalie de leurs particularités mentales, sont fatalement prédestinées à ce genre de métier. Ce sont des prostituées-nées qui, placées parfois dans les conditions matérielles les plus brillantes, marchent d'un pas résolu vers leur vocation. Arrachées de leur entourage habituel et placées dans des conditions avantageuses, elles retournent constamment à leur métier malpropre.

Lombroso et Ferrero supposent que la prostituée-née possède tous les éléments de la criminalité congénitale. Si elle ne commet pas activement de crimes, la faute en est à sa faiblesse intellectuelle, ainsi qu'en ce fait que la prostitution lui fournit les moyens de satisfaire tous ses désirs. Les crimes et la prostitution sont les formes dans lesquelles se manifeste la nature criminelle de la femme et de l'homme. Par contre, une union permanente existant entre les filles publiques et les criminels, il arrive que les premières sont souvent les instigatrices de nouveaux exploits criminels et la cause de leur exécution. La débauche et les orgies continuelles, intimement liées à la prostitution, exigent des dépenses et de l'argent ; or, ces derniers ne peuvent être réalisés que par une seule voie, celle du crime.

Les recherches de Lombroso et de Ferrero ainsi que celles de Mme P.-N. Tarnovsky ont prouvé que la criminelle-née et la prostituée-née ont beaucoup de ressemblance par leur organisation. Voici le parallélisme qu'établissent Lombroso et Ferrero entre ces deux classes de créatures humaines : « toutes les deux ont les mêmes défectuosités du sens moral, le même manque de cœur, la même inclination précoce pour le mal, la même indifférence pour l'opinion publique, indifférence grâce à laquelle l'une se réconcilie avec son état de criminelle et l'autre avec sa situation de fille publique; enfin toutes les deux manquent d'économie, toutes les deux sont étourdies, désœuvrées, vaniteuses, toutes les deux ont la passion des distractions bruyantes, de la débauche et des orgies. »

Par conséquent, la prostitution est l'expression spécifique de la criminalité congénitale en relation avec les propriétés de l'organisation. Il va sans dire qu'à l'exemple des criminels, dont un petit nombre seulement représente des criminels-nés, de même les prostituées-nées sont peu nombreuses parmi les filles publiques.

Il existe encore un autre trait d'union entre les filles publiques et les criminels — ce sont des accès de révolte périodiques. à caractère épidémique — tant parmi les prostituées que parmi les criminels. De pareilles émeutes coïncident souvent avec certaines époques, chez la femme par exemple, avec celle de la menstruation. Selon Langdon Down, l'époque des menstrues serait toujours accompagnée d'insoumission, de langage brutal, de procédés grossiers et de mensonges. Nicolson affirme que c'est aux dates qui répondent à la menstruation que l'on peut s'attendre avec le plus de probabilité aux révoltes de tout genre.

Parfois ce sont certaines périodes de l'année et les circonstances qui contribuent à leur développement. Ainsi Miss Carpentier raconte que c'est vers Noël que les détenues se conduisent le plus mal ; pour ce qui est des hommes, les émeutes s'observent le plus fréquemment en automne et au printemps.

Voici à ce propos le récit d'une surveillante : parfois les détenues prévoient leur accès et prient qu'on les enferme dans une maison de correction. Pendant l'accès elles sont terribles et féroces. Elles déchirent et cassent tout ce qui leur tombe sous la main. Plus elles sont jeunes, plus leur conduite est mauvaise. C'est l'âge de 17 à 22 ou 23 ans qui est le plus féroce.

Voici une conversation que Miss Carpentier cite comme exemple :

— Mademoiselle, je vais avoir un accès cette nuit.

— Oh ! non, je suis sûre que vous ne ferez pas cette sottise.

— Et moi, je vous affirme que si.

— Pourquoi ?

J'en ai décidé ainsi, voilà tout. J'aurai un accès et vous vous en convaincrez.

— Est-ce que quelqu'un vous aurait offensée ou dit une parole désobligeante ?

— Du tout. Mais je *dois* avoir un accès. On s'ennuie tant ici. Je suis sûre que la crise viendra.

— Voulez-vous être mise aux arrêts ?

— Oui.

Si l'on ne prend pas de mesures préventives, la crise éclate dans toute sa puissance : les vitres sont brisées, des morceaux de papier ou de toile sont lancés par les fenêtres ou accumulés en tas dans la chambre. Avec l'arrivée des gardiens, une véritable bataille s'engage : on se bat, on s'écrase, on lutte, etc.

De pareilles scènes ont lieu dans les prisons de tous les États et même dans les hôpitaux où les filles soumises sont entassées en grande quantité. Personnellement j'eus l'occasion d'observer deux émeutes semblables dans un hôpital de province.

Le penchant marqué que les prostituées nées manifestent pour le vice et le libertinage est très précoce. Elles y sont poussées par une force irrésistible. Ni un intérieur parfait, ni le confort, ni l'affection et la tendresse des parents ne les tentent. Les menaces, les punitions et la sévérité n'agissent pas davantage. Elles s'adonnent à leur inclination sans raisonner, par instinct, presque fatalement. Russel (1) déclare que de toutes jeunes filles, n'ayant pas encore atteint leur développement physique, sont souvent entraînées dans la voie de la prostitution par leurs penchants vicieux innés et malgré la résistance et l'influence des parents.

Exemple : la fille d'un ingénieur belge, élevée dans

____

(1) RUSSEL. Enquête sur les orphelinats et autres établissements de charité consacrés à l'enfance, 1882.

une pension jusqu'à l'âge de 16 ans, se sauva de la maison paternelle pour fuir à Rotterdam et y entrer immédiatement dans une maison de tolérance. Autre exemple : la fille d'honnêtes et riches bourgeois fut gardée dans une pension jusqu'à l'âge de 18 ans : à sa sortie, elle tomba amoureuse d'un jeune homme. Comme les parents ne consentaient pas à ce mariage, elle se sauva avec son amoureux et devint sa maîtresse. Abandonnée au bout de dix mois, elle entre dans une maison de tolérance dont l'existence lui plaît à tel point qu'elle refuse catégoriquement de retourner à la maison.

Personnellement j'ai connu une famille dans laquelle une fillette de 14 ans, dont la conduite et la morale étaient loin d'avoir été irréprochables dès l'enfance, quitta la maison paternelle pour s'adonner à la prostitution et cela avant d'avoir atteint l'âge de la puberté. On la rattrapa plusieurs fois pour la ramener à la maison et la supplier d'abandonner son existence honteuse mais, au premier manque de surveillance de la part de ceux qui l'entouraient, la gamine prenait la clef des champs et recommençait à faire le trottoir. A 16 ans elle était déjà contaminée de la syphilis.

On pourrait citer de nombreux cas de prostitution précoce mais cela ne suffit pas ; de tels phénomènes démontrent seulement que l'envie de se prostituer peut se manifester dans l'enfance. Les enfants dont il est question sont presque toujours issus de familles dont le système nerveux est profondément taré soit par l'alcoolisme, la syphilis, l'épilepsie, l'idiotisme, soit par l'hystérie, la dépravation, etc.

En étudiant l'organisation des prostituées-nées

Lombroso et Ferrero ont trouvé que l'obtusité de leurs organes sensoriels, ainsi que les anomalies de leur champ visuel sont beaucoup plus exprimées que chez les criminelles bien que cette obtusité et ces anomalies n'atteignent pas le degré d'intensité qu'on observe chez les criminels-nés ; pour ce qui est des réflexes, ils sont toujours affaiblis chez les prostituées, très probablement par suite de l'influence directe qu'exerce la syphilis si répandue parmi elles sur leur système nerveux.

On observe chez les personnes enclines à la prostitution une lubricité intense qui se manifeste dès le jeune âge. Esquirol, Tardieu, Ricardi, Krafft-Ebing, Lombroso et d'autres citent des cas semblables. Cette lubricité précoce et excessive persiste généralement toute la vie et s'allie aux tendances propres à une organisation criminelle. Tel est le type de Messaline, d'Agrippine et d'autres. Pourtant il faut reconnaître à l'honneur du genre humain que de pareils cas de perversion précoce sont rares. C'est ainsi que Ricardi, Sancte di Sanctis et Gurrieri n'ont constaté ce phénomène que dans 9 cas sur 165 (en ce qui concerne les femmes).

L'attraction sexuelle anormale dont il est question fait que les personnes qui en sont atteintes se livrent sans distinction au premier venu. En outre, les personnalités appartenant à la bonne société manifestent encore comme une sorte de sympathie particulière pour leurs inférieurs et se livrent à leurs cochers, aux ouvriers, aux valets, aux ivrognes, aux vagabonds, etc.

Lombroso et Ferrero pensent qu'on peut souvent prouver la présence d'une lubricité excessive même avant l'âge pubère chez des criminelles dont le domaine génital n'offre aucune anomalie. Beaucoup d'entre elles commencent généralement leur carrière par l'abandon de la maison paternelle avec un amant et parmi les nombreux crimes dont leur existence ultérieure est parsemée, la prostitution en est le moindre mais l'inévitable. Leur vie sociale commence par le réveil de leur instinct sexuel ; une sorte de curiosité, une force innée les attire vers le sexe contraire bien plus tôt que les autres femmes : elles attendent des amants, puis les quittent et finissent bientôt par se livrer pour de l'argent. Mais la satiété vient après la satisfaction des premiers élans de passion et depuis ce moment le vice, qui d'abord n'était pour elles qu'une jouissance, devient bientôt un moyen, auquel elles recourent pour assurer leur existence. »

Certaines filles publiques, surtout celles qui sont quelque peu hystériques, font preuve d'une lubricité excessive en paroles et en pensées, alors qu'en réalité ce sentiment est très affaibli : parfois même ces personnes-là ont un véritable dégoût pour le coït et ne cherchent à se satisfaire qu'en paroles ou par des manipulations. Chez quelques-unes ces dispositions varient périodiquement pour faire place à d'autres.

Les personnes qui ne ressentent ni plaisir, ni satisfaction dans les rapports sexuels se livrent aux hommes soit par attachement et pitié, soit par nécessité. Les prostituées-nées ont rarement le sens génital perverti : du reste ce phénomène s'observe moins fréquemment chez la femme que chez l'homme : la raison en est peut-être à ce que la femme est plus réservée et plus dissimulée.

Les prostituées par naissance sont totalement dépourvues de sens moral. La honte, la conscience, le repentir leur sont inconnus ainsi que le sentiment maternel.

Voici la description que nous donne Mme P. Tarnovsky au sujet des prostituées éhontées : le sentiment maternel leur est souvent incompréhensible ; elles avouent franchement que les enfants ne sont qu'un fardeau et que le Seigneur ferait mieux de les reprendre à lui. Quand elles deviennent enceintes, elles font tous leurs efforts pour se débarrasser de ce fardeau inutile.

Il n'est pas rare que les prostituées fassent le commerce de leurs propres filles : elles ne comprennent pas absolument ce que ce fait a de honteux et de malpropre. Mais il arrive aussi le contraire, quand les prostituées aiment leurs enfants, les soignent et ne se ménagent pas pour leur procurer tout le nécessaire. Ce fait est confirmé par Parent Duchatelet et d'autres.

Il est vrai que ce phénomène se rapporte à toutes les prostituées en général, tandis que nous n'avons en vue que les prostituées-nées, dont le sentiment maternel est peu développé, plutôt atrophié. La présence du sentiment maternel s'observe plutôt chez la prostituée par accident, c'est-à-dire chez celle qui fut poussée à la prostitution par des conditions d'existence défavorables et qui par conséquent n'a pas perdu entièrement ce dont la nature doue l'homme ordinaire.

Si nous prenons en considération ce fait que pour la femme la prostitution n'est qu'une compensation et

____

(1) Dr P. Tarnovsky. Étude anthropométrique sur les prostituées et les voleuses, 1889, 87.

une issue à la criminalité congénitale, il nous paraîtra tout naturel que les deux phénomènes mentionnés sont toujours confondus et coordonnés.

En effet les prostituées marquent constamment une tendance à la manifestation criminelle, mais comme leur organisation est plus faible que celle de l'homme, leur criminalité prend aussi une forme moins énergique. C'est ainsi qu'elles sont plus portées à prendre part au vol, aux escroqueries, aux empoisonnements, etc. Voilà l'une des faces de la question. Mais la prostitution et la criminalité sont encore intimement liées sous un autre rapport. Tous les assassins, les pilleurs, les voleurs, les sans-domicile, les chantagistes et les autres genres de criminels sont vivement attirés par les maisons de tolérance et les filles publiques. C'est leur club et leur centre d'attraction. Ils tendent vers ce lieu constamment et infailliblement.

C'est dans la perspective des maisons de tolérance qu'ils commettent leurs crimes, c'est dans ces maisons aussi qu'ils apportent le produit de leurs vols pour y tout boire et tout dépenser. De leur côté c'est pour ces réprouvés sociaux que les filles publiques ont le plus de sympathie. Elles les animent aux actes criminels : souvent ce sont elles qui organisent le plan du crime, qui en donnent l'initiative, qui soutiennent l'énergie, qui ridiculisent et méprisent les irrésolus, qui sont fières des audacieux et de ceux qui ont réussi à exécuter leur délit avec succès.

Les prostituées sont souvent l'âme du crime alors que les criminels n'en sont que les instruments. Tout le produit du vol est mangé et bu ensemble dans des orgies malpropres, dans la débauche et le vice. Les maisons de tolérance servent souvent de refuge aux escrocs, aux voleurs et aux brigands. Il arrive fréquemment qu'après une entente préalable avec son amant de cœur, la prostituée qui pratique son métier seule, attire chez elle des victimes innocentes, auxquelles son amant extorque de l'argent, ou qu'il pille et qu'il tue. Il arrive aussi que les prostituées elles-mêmes dévalisent les poches de leurs visiteurs et que ces derniers gardent le silence afin d'éviter un scandale. Le vol, l'escroquerie et les chantages sont les procédés criminels auxquels la prostituée et ses amis recourent habituellement. Parent Duchatelet raconte que les prostituées sont parfois prises d'une colère intense et qu'elles manifestent alors une force et une résolution surprenantes ; l'originalité des expressions qu'elles emploient pour s'injurier dépasse de beaucoup l'éloquence bien connue des femmes du marché. Sous ce rapport les filles publiques sont incontestablement les proches parentes des forçats qui, selon les récits des spécialistes, se distinguent par des jurons dont la force et l'expression sont hors de tout concours.

L'ivrognerie, la débauche et les orgies sont aussi bien propres aux prostituées qu'aux criminels mais c'est surtout lorsqu'elles sont générales qu'elles procurent le plus de plaisir aux uns et aux autres.

Presque toutes les prostituées sont avides et insatiables : ce trait-là est aussi bien propre aux filles publiques actuelles qu'aux hétaïres et aux courtisans de l'antiquité ; Anaxile avait raison quand il disait que de tous les fauves le plus dangereux est l'hétaïre. Il est rare que les prostituées gardent leur richesse ou fassent fortune ; dans la majorité des cas leur argent ne sert qu'aux orgies et aux débordements : le bien volé s'envole en fumée.

La pudeur ne fait pas défaut à toutes les filles publiques bien que quelques-unes soient vraiment éhontées, mais on peut supposer que ces dernières soient des prostituées-nées.

En ce qui concerne la vie intellectuelle des prostituées, beaucoup d'entre elles sont bien douées et quelques-unes se distinguent même par un esprit vif et entreprenant, par la richesse de leurs raisonnements, par une grande tendance à faire des projets, une inclination pour les affaires de toute sorte et l'originalité de leur esprit, mais nombreuses aussi sont celles qui font preuve de stupidité et d'un développement faible. Par contre elles présentent toutes une défectuosité accusée dans le domaine moral, ce que leur métier même suffit à prouver d'une manière manifeste.

Pourtant malgré le défaut mentionné, les bonnes qualités ne manquent pas toujours aux filles publiques. Parent Duchatelet raconte que dans le malheur elles se consolent et s'entr'aident activement. Si l'une d'elles tombe malade, les autres participent vivement à sa peine, elles se préoccupent d'elle, la font entrer à l'hôpital et y viennent la visiter. Finalement elles font souvent une collecte entre elles pour acheter un vêtement ou des chaussures à celles qui sortent d'hôpital : elles sacrifient souvent des choses qui leur sont nécessaires à elles-mêmes bien qu'elles sachent que ces choses ne leur seront pas rendues ou qu'une noire ingratitude en sera le prix. Gallier dit que malgré leur haine réciproque les prostituées manifestent de la compassion et viennent en aide au premier malheur qui frappe l'une d'elles.

Toutes les prostituées sont superstitieuses et pieuses. La piété n'est pas seulement propre aux prostituées actuelles ; elle le fut aussi aux hétaïres grecques, aux courtisanes romaines et même aux courtisanes et aux maîtresses françaises malgré l'impiété universelle qui régnait à cette époque.

La majorité des filles publiques sont compatissantes envers les animaux auxquels elles s'attachent et qu'elles soignent souvent.

Malgré le changement perpétuel de leurs amants, les prostituées leur sont souvent dévouées sans bornes ; elles supportent sans murmurer les traitements les plus durs, les infidélités manifestes, les supercheries, les coups et les blessures sans que leur amour et leur dévouement animal ne faiblissent.

La gourmandise est un trait de caractère constant chez la prostituée ; toutes elles adorent les friandises, et sont gloutonnes à l'excès ; l'ivrognerie vient se joindre à la voracité. D'après les recherches de Mᵐᵉ Tarnovsky, le chiffre 60 à 68 pour 100 marque le nombre des prostituées qui s'alcoolisent. Toutefois il est difficile de dire quelle est l'influence qui a le plus de prise sur elles : le penchant naturel, l'entourage général ou le fait que les tenancières des maisons de tolérance qui fournissent le manger et le boire les y poussent constamment.

La passion des cartes, du loto et de tous les jeux de hasard est très répandue dans les maisons de tolérance, — moins pourtant que parmi les criminels. La passion du jeu est également propre aux prostituées de basse marque et aux femmes entretenues, aux cocottes de grande marque qui dépensent des sommes folles dans les maisons de jeu fermées, ainsi que dans le bouge ouvert de la roulette et des autres salles de Monte-Carlo qui sont la honte de notre époque. Non moins ruineuse est la passion des toilettes et des parures. Sous ce rapport, les filles publiques et les cocottes veulent toujours être les premières ; c'est pourquoi elles ne ménagent pas la bourse de leurs amants. Cette passion repose sur la vanité qui poussa à certains exploits les prostituées de tous les temps. Malgré cette passion excessive à se distinguer par leurs toilettes et leur recherche, les prostituées ne sont en même temps ni soigneuses, ni économes avec leurs toilettes et une fois leur but atteint elles ne leur accordent plus que leur véritable signification de chiffons inutiles.

« L'oisiveté est ce que la prostituée aime le mieux. L'ennui lui est inconnu : elle passe des journées entières étendue sur son lit ou sur une chaise longue, sans bouger de place, sans remuer un doigt et sans ressentir le moindre inconvénient d'une pareille inertie qui à toute femme normale paraîtrait plus insupportable que le travail le plus pénible. Par contre toutes les prostituées détestent mortellement le travail et ce dégoût est même la cause principale de leur chute et de leur profession : en outre les prostituées sont excessivement avides de distractions de tout genre, de débauche et d'orgies. » (Lombroso et Ferrero, 419.) Mme P. Tarnovsky déclare que les prostituées aiment les stimulants, les plaisirs, les réunions nombreuses, le bruit et toute agitation : elles sont remarquablement friandes de toute espèce de spectacles : elles profitent en même temps de toute occasion pour faire parade publiquement de leurs charmes. Les cocottes de marque supérieure ont la passion des orgies fréquemment unie aux dépenses folles. Par exemple l'une d'elles s'amuse, pendant le souper, à inonder ses visiteurs et sa propre personne avec du vin de champagne, l'autre allume sa cigarette avec des billets de banque, une troisième se procure le plaisir de détruire les précieux présents de ses adorateurs. « La Nana » de Zola nous en offre un exemple frappant.

A ce trait de caractère viennent se joindre la légèreté, l'étourderie et la négligence. Le caractère des prostituées offre des variations brusques ; il est instable et le passage d'une disposition à l'autre est fréquent. Pour ce qui est de la catégorie des prostituées insouciantes, Mme P. Tarnovsky déclare qu'elles se distinguent par une mobilité excessive, par leur bavardage incessant et par un tempérament si vif qu'au moindre prétexte, le plus futile, elles passent du rire aux larmes et vice versa. Citons encore à ce propos les paroles de Parent Duchatelet : il est difficile de se faire une idée de l'étourderie et de la légèreté des prostituées ; il est presque impossible de les forcer à se concentrer sur quelque chose et de suivre le cours de leurs pensées ; la moindre bagatelle détourne leur attention. Tous ceux qui ont observé la prostituée affirment que la plupart d'entre elles ne possèdent pas l'énergie nécessaire pour penser à l'avenir. Selon l'opinion de Mme Tarnovsky, l'avenir n'existe pas pour elles ou du moins elles ne s'en préoccupent guère.

Mentir et tromper voilà ce qui caractérise encore la prostituée (Carlier) ; elles mentent non seulement par nécessité, mais aussi quand il ne s'en présente aucune, sans rime ni raison. L'habitude du mensonge est enracinée dans la prostituée, dit Sancte de Sanctis.

Les observations ont démontré que le principal contingent des maisons de tolérance est formé par des prostituées d'origine basse. S'il se trouve parmi elles des personnes de la classe supérieure, elles sont très peu nombreuses et ne forment que des exceptions. Est-ce que cela signifie que les couches supérieures de la population ne sont pas enclines à la prostitution et ne présentent pas cette branche de pathologie sociale? Pas le moins du monde. Cela signifie seulement que la prostitution des classes supérieures de la population trouve une autre issue et prend la forme d'un autre équivalent. De même que la prostitution est l'équivalent de la criminalité féminine, de même le manque de femmes prostituées appartenant à la classe supérieure doit avoir son équivalent. En effet il s'explique par les mœurs assez dissolues des personnes qui en somme étaient nées pour la prostitution. La cocotte est aussi une prostituée mais alors que cette dernière, c'est-à-dire la simple fille publique est le fruit d'un terrain fertile, d'une terre de labeur et de travail, la cocotte est le fruit d'une existence assurée et heureuse. Les filles publiques se recrutent parmi la population des couches inférieures et moyennes : la cocotte parmi les couches moyennes et supérieures. En considérant le rapport des diverses couches de la population on pourrait croire que le nombre des prostituées de marque n'est pas très grand, mais il va sans dire qu'aucunes données statistiques ne peuvent exister à ce sujet. Pourtant la vie elle-même nous montre que l'équivalent de la prostitution des couches supérieures n'est guère moindre, sinon plus grand et que s'il ne rentre pas dans les cadres de l'armée active, il n'en agit pas moins sur la société d'une manière pire que tout le reste des prostituées.

Pour résumer en somme la ressemblance qui existe entre la criminalité des femmes et la prostitution nous citerons les déductions de Lombroso et de Ferrero.

Chez la criminelle comme chez la prostituée nous constatons les mêmes défectuosités du sens moral, le même manque de cœur, la même tendance précoce au mal, la même indifférence pour l'opinion publique, grâce à laquelle l'une se réconcilie facilement avec son état de criminelle et l'autre avec sa position de fille publique : enfin toutes les deux sont peu économes, étourdies, paresseuses ; toutes les deux ont une vanité excessive et la passion des distractions bruyantes, de la débauche et des orgies. Par conséquent la prostitution n'est qu'une certaine forme dans laquelle s'exprime la criminalité féminine : ensemble elles offrent deux phénomènes analogues, parallèles, intimement fusionnés. Les crimes relativement peu graves, tels que le vol, l'extorsion de fonds. les coups et blessures sont très répandus dans le monde des prostituées. Au point de vue psychologique. la prostituée et la criminelle ne font qu'un et si la première ne commet pas de crime, la cause en est dans sa faiblesse physique, son développement intellectuel borné et surtout ce fait que la débauche lui procure les moyens de satisfaire tous ses désirs ; or, selon la loi de la moindre quantité d'énergie à dépenser c'est ce moyen-là que la fille publique préfère. La prostitution est donc la forme spécifique que prend la criminalité des femmes. Les vraies criminelles dont la conscience est chargée de crimes plus ou moins graves présentent toujours sous quelque rapport des anomalies frappantes et se distinguent par une perversion morale démesurée, qui surpasse de beaucoup celle des hommes, alors qu'au point de vue biologique elles possèdent un caractère purement masculin ; bref, ces criminelles-là sont plutôt des exceptions parmi les femmes. Tout ce qui vient d'être dit confirme encore une fois le fait que la vraie criminalité des femmes s'exprime par la prostitution. De là, il est facile de comprendre pourquoi ce sont toujours les délits peu graves, insignifiants qui dominent chez les prostituées. Étant criminelles par nature, elles suivent le chemin commun à tous les criminels, mais elles n'avancent pour ainsi dire que jusqu'à une certaine limite ; une fois cette dernière atteinte leur criminalité prend une forme particulière, spécifique, celle de la prostitution. Nous avons connu beaucoup de jeunes filles qui, enfants s'adonnaient au vol, devenues grandes, elles abandonnaient totalement cette habitude et se lançaient dans la prostitution.

D'autre part, le fait que les filles publiques ne commettent que très rarement des crimes dangereux au point de vue social ne contredit nullement le point de vue exposé précédemment. Au contraire, malheureusement la fonction des prostituées est même en quelque sorte utile à la société, car elles servent de soupape préventive à la sensualité des hommes et par conséquent de mesure préventive contre les crimes. Nous n'ignorons pas qu'à certains moments le criminel peut devenir un héros ou du moins paraître tel ; il n'en reste pas moins criminel.

Mme Tarnovsky qui étudia les filles publiques d'une façon très minutieuse nous présente un excellent tableau de leur vie spirituelle. A son avis, la vraie prostitution est une manifestation dégénérative. Chez les hommes, la dégénérescence se traduit par la criminalité congénitale, chez les femmes, elle trouve issue dans la prostitution. En étudiant la généalogie des filles publiques le docteur P. Tarnovsky (1) constata une hérédité très accusée. C'est ainsi que dans 82,66 cas pour 100 les parents étaient tuberculeux, dans 44 pour 100 épileptiques, dans 3 cas pour 100 aliénés, dans 10 cas pour 100 apoplectiques, et dans 4o cas pour 100 syphilitiques. Il est naturel que des défectuosités physiques, intellectuelles et morales soient le résultat d'une pareille hérédité.

Selon les propriétés du caractère et de la dégénérescence Mme Tarnovsky divise toutes les prostituées en deux groupes : le premier comprend celles dont la torpeur intellectuelle est plus accusée ; le second celles dont la constitution neuropathique occupe le premier plan. Les deux groupes se subdivisent à leur tour en sous-groupes.

Les prostituées qui ont un défaut d'intellect se subdivisent en celles dont la torpeur et l'abattement sautent aux yeux à première vue et celles dans lesquelles c'est le dérèglement de la vie réflexe qui prévaut.

Les obtuses sont de constitution lymphatique ; elles ont une organisation robuste à formes extérieures grossières, anguleuses : elles sont pâles, molles et replètes. Leurs mouvements sont apathiques, lents et exécutés à contre-cœur. Elles sommeillent constamment et sont indifférentes à tout. Leurs sens algésique et tactile sont émoussés, les réflexes tendineux presque toujours diminués. Elles sont paresseuses, apathiques ; elles

______

(1) P. Tarnovsky. Étude anthropométrique, 188g.

détestent tout mouvement inutile, tout travail et tout effort. Elles ont même de la peine à se laver et à s'habiller. Dans leur domaine intellectuel, on constate facilement une lenteur de réflexion, une lenteur de langage et une lenteur d'action. Elles ne veulent ni penser, ni parler, ni bouger. Elles sommeillent toute la journée. Leurs aspirations sont : le boire, le manger, le sommeil. C'est pourquoi la maison de tolérance satisfait entièrement leurs exigences spirituelles. La pratique de leur profession, sans leur causer de dégoût ou d'ennui, ne leur paraît pourtant nullement séduisante et les rend froides dans l'exécution de leurs fonctions.

Dans la majorité des cas ce n'est pas l'entraînement, mais le manque de réaction, l'inertie qui cause même leur première chute. Il va sans dire qu'elles possèdent une conception très vague du bien et du mal ou que leur horizon intellectuel est plus qu'étroit. La plupart des prostituées abusent de l'alcool ; elles boivent systématiquement et sont constamment dans un état de demi-ébriété. Les filles dont il est question constituent la plus basse catégorie des prostituées.

Les insouciantes offrent un type tout contraire, c'est celui du papillon qui voltige. Elles sont gaies, bavardes, rieuses, plus souvent de bonne humeur : de là leur succès : elles ont de la chance et parviennent plus souvent aux sphères élevées de la prostitution. Elles ressemblent plutôt aux filles publiques françaises et sont peu nombreuses pour cette raison en Russie. Elles sont très vives, causeuses : elles passent constamment d'un sujet à l'autre et d'une disposition à l'autre. Leur rire finit par des pleurs, mais plus souvent encore ce sont les larmes qui finissent par le rire, bien qu'en somme ce soit l'humeur rieuse qui domine. Elles ne sont ni entêtées, ni exigeantes, se contentent de peu, cèdent facilement et se soumettent rapidement aux influences de toute sorte.

Leur franchise est plus qu'intime, bien que dans leurs récits elles s'écartent si vite de leur sujet qu'elles finissent même par l'oublier totalement. Leur esprit vif et agité se borne à l'extérieur des objets et ne pénètre jamais ni son fond, ni son essence. L'avenir n'existe pas pour elles : elles n'y pensent pas du tout. Le présent même se limite pour elles à des moments ; ce qui les suit ne présente plus d'intérêt. Elles ne peuvent sacrifier même leurs petits plaisirs à de grands avantages futurs. Naturellement tout cela parle en faveur de la faible action de leurs centres régulateurs.

Les prostituées à constitution neuropathique offrent aussi deux variétés : le prototype des unes est l'hystérie : celui des autres est l'insanité morale.

Les prostituées hystériques présentent tous les caractères habituels de l'hystérie : la fausseté, la dissimulation, le penchant pour le vol, un changement brusque d'opinions, d'humeur, d'affections, l'amour de la pose porté au point de se faire du tort à soi-même : en outre, presque toutes les prostituées de ce groupe ont l'instinct génital très exalté. Beaucoup d'entre elles perdent leur virginité à l'âge de douze ou treize ans, avant l'époque de la menstruation. Quelques-unes sont instruites, aiment en quelque sorte la poésie, les fleurs, etc. D'autres se livrent à la joie de toute leur âme, aiment les réunions, les bals, le bruit, la cohue et les spectacles.

Enfin, vient le quatrième groupe constitué par les éhontées, c'est-à-dire des personnes congénitalement défectives au point de vue moral : leur effronterie s'allie souvent à une naïveté inconsciente. Parfois elles sont très femmes, jolies, prévenantes : en ce cas, leur cynisme perce souvent dans des idées et des procédés les plus primitifs : tout cela se fait inconsciemment, par une incompréhension innée des éléments anti-moraux.

IX

LA PATHOLOGIE DE LA CRIMINALITÉ

Que faut-il entendre, au point de vue juridique, par état normal de la vie mentale ? D.-A. Dril (1) prend pour type de l'homme normal sociable, un degré strictement défini, minime d'harmonie entre toute la structure psychophysique de l'individu et les conditions d'existence de la société ambiante, degré indispensable pour être indépendant au sein de la société. C'est là un minimum d'adaptation à l'existence libre au milieu d'un groupe d'individus, condition sans laquelle la vie sociale devient impossible. Si les actes de n'importe quel criminel ne sont pas la simple conséquence d'un concours de circonstances particulièrement défavorables, si le criminel lui-même n'est affecté d'aucune forme d'aliénation mentale, dans le sens propre du mot, il présente au moment de l'exécution de son crime un organisme vicieux plus ou moins stable qui se manifeste extérieurement par des actes parfaitement d'accord avec les vices de l'organisation qu'ils expriment. C'est là l'opinion d'un juriste. Voyons maintenant l'opinion d'un médecin, de

(1) D.-A. Dril. Le criminel mineur, 1884, 6, 89.

M. Despine notamment. « En analysant l'état psychologique des criminels, nous pouvons facilement constater leur anomalie ; cette dernière se traduit par la facilité avec laquelle les criminels cèdent aux impulsions qui doivent inspirer à tout homme moral un dégoût insurmontable. Cette infirmité morale doit être distinguée de la démence ordinaire : les criminels jouissent de la santé physique et leur état psychique n'est pas enclin à empirer comme celui des aliénés ; il serait donc déraisonnable de les interner dans les maisons de fous. De même on ne peut constater d'irrégularité dans leurs fonctions intellectuelles, car bien que la majorité des criminels soient bornés au point de vue de l'intelligence, il y en a pourtant qui sont très cultivés, des esprits forts, capables de former des entreprises et des projets spirituels. L'infirmité des criminels est du domaine de la morale. »

Le Dr Virgilio trouve que les criminels appartiennent à la catégorie des individus qui présentent une déviation pathologique du type humain normal : cette déviation a des points de contact avec le dégénéré aliéné ; toutefois, les criminels ne sont pas des malades auxquels on peut administrer les médicaments qu'on prépare dans les pharmacies.

Les opinions mentionnées de Despine et de Virgilio établissent un certain lien et une certaine parenté entre la criminalité congénitale et les affections mentales et nerveuses, l'alcoolisme (Morro), les scrofules et la tuberculose (Virgilio), etc.

Selon l'opinion de Maudsley, les criminels-nés sont très disposés à la folie.

Sepilli et Tamburini font observer qu'en même

temps les criminels-nés font souvent preuve d'obtusité morale. Winslow établit un lien étroit entre la criminalité congénitale et l'idiotie morale. Nicolson porte son attention sur ce fait, que les criminels sont fréquemment enclins aux accès de colère et de violence, à la peur nocturne et à la perversion du raisonnement. Après avoir noté la parenté qui existe entre le crime et la folie, Maudsley fait ressortir ce fait qu'une zone mitoyenne se trouve entre les deux : à l'un de ses bords, c'est la perversion qui prédomine et alors le degré de folie est moindre : à l'autre, c'est la folie qui domine l'insanité morale. Selon Despine, bien que le criminel ne soit pas un aliéné et que sa place ne soit pas dans la maison des fous, il doit pourtant être soumis au traitement, ne fût-ce que dans un établissement pénitentiaire. Si grand que soit l'intellect, il ne peut annuler le préjudice que cause l'insensibilité morale à la vie mentale et au libre arbitrage. En outre, une grande intelligence sert au criminel, en ce sens qu'elle contribue à la justification de ses actes immoraux. Pourtant Féré est de cette opinion que la criminalité et le génie ne peuvent jamais fusionner ; il est vrai que les deux phénomènes sont également des manifestations dégénératives, mais alors que la criminalité est une dégénérescence d'ordre inférieur, le génie est une dégénérescence d'ordre élevé. La criminalité se combine aux autres phénomènes de la dégénérescence, mais à ceux qui sont les plus inférieurs et qui mènent l'espèce humaine à la disparition.

Au congrès de criminologie qui eut lieu à Bruxelles, Telgersma exprima cette opinion qu'il reconnaît l'exis-

tence d'un criminel-né qui, par ses symptômes cliniques, s'allie intimement aux différentes formes des
troubles moraux, particulièrement aux psychoses
dégénératives, mais il n'admet pas que le crime soit
une manifestation atavique ou épileptique.

Au congrès de Paris, Bertillon fit remarquer qu'on
observe souvent chez les criminels des signes extérieurs; mais ces signes ne sont pas les stigmates spéci-
fiques du « type criminel », ce sont des signes de
dégénérescence et d'un développement faible qui em-
pêchent leurs possesseurs de réussir dans la lutte pour
l'existence. Lacassagne déclara aussi qu'on observe
plus fréquemment des stigmates dégénératifs chez les
criminels et que ces derniers sont des êtres inférieurs,
généralement issus de classes sociales placées dans de
mauvaises conditions.

Du moment qu'il est question de dégénérescence, il
est fort important de rappeler à ce propos l'opinion d'un
grand savant dans la question de la dégénérescence.
Morel affirmait que les personne qui, dès leur naissance, marquaient une déchéance physique, intellectuelle et morale, ne ressemblent à personne : elles se
ressemblent les uns aux autres et présentent des types
qui forment dans l'espèce des races et des variétés
pathologiques.

Par conséquent, il suit de cet aperçu que le criminel
organique n'est pas un être normal, vu que conformément à son organisation il ne peut vivre de la vie des
autres, il ne peut s'adapter aux conditions de la vie
habituelle, car il sent, pense et agit autrement. Son
système nerveux central est autrement organisé que
celui du reste des hommes; c'est pourquoi ces derniers

vivent et agissent d'une manière différente. Pourtant le criminel organique n'est ni un aliéné, ni un fou. C'est un être sui generis.

Lombroso, qui prit le plus à cœur la question de l'homme criminel, affirma d'abord que la criminalité congénitale est une manifestation atavique, c'est-à-dire qu'un individu donné est privé dès la naissance des propriétés mentales élevées qui distinguent l'homme cultivé et qu'en même temps ces dernières sont remplacées d'une manière très vive et très accusée par toutes les qualités inférieures des hommes primitifs, des sauvages ; pour cette raison, l'homme criminel se rapprocherait davantage du règne animal que de l'homme civilisé.

Finalement, cette doctrine fut reniée même par son fondateur et je ne saurais dire au juste quelle est l'opinion actuelle de Lombroso à ce sujet.

Le point de vue qui consiste à considérer l'homme criminel comme un type pathologique fut également repoussé et réfuté, surtout au congrès de Paris, par Magnan et d'autres. Au même congrès, il fut clairement établi par le rapport du Pr Zernoff, par Bordier et d'autres anatomistes de valeur que l'homme criminel n'est pas un type physique car il n'existe aucune combinaison de stigmates physiques d'après laquelle on puisse faire ressortir et soutenir un pareil type.

En outre des personnes extrêmement consciencieuses qui observèrent le monde des prisons telles que Despine, Virgilio et d'autres affirment carrément que l'homme criminel peut être débile, faible, infirme sans manifester rien de précisément pathologique ; c'est le type moral *sui generis* qu'on ne peut étudier comme tel qu'au point de vue mental.

Tout en repoussant la théorie atavique et celle des modifications pathologiques du cerveau, il nous reste à nous joindre à cette opinion qui voit dans la *criminalité congénitale une manifestation dégénérative*. Tout porte à croire qu'il en est réellement ainsi. Or, comment la dégénérescence s'exprime et se manifeste-t-elle ?

Le cerveau est l'organe de la vie mentale. Son étude anatomophysiologique a prouvé qu'il est constitué de deux parties principales, c'est-à-dire d'une couche corticale et de nœuds sous-corticaux. La couche corticale est l'organe de la fonction spéculative consciente, les nœuds sous-corticaux sont les centres des impressions et des sensations. Mon maître de génie, le Pʳ Meynert, établit la loi suivante : il existe un antagonisme permanent entre la couche corticale et les nœuds sous-corticaux bien que ce soit l'activité de la première qui domine les seconds. Mais si pour une raison quelconque, le potentiel de la couche corticale faiblit et la puissance de ses manifestations diminue en même temps que la fonction des centres modérateurs et régulateurs qui sont sous sa dépendance, la fonction des nœuds sous-corticaux s'accentue, elle devient la plus forte, la mieux exprimée dans l'économie. C'est ce qui arrive pendant le sommeil, dans les diverses intoxications qui altèrent surtout l'activité des centres conscients, c'est ce qui arrive encore dans les différents processus pathologiques qui diminuent l'activité de la couche cérébrale corticale.

La domination des centres sous-corticaux produit des modifications très accusées surtout dans le domaine moral de l'homme, de ses impulsions, de son caractère, de ses instincts : ces modifications le distinguent de lui-même s'il est adulte et de tous les êtres normaux.

Ces modifications fonctionnelles peuvent exister dès la naissance, apparaître dans l'enfance, c'est-à-dire dans la période d'éducation et de formation du caractère et chez l'adulte. Il est incontestable qu'au point de vue hiérarchique les centres corticaux ou ceux de la vie consciente seront les supérieurs, alors que les centres sous-corticaux ou ceux de la vie animale, des instincts organiques leur seront inférieurs. L'affaiblissement fonctionnel des centres supérieurs, pensants fait naturellement que les centres inférieurs deviennent les principaux régulateurs ; en ce cas, les instincts de la vie animale seront les plus accusés dans le caractère et le domaine moral de l'homme.

Le cerveau humain offre une quantité de substance ou de matière plus ou moins invariable qui développe en conséquence une quantité d'énergie ou de force correspondante ; or cette dernière représente le total de la vie mentale. Conformément à ce qui vient d'être dit cette force est représentée par deux quantités : la vie consciente ou spéculative et la vie des instincts, des sentiments et des sensations : il va sans dire que chacune de ces quantités se subdivise à son tour ou comprend des facultés et des manifestations isolées. C'est ainsi qu'on peut représenter la vie mentale de l'homme par la formule suivante : $A = B (a + b + c + d....) + C (o + p + q + r... x)$: A représente le cerveau, B désigne la vie consciente dans ses diverses manifestations, C désigne les sentiments, les sensations et les instincts. Chez l'homme normal actuel le rapport des deux potentiels égale toujours $B > C$, ce qui signifie que la conscience domine toujours le domaine des sentiments, des sensations et des instincts. Mais il arrive que les parties constituantes de B sont modifiées et affaiblies dès la naissance ou par suite de processus pathologiques quelconques ; en ce cas, la quantité C dominera naturellement la première et la formule de la vie mentale sera $A = B' (a' + b' + c'\ldots + n) + C (o + p + r\ldots + x)$.

Il est évident que la prédomination de la quantité C est une conséquence naturelle de l'affaiblissement de la quantité B. Le total reste le même mais la distribution change en portant surtout sur la vie inconsciente, instinctive. Il arrive aussi que la prédomination particulière de C est primitive soit dès la naissance soit sous l'influence de l'éducation. En ce cas la formule sera la suivante : $A = B (a + b + c\ldots + n) + C' (o' + p' + r' + x')$. Ce seront alors les instincts qui prévaudront et l'homme se rapproche davantage par son caractère et ses propriétés du règne animal que du domaine spirituel et divin.

Le rapport de deux potentiels B et C sera renversé, c'est-à-dire représenté par B < C. Dans certains cas, rares il est vrai, le potentiel B est si grand sous l'influence de propriétés héréditaires et d'une éducation morale sévère, que la quantité C est à peine marquée : ce sont les cas où les intérêts spirituels et les convictions de l'homme sont si puissants qu'ils annulent presque entièrement les manifestations instinctives et les sensations. Naturellement, ces cas-là sont très rares. Le développement des forces mentales, des intérêts intellectuels et des manifestations conscientes est un état récent, le résultat d'une évolution et d'un perfectionnement séculaires ; c'est pour cette raison aussi qu'il est le moins stable, le plus sujet aux altérations.

L'anatomie comparée du système nerveux central (dans le règne animal) a montré que son organisation est moins compliquée chez les animaux inférieurs ; elle s'y limite à des cellules noduleuses ou à un système nerveux sympathique noduleux. Au fur et à mesure que l'organisme animal se perfectionne et se complique, le système nerveux évolue ; les organes sensoriels font leur apparition, puis la moelle épinière et enfin l'encéphale. C'est dans la classe des vertébrés que le système nerveux central atteint son plus complet et son plus parfait développement : les vertébrés possèdent un encéphale, une moelle épinière et un système nerveux sympathique. Mais chez divers animaux ces parties sont constituées et développées différemment : — une constitution et une disposition différentes du système nerveux central sont propres aux divers genres, familles et espèces. On observe deux particularités typiques : 1) En relation avec le genre d'existence de certaines espèces, différentes parties de leur système nerveux central sont plus ou moins développées : c'est ainsi par exemple que les animaux fouisseurs ont les corps lenticulaires très développés : les animaux à olfaction fine les lobes olfactifs, etc. ; bref, conformément aux particularités de la vie de l'animal les diverses parties du système nerveux central sont les unes plus développées les autres moins ou même pas du tout ; 2) le plan général du système nerveux central se perfectionne conformément à l'évolution des vertébrés en suivant une progression qui va des organismes inférieurs aux animaux supérieurs ; c'est chez l'homme que l'encéphale atteint son plus haut degré de perfection. L'homme est le couronnement de la création. C'est le roi de l'univers. Il est naturel que l'être le plus parfait possède le plus parfait des systèmes nerveux, ce dernier étant l'organe de la puissance qui l'élève au-dessus de toute l'existence terrestre et le rend le souverain de l'univers. C'est justement ce qui a lieu.

Par conséquent l'évolution de l'organisation animale est progressive, séculaire ; elle remonte successivement toute l'échelle zoologique pour arriver à l'homme. La perfection de ce dernier ne consiste ni en son volume ni en sa force qui le rendent le plus puissant parmi les animaux mais en son savoir de vaincre et de dominer la nature en profitant des lois mêmes de cette dernière. Sa force et sa puissance sont dans son esprit ; or ce dernier est la manifestation de son cerveau plus parfait et plus capable que celui de toutes les autres créatures du globe terrestre.

Donc, l'anatomie et la psychologie comparées de tout le règne animal nous montrent que l'organe de la vie mentale évolue, se précise et se perfectionne peu à peu, progressivement, à travers les siècles et les milliers de siècles avant d'atteindre son plus haut degré de perfection.

Mais chez l'homme même cette évolution est progressive, ne se fait pas d'un coup mais par efforts. Chaque homme pris en particulier répète jusqu'à un certain point l'histoire évolutive du globe terrestre. L'embryologie nous enseigne que le système nerveux central du fœtus est loin d'être parfait et qu'il n'évolue que progressivement, peu à peu. Aux cellules noduleuses viennent se joindre les nodosités de la moelle épinière puis l'encéphale proprement dit. Le nouveau-né même ne possède pas encore un encéphale entièrement bien conformé : cette conformation ne s'achève que progressivement tant par l'évolution des différentes parties de l'encéphale, que par sa pénétration progressive de connaissances et de renseignements jusqu'à ce qu'à l'âge de 3o à 4o ans cette évolution n'atteigne son point culminant. Ce point culminant est caractérisé par la structure anatomo-chimique la plus parfaite des éléments nerveux qui entrent dans la constitution du système nerveux central, par les connaissances les plus entières et parfaites, par les actes les plus harmonieux et les plus raisonnables.

L'histoire du développement est en quelque sorte celle de l'humanité entière dans laquelle nous pouvons aussi bien constater une période embryonnaire, une période infantile, l'adolescence, la jeunesse et l'âge mûr de son existence actuelle. Il est naturel que la structure et le potentiel nerveux de l'humanité n'ont pas été les mêmes dans toutes les périodes de son histoire, qu'ils ont subi différentes modifications, qu'ils se sont perfectionnés, qu'ils ont évolué jusqu'à ce qu'ils n'aient atteint le sommet du vingtième siècle.

Si l'histoire de l'homme répète l'histoire de l'évolution de tout le règne animal, l'histoire de l'humanité répète celle de l'homme.

Si nous observons l'état actuel de la vie mentale de l'homme nous constatons pourtant que sur différents points du globe terrestre, il est loin d'être le même actuellement. Au contraire, l'homme actuel représente clairement l'histoire de l'humanité. Bien que nous soyons les peuples les plus parfaits, les plus humanitaires, les plus moraux, tels que les Slaves, les Français, les Allemands, les Italiens, les Américains du Nord, nous possédons à nos côtés des peuples primitifs comme par exemple les Esquimaux, les Tchouktchi, les habitants de l'Afrique centrale, etc. L'homme actuel est réellement le modèle et le représentant vivant de l'histoire de l'humanité.

Mais cela ne suffit pas. Si nous prenons chaque peuple en particulier, nous voyons souvent dans ces diverses couches la manifestation de l'histoire de sa civilisation, de sa morale et même, à un certain point, de ses propriétés perceptives. En quoi donc la différence de la genèse de l'homme existe-t-elle?

Nous savons que l'encéphale est l'organe de la vie mentale. Il est évident que plus il est parfait plus sa puissance et ses manifestations mentales sont parfaites. La couche corticale est l'organe de la vie consciente : mieux elle est constituée, plus ses manifestations sont parfaites. A ce point de vue-là, la structure de la couche corticale du Français, de l'Allemand, de l'Américain du Nord, du Russe, de l'Italien, etc., doit être plus compliquée et plus parfaite que celle des Esquimaux, du Mingrèle, du Svanète, des Papouas, etc. Mais il n'en est rien. L'expérience a prouvé que la structure macroscopique du cerveau des hommes de génie ne se distingue presque pas de celle des hommes qui appartiennent à la moyenne, ou qui lui sont même inférieurs.

Par conséquent, la supériorité des hommes intellectuellement et moralement plus développés que les autres ne doit pas consister en la perfection macroscopique, mais en la perfection microscopique, moléculaire et chimique. La culture séculaire de l'homme consiste justement en ce perfectionnement raffiné des éléments du système nerveux central, perfectionnement qui distingue l'homme des individus non cultivés et non civilisés. De même que nos organes sensoriels perçoivent l'infini au moyen d'instruments physiques, tels que le microscope, le télescope, le téléphone, etc., et non pas grâce au développement physique des organes de sens, de même notre système nerveux central ne se perfectionne pas macroscopiquement, mais microscopiquement et dans la constitution chimique de ses éléments nerveux.

Les organismes les plus anciens et les plus simples n'avaient qu'un seul but dans la vie : celui de conserver leur propre organisme et la reproduction de leur genre par voie génitale. C'est le principe le plus élémentaire et le plus ancien de la genèse, bien plus ancien que l'existence du genre humain et même celle de beaucoup d'autres espèces zoologiques. La nutrition, la conservation de l'organisme et la reproduction de ses semblables, voici l'alpha et l'oméga de l'existence de ces organismes, auxquels l'amour de la descendance vient bientôt s'ajouter. La chair de ma chair, le sang de mon sang étant la continuation de mon *moi* me sont aussi chers que moi-même. L'amour de soi se transforma en amour de soi dans l'avenir, c'est-à-dire dans ses enfants, et fit le premier pas vers l'amour du prochain. Petit à petit la nécessité de se grouper en troupeaux se fit aussi sentir dans le règne animal : le principe de conservation personnelle s'étendit et se transforma en celui de la conservation et de la protection des intérêts d'autrui, ces dernières garantissant mieux la conservation individuelle. Ce sentiment-là est la première manifestation de la sociabilité; elle a cru et elle s'est perfectionnée progressivement suivant pour ainsi dire le perfectionnement de l'organisation. Elle est considérablement marquée chez les singes et encore mieux exprimée chez l'homme.

Dans divers peuples et à diverses époques, le sentiment de la sociabilité s'est manifesté d'une façon très variée. Son couronnement, son idéal a été créé par la formule suivante : « Celui-là sait aimer qui donne son âme pour son prochain. » Toutefois cet idéal ne se réalise que dans certains hommes : la majorité se contente de la formule suivante : « Aime ton prochain comme toi-même. » Encore cette formule morale incomplète est-elle loin d'être universelle. Il existe en même temps d'autres formules telles que : œil pour œil et dent pour dent, ou bien : homo homini lupus est. Les formules morales plus parfaites sont créées par le temps ; c'est le produit d'une longue évolution de la culture de l'homme et de la perfection de la structure et de la substance des éléments nerveux.

Ainsi l'état le plus parfait des éléments nerveux qui entrent dans la constitution du système nerveux central donne le développement le plus parfait des facultés intellectuelles et l'état le plus élevé des origines morales qui se traduisent dans les actions et les actes. Si nous observons des nations qui semblent avoir atteint l'apogée de la culture tout en manifestant des instincts rapaces et des impulsions bestiales, qui les poussent à dévorer les peuples plus faibles par culte du veau d'or et pour vivre selon le principe homo homini lupus est, les phénomènes mentionnés servent à exprimer l'inexorabilité de la loi de la dégénérescence et des métamorphoses contraires qui sont propres aussi bien à l'individu qu'à des peuples entiers.

Il faut distinguer en l'homme la morale intellectuelle qui se traduit par ses opinions et ses convictions et la morale instinctive qui se manifeste dans ses impulsions et ses instincts. Il y a des hommes qui prèchent très bien la morale intellectuelle tout en pratiquant eux-mêmes une morale animale.

Nous disons donc que l'état le plus élevé des centres nerveux et de leurs fonctions est une manifestation de date récente, une création des dernières couches de la civilisation. Étant la plus jeune, elle est aussi la moins stable, la plus sujette à la disparition sous l'influence de causes pathologiques et défavorables diverses.

Voici pourquoi dans toutes les affections mentales, les intoxications, les excès, etc., on observe avant tout l'altération de la sphère morale et celle du caractère. On observe la même chose dans les états de dégénérescence et surtout dans celui qui est connu sous le nom de criminalité congénitale. Les individus en question héritent d'un système nerveux central dont les centres modérateurs et régulateurs sont affaiblis ; en ce cas, les centres des instincts animaux inférieurs augmentent leur activité et dirigent les actes et les agissements de l'homme.

L'homme possède deux systèmes nerveux : le système nerveux central qui comprend l'encéphale et la moelle épinière, et le système du grand sympathique. Le second est le plus ancien, le premier est de date plus récente. Le second est la propriété des organismes les plus inférieurs ; le premier apparaît chez les organismes plus parfaits. Les fonctions du second comprennent la conservation favorable de l'individu et sa reproduction ; les fonctions du premier sont d'ordre social. La culture a consisté dans la lutte de ces deux origines : l'homme actuel est parvenu à subordiner le système animal au système conscient. Mais le premier n'en est pas moins très fort et dès que l'activité corticale faiblit pour une raison ou pour une autre, l'activité des centres sous-corticaux, celle du système sympathique et celle des instincts animaux surnagent dans toute leur puissance.

Arrêtons-nous quelque peu aux fonctions du système sympathique et à l'influence qu'il exerce sur les manifestations mentales qui se traduisent par des actes. Parmi les fonctions du système sympathique, celle de régler la nutrition organique est la plus importante. La nutrition est la base de la vie. Une nutrition insuffisante ou irrégulière mènent l'organisme aux troubles, à l'épuisement, à la faiblesse, au marasme ; en même temps les fonctions de toutes les autres parties de l'organisme — et le système nerveux est de ce nombre — deviennent irrégulières et présentent différentes anomalies. La conservation de l'équilibre nutritif est si stable dans la nature que l'homme et les animaux s'en préoccupent peu, car l'organisme possède par lui-même des indicateurs automatiques.

Le moment quand la nutrition doit être soutenue est indiqué par le sentiment de la faim : celui de la suffisance de l'alimentation est marqué par un sentiment de plénitude et de satiété. La faim est une sensation désagréable dont l'organisme s'efforce de se défaire alors que la sensation de plénitude est agréable : pourtant la nature ne permet pas d'en abuser, car si l'homme essayait de prolonger ce plaisir outre mesure, le sentiment de plénitude céderait la place à celui très désagréable de la satiété.

Ainsi, l'un des actes vitaux organiques les plus importants, c'est-à-dire l'équilibre de la nutrition et de l'existence même est un acte automatique. Personne n'y pense et ne s'en préoccupe d'avance. La pensée de se rassasier vient en même temps que la sensation de la faim et cesse avec le sentiment de plénitude. Dès que ce dernier paraît, l'homme cesse son alimentation et l'oublie jusqu'à un nouvel accès de faim. C'est là le rapport habituel de l'homme ordinaire envers l'alimentation. Il arrive encore, mais rarement, que les intérêts sociaux supérieurs, la vie corticale consciente de l'homme sont interrompus, arrêtés un certain temps par le sentiment conscient de la faim, mais ils reprennent leur cours sitôt l'homme rassasié. Il est hors de doute que cet acte important de la vie n'est pas l'essentiel dans la vie consciente de l'homme civilisé ; il n'est que subordonné, si subordonné même qu'il peut être comprimé dans une mesure considérable, repoussé, remis à plus tard, oublié et même amené à un minimum insignifiant. De pareils cas où un acte de la sphère intellectuelle, un acte des centres supérieurs asservit entièrement les sensations sont possibles bien que rares. En voici un dans lequel le savant hongrois Montelli servira d'exemple. Pénétré de la soif de savoir, ce savant se décida à parcourir toute l'Europe à pied et de tout voir. A Paris, il dormit dans une caisse, se nourrit de pain, de pommes de terre et d'eau, se refusait l'usage du linge et s'adonnait tout le temps à la science. Un morceau d'aliment en plus troublait son organisme, un seul verre de vin produisait des phénomènes fébriles. Au moment de l'assaut de Paris, des bombes ennemies commencèrent à pleuvoir dans le jardin de Montelli. Quand on vint le prévenir du danger qui le menaçait, on le trouva en train de résoudre un problème quelconque. Ce nouveau Diogène leva la tête avec humeur et répondit : « Qu'est-ce que ces bombes ont de commun avec moi? Laissez-les tomber et laissez-moi tranquille. »

Pourtant de pareils ascètes sont rares dans l'univers.

Beaucoup plus nombreux sont ceux pour lesquels le sentiment de plénitude et le processus même de l'alimentation sont un acte sacré. Ils ne font que penser à ce qu'ils mangeront et comme ils mangeront. Les repas sont pour eux bonheur et volupté. Ils mangent lentement et jouissent de leur rumination : ils pensent longuement au menu de leurs repas et à la manière de préparer les plats. Au seul aspect des choses comestibles, ils ressentent un sentiment de faiblesse et de volupté. Par tous les moyens possibles, ils s'efforcent de prolonger la sensation de plénitude, ils recourent à des moyens artificiele pour l'évacuation de l'estomac et recommencent à le remplir. Ils souffrent, tombent malades à force de manger, mais cela ne les arrête pas. La gloutonnerie et la gourmandise sont leur idole. Ils ne font que penser au manger et emploient tous leurs efforts à parvenir à ce but. Ils vendent sans hésitation leur conscience, leur honneur, leurs intérêts sociaux, recourent aux faux, aux escroqueries et aux autres délits civiques dans le seul but de contenter leur ventre. Leur instinct animal tient la première place, remplit leur vie intellectuelle consciente et devient l'objet le plus important de leur existence.

Les gloutons et les gourmands deviennent les esclaves de leur propre instinct, se transforment en animaux, perdent toute dignité humaine qui les rapprochait de la divinité et prennent l'aspect d'animaux inférieurs à physionomie humaine. Bien qu'ils occupent parfois un rang et une position élevés dans la société humaine, ces individus sont des êtres inférieurs. Leurs connaissances, leur instruction, leur préparation spéciale ne servent qu'à la gloutonnerie. Très fréquemment les personnes mentionnées deviennent criminelles bien que leur criminalité soit passive.

Ils sont toujours prêts à vendre leur conscience, à mentir, à donner de faux témoignages ou des pots-de-vin, toujours prêts à l'escroquerie, aux faux, à la trahison des intérêts de l'état; mais en même temps ce sont de lâches poltrons, incapables d'un crime agressif. Le sentiment voluptueux que donne la plénitude gastrique ne mène pas au meurtre, mais la faim peut y pousser facilement. La faim est un malheur, la gloutonnerie **un** grand vice. Les crimes dus à la première restent souvent impunis par suite de la nécessité sans issue qui y pousse : les crimes dus à la seconde fondent constamment dans le milieu dissolu de l'existence actuelle.

La gloutonnerie et la gourmandise sont presque toujours héritées, parfois elles s'associent à des connaissances parfaites et à une large instruction : malgré cela elles asservissent l'esprit, le remplissent totalement et transforment l'homme en animal dont les instincts inférieurs deviennent si forts qu'ils dépriment l'intelligence, l'accaparent, l'asservissent, dirigent les actes et les agissements des individus dont il est question.

Ce qui vient d'être dit au sujet de la gloutonnerie pour le manger peut également se rapporter à la boisson. La soif est l'indicateur de la consommation des liquides, le sentiment de plénitude indique également que la consommation est suffisante. La soif peut être désagréable, son apaisement agréable. On boit l'eau, le lait, le vin. Le dernier devient souvent l'objet d'une passion qui asservit la raison et transforme l'homme pensant en un être semblable à la bête sauvage. Il n'est question ici ni des alcooliques par excès (les dypsomanes), ni des alcooliques habituels.

Les uns et les autres rentrent dans les états pathologiques et dans le domaine de la psychopathologie. Je ne parle que de ceux qui pareils aux gloutons savourent l'ingurgitation du vin. Ils boivent le vin presque goutte à goutte, le savourent, méditent au sujet de son goût, l'aspirent des lèvres et s'approfondissent entièrement dans une gorgée de cette liqueur. Beaucoup d'animaux pareils boivent peu de vin, mais du vin cher et vieux. Pour posséder ce vin ils vendent souvent leur conscience et transforment leur personnalité en bête vivante dont les centres spéculatifs sont asservis par ce vil instinct qui le rapproche de l'animal. Leur système sympathique prend le dessus sur les centres corticaux et les force à travailler pour lui.

La passion du jeu aux cartes, aux dés, à la roulette asservit de même les facultés spirituelles au point de les obscurcir entièrement, au point de perdre toute conscience des choses et en arriver au crime. En voici un exemple cité par Legrain.

Un homme instruit et raisonnable, D..., est chargé d'hérédité pathologique des générations précédentes directes (père et mère). Un jour il fut pris du désir irrésistible de jouer. Depuis ce moment il se livra entièrement à sa passion, il lutta contre elle, lui résista, se tourmenta, tout fut en vain, la passion prit le dessus et il continua à jouer. Un jour il fixa à son correspondant une entrevue à Lille. En route son train en croise un autre qui revient à Paris; aussitôt saisi par la passion invincible du jeu, D... oublie tout et rentre à Paris où il se dirige directement au cercle des joueurs. Quand il manquait de partenaires, D... payait souvent les domestiques pour continuer la partie.

Mais l'instinct génital est un facteur incomparablement plus fort dans la vie animale de l'homme, facteur qui agit puissamment sur son moral. C'est un jet vital qui conformément à ses qualités éclaire et ennoblit l'organisme dans lequel il pénètre ou le trouble et le rend impur en l'abaissant au niveau de l'état bestial. Le réveil de l'instinct génital a généralement lieu de 11 à 16 ans mais il arrive des cas où il très précoce, qu'il apparaît de 3 à 5 ans : en ce dernier cas il aboutit généralement à de mauvaises conséquences : d'autres fois son réveil est tardif par exemple à 20 ou 22 ans, parfois même il n'a pas lieu du tout.

En pénétrant dans la vie mentale de l'enfant innocent et pur qui vit de l'existence de la famille et du foyer, cet instinct se place dans les meilleurs cas à la base du sens social en allumant l'amour du prochain, de l'humanité, le culte du beau, la compassion, la pitié, le soutien de tout ce qui est faible et opprimé; il éveille le sentiment du sacrifice de soi-même et du renoncement de sa propre personnalité au profit d'autrui.

Ce n'est qu'avec le temps, le développement et l'affermissement de l'organisme que la passion animale se fait peu à peu pour servir à la loi de la reproduction et de la conservation de l'espèce, non seulement dans le sens large et élevé du mot, mais encore dans le sens spécial, étroit. En tout cas si les conditions sont favorables l'instinct génital transforme la bête humaine en créature humaine en lui donnant l'aspect divin, en l'élevant et le rapprochant de la divinité.

Mais il arrive des choses bien pires. Dès le commencement et jusqu'à la fin de l'existence l'instinct génital se manifeste sous forme de passion animale qui prend parfois le caractère le plus vil et le plus malpropre, qui possède tout l'organisme en le mettant au rang de l'animal le plus impur et le plus inférieur, en arrêtant son évolution et la pénétration de conceptions éthiques élevées ; cet instinct alors force l'organisme avec son intelligence et ses capacités à le servir par la voie de la débauche, de la dissolution, des débordements, du jeu, de l'escroquerie, du chantage, du pillage, du tapage et du meurtre. Une pareille direction de l'instinct génital met l'homme au rang de l'animal inférieur, de l'être vil.

L'opinion courante affirme que l'instinct génital de l'homme est beaucoup plus développé que celui de la femme. C'est par là qu'on explique à un certain point la nécessité essentielle de la prostitution qui assouvit naturellement l'excès d'instinct génital que la famille ne parvient à satisfaire ; c'est par là qu'on explique à un certain point la vie des harems, des mahométans, des mormons.

Peut-être que la destruction énorme des hommes en temps de guerre donne prise à cette opinion, car la diminution quantitative du total de l'instinct génital universel est compensée par les propriétés qualitatives des sexes. Il faut observer que la manifestation de l'instinct génital n'est pas toujours analogue chez l'homme et chez la femme : chez l'homme la nécessité de satisfaction est à tout moment également intense; chez la femme elle est périodique ; elle se réveille le plus violemment avec la période des menstrues, faiblit après celle-ci et diminue encore dans l'intervalle.

Il existe un nombre suffisant de femmes qui sont à en juger d'après leurs paroles une fontaine de débauche et d'impureté. Elles disent toutes espèces d'ignominies et font croire au niveau le plus bas de leurs instincts : pourtant elles sont parfaitement indifférentes à l'acte même de la satisfaction : parfois même elles ont le dégoût de la copulation et de tout individu qui s'y adonne.

Comme manifestation impure l'instinct génital peut varier dans sa forme et dans son intensité. Chez certains individus il atteint une intensité extrême, obscurcit entièrement la raison de l'homme et le pousse aux actes les plus indécents et les plus antimoraux. Il pousse fréquemment l'homme au crime, la femme à la prostitution. Il en existe de nombreux exemples (1). Kraft Ebing raconte ce qui suit: un ingénieur âgé de 45 ans était parti pour Vienne. A l'une des stations intermédiaires il descendit du train et se dirigea vers un village où il tenta de violer la première vieille femme

____

(1) Krafft Ebing. *Archiv für Psychiatrie*. 1877.

de 70 ans qu'il rencontra. Arrêté par le monde accouru aux cris de la victime il fut remis entre les mains de la justice. L'enquête prouva que dès l'enfance il avait le système génital très excitable et manifestement développé à l'excès, qu'il avait toujours été exigent et immodéré dans les rapports sexuels et que souvent il ne parvenait qu'à grand'peine à contenir sa passion qui se réveillait mal à propos.

Quand il se séparait de sa femme même pour un laps de temps très court, le besoin sexuel de cet homme devenait si intense qu'il était prêt à le satisfaire avec le premier homme ou animal venu.

D.-A. Dril (1) nous dépeint une famille chargée d'une lourde hérédité dont l'une des filles s'efforça dès l'âge de 14 ans de quitter la maison paternelle pour s'amuser.

Plus tard elle se maria à la légère dans le seul but, disait-elle, d'avoir pleine possibilité de s'adonner au vice. Elle aimait passionnément les plaisirs, elle ne s'occupait de rien et dépensait tout le gain de son mari. Pendant le séjour de son mari à l'hôpital, elle s'adonna avec des soldats à une débauche et à une ivrognerie désespérées dans son propre logis.

L'une des filles de la famille B... dont il a été question plus haut manifestait dès l'âge le plus tendre des tendances vicieuses malgré une excellente situation matérielle et tous les efforts de sa grand'mère; toute jeune encore elle s'adonna à une prostitution effrénée.

Magnan cite le cas suivant: dès l'âge le plus tendre, une jeune fille X... eut l'instinct génital très exalté: sous

(1) Dril. Les criminels mineurs, 1888, p. 28.

cette influence elle se livra à la masturbation jusqu'à l'âge de 18 ans. Souvent elle tenta de résister à ce penchant « mais sans succès parce que l'incitation était trop puissante ». Plus tard elle ressentit l'envie d'avoir des rapports avec un homme, mais son désir ne se fixait à aucune personne en particulier, elle se livrait indifféremment à beaucoup d'individus qu'elle n'aimait pas du tout et cela dans le seul but d'assouvir sa sensualité.

Bouchut nous parle à son tour d'une jeune fille de 19 ans qui au moment de l'exaltation de l'instinct génital perdait toute pudeur et provoquait tous les hommes : quand son exaltation atteignait le maximum, elle éprouvait le désir de les tuer tous, etc.

Voici encore un exemple cité par Serieux. Une fillette de 13 ans, Antonine G..., se livrait avec fureur à la masturbation ; à cinq ans, elle attirait déjà l'attention des hommes : à huit ans, elle tentait de les provoquer. A l'école, elle débaucha toutes ses camarades. « Je ne puis me retenir » disait-elle. Très paresseuse, elle mentait constamment et marquait un penchant prononcé pour le vol. L'affection et les autres bons sentiments lui faisaient défaut. Elle aimait beaucoup à tourmenter les animaux et les faisait souffrir de la faim. « Je fais toujours du mal aux animaux » disait-elle, « parce que cela me fait plaisir ». La famille d'Antonine accusait une dégénérescence très prononcée.

Je pourrais citer un nombre infini de cas où l'instinct génital exerça sur le cerveau de l'homme une action dépressive, en forçant le cerveau à le servir, en poussant l'homme à des actes immoraux et criminels.

Dignes d'attention sont les cas où les rapports sexuels

ne donnent la volupté que si l'acte du coït s'accompagne de morsures, de piqûres ou d'autres procédés de souffrance et de mutilation. Chez les animaux, ce phénomène simultané de volupté sexuelle, de torture et de souffrance est très fréquent : les étalons, par exemple, font souvent des morsures mortelles aux juments au moment de la copulation. Cette manifestation simultanée de jouissance sexuelle et de cruauté a souvent lieu dans les cas où l'instinct génital est très exalté, dominant dans la vie mentale de l'homme. Cette perversion de la nature de l'homme convient surtout à la dégénérescence de certaines personnes et de certains peuples. Elle fut très marquée chez les Romains à l'époque de Sulla, d'Auguste, de Tibère, de Catulle, de Néron, de Vitellius, de Domitien, etc.

Beaucoup de dégénérés pareils ne pouvaient éprouver de volupté génitale qu'en se représentant des tortures quelconques ou même qu'à l'aspect des tortures, des souffrances, des meurtres. Charcot et Magnan parlent d'un garçon de 7 ans, qui tout en se livrant à la masturbation, pensait à une petite fille de son choix à laquelle il faisait subir mentalement toutes espèces de tortures : il se représentait par exemple qu'on lui coupait les pieds, qu'on lui enfonçait des clous dans le corps, etc. Schnepf, Morro, Lombroso, Moreau, Delasiauve, Esquirol et beaucoup d'autres citent beaucoup d'exemples d'une pareille association de volupté et de tourments, de cruauté, de tendance à la haine et au meurtre. Hammond (1) cite aussi des exemples où les hommes éprouvaient la jouissance sexuelle mais sans

____

(1) L'impuissance sexuelle chez les hommes, traduction rédigée par P. Kovalevsky.

l'acte du coït, au seul aspect du sang, des piqûres, du martyre, etc. Le célèbre maréchal français Gilles de Rays accompagnait ses orgies sexuelles de mutilations et de meurtre afin d'augmenter la jouissance physique.

On observe la même chose dans les actions du comte de Charolais, le frère du duc de Condé. Il éprouvait une réelle jouissance à tourmenter, à martyriser les animaux et à maltraiter les domestiques. Enfant, il manifestait une soif de sang et une cruauté qui terrifiaient son entourage. A l'exemple du maréchal Gilles de Rays, Charolais aimait à accompagner ses débauches de scènes sanglantes ; il faisait subir les actes les plus barbares et les plus variés aux courtisanes qui se livraient à lui. Voici ce que dit Jean Rousseau : j'ai toujours remarqué que les jeunes gens corrompus dès l'enfance, qui se livraient à la débauche et aux femmes — étaient inhumains.

Certaines personnes manifestent, une fois l'acte de la copulation accompli, une tendance à commettre un meurtre. La légende raconte que la reine du Caucase, Tamara, attirait les voyageurs dans ses châteaux, les régalait pompeusement, se livrait à eux pour les assassiner tous, une fois l'acte sexuel accompli. On raconte la même chose au sujet de Cléopâtre...

Le troisième instinct de nos ancêtres, condamné actuellement par la nature et l'histoire — c'est l'instinct de la conservation individuelle. Chez les animaux cet instinct s'exprime sous forme d'attaque, d'extermination et de cruauté envers l'entourage de leurs semblables et des autres créatures. La formule *homo homini lupus est* — étant plus étendue autrefois, car elle disait — animal *animali lupus est*. C'est la loi de la lutte pour l'existence dans le sens le plus large et le plus brutal. Nous avons vu précédemment que la cruauté, l'esprit sanguinaire et la férocité servent parfois d'expression ou de complément à l'instinct génital. Mais ce phénomène n'est pas fréquent ; on peut même dire qu'il est exceptionnel, alors que la cruauté et la soif du sang, en leur qualité d'instinct conservateur, sont des manifestations plus fréquentes et plus naturelles.

L'existence et les conditions séculaires ont fait entrer dans la nature de l'homme des principes d'existence assurée et les ont transformés en d'autres instincts. Mais les traces du passé, de l'animalité n'ont pas entièrement disparu de la nature humaine et se manifestent de temps en temps, en transformant l'homme en bête humaine.

Des hommes cruels et sanguinaires par nature apparaissent certes dans le genre humain en offrant le tableau et l'expression des instincts de l'homme inférieur qui étouffent tout en lui pour créer le type de l'homme brigand, de la bête humaine, de l'homme assassin. Ce sont ces types humains-là qui créent la variété connue sous le nom du criminel-né.

Ferrus (1) affirme qu'on observe chez certains de ces individus en même temps qu'une volonté très faible, une prédomination décisive des processus de la vie végétative qui les rapproche de l'état bestial.

Voici ce que disait Chadron. le criminel bien connu, qui fut condamné à mort pour de nombreux assassinats : « à parler franchement j'aimais le sang... : j'ai

____

(1) Ferrus. Des prisonniers, de l'emprisonnement et des prisons. 188.

quelque chose dans l'âme, que j'ignore et qui me rend cruel contre mon gré…» Voici encore le témoignage de Lepage, un jeune homme très vicieux et sanguinaire : « Voici mes opinions : tuer, voler, couper et faire pleurer le plus d'individus possible. Tuer quelqu'un était mon rêve constant. Quand j'étais petit, je pensais tout le temps aux coups de couteau ».

Ainsi les trois instincts principaux qui régissent l'existence du règne animal sont : l'instinct de la conservation de l'organisme, l'instinct de la conservation de l'individu et celui de la reproduction. Toutes ces manifestations de l'être nerveux constituent la genèse essentielle des individus du règne animal. Elles dirigent l'organisme et forment l'essence de leur vie mentale.

La vie intellectuelle, la raison, fait son apparition chez les animaux incomparablement plus tard que les manifestations instinctives du système sympathique ; ces dernières sont donc beaucoup plus anciennes et plus puissantes. Elles règnent sur la raison de l'animal et la forcent de servir leurs intérêts.

Il est naturel que les manifestations instinctives du système sympathique se transmettent par hérédité à l'homme. Mais chez celui-ci les centres de la vie intellectuelle, anatomiquement et physiologiquement, sont beaucoup plus développés, plus puissants que chez les animaux. Ils constituent l'essence principale de son existence et leurs fonctions sont considérées par l'homme comme étant les principales, plus dignes de respect et de préférence que les fonctions du système sympathique.

Par conséquent, dans l'homme nous voyons toujours

lutter les instincts personnels d'ordre animal, qui forment la base de sa conservation individuelle et de son autosatisfaction, avec les déductions de sa pensée et les manifestations sociales de son existence. Il va sans dire que les rapports réciproques de ces manifestations dépendent de conditions multiples. La culture du peuple, les particularités de race, les influences climatiques, le sexe, l'âge, le degré d'instruction, les particularités d'ordre familial viennent occuper leur place ici. Il est incontestable aussi que les origines instinctives sont trop peu développées chez les hommes cultivés et civilisés. Les principales manifestations de leur vie et de leur genèse découlent de la vie consciente et de leurs opinions sociales — tandis que la vie instinctive ne s'exprime qu'autant que cela est nécessaire pour l'existence de l'organisme. La lutte de l'homme actuel et de l'homme ancien s'est incontestablement terminée par la victoire du premier. Malgré l'ancienneté non mensurable des manifestations instinctives et leur importance pour l'organisme, l'homme nouveau a su les limiter, en accordant davantage aux conditions vitales sociales.

Il est vrai que les peuples non éclairés, qui sont encore à l'état primitif, accordent une grande place aux manifestations de l'homme ancien, mais chez eux aussi les instincts sont considérablement limités par certaines formules morales qui sont souvent plus stables chez les peuples sauvages que chez les civilisés.

Pourtant il ne s'agit pas d'oublier que les manifestations génétiques sociales de l'homme civilisé actuel sont une création de date récente, le résultat des derniers siècles et milliers de siècles ; par conséquent leur solidité et leur stabilité sont incomparablement plus nouvelles et plus faibles que celles des manifestations instinctives.

Les fonctions conscientes et raisonnées des centres nerveux supérieurs de l'homme nouveau sont incomparablement moins stables que les fonctions du système sympathique de l'homme ancien. C'est pourquoi toutes les actions pathologiques qui influent sur l'organisme, toutes les conditions qui diminuent l'activité des centres nerveux, altèrent avant tout les centres nerveux supérieurs qui sont les plus faibles, les plus fragiles, les moins stables, c'est-à-dire les centres corticaux, alors que le système sympathique est atteint beaucoup plus tard. Ce sont surtout les abus alcooliques, ceux du tabac ainsi que divers excès, une vie irrégulière et débauchée, la syphilis, la passion du jeu, etc., qui exercent sous ce rapport une très mauvaise influence. Toutes les conditions vitales mentionnées dépriment et abolissent l'activité vitale des centres supérieurs de l'homme, en donnant pleine liberté à la vie et à l'activité des centres inférieurs bestiaux, instinctifs.

Dans ces cas la lutte de l'homme ancien et de l'homme nouveau, c'est le premier qui reste vainqueur et qui paraît dans toute sa beauté le serviteur des instincts animaux inférieurs, qui l'éloignent de la divinité et le rapprochent de l'animal, qui lui enlèvent sa physionomie divine et ne lui conservent qu'un visage humain.

Ce type-là dans la vie mentale duquel les instincts animaux priment dès la naissance les impulsions sociales et dont les fonctions des centres sous-corticaux du système sympathique priment ceux des centres corticaux de la raison et de la conscience — ce type-là, disons-nous, est celui du criminel-né.

Cette fausse base sur laquelle repose la vie de l'homme actuel existe parfois dès la naissance, quand les centres corticaux sont primitivement trop peu développés, alors que les centres sympathiques sont au contraire mieux constitués et produisent leur énergie plus puissamment; dans d'autres cas, les enfants dont l'organisation est normale à la naissance, reçoivent, pendant leur éducation, un encouragement au développement et aux fonctions des centres sympathiques : en même temps on les encourage à la dépression et à la diminution des centres qui dirigent la vie consciente par la voie d'une mauvaise intention, de l'ivrognerie, de la débauche, etc. Les individus du premier type sont des criminels-nés, ceux du second sont des criminels habituels. A mon avis, le dernier type, sans différer en rien du premier, se distingue pourtant dans son essence même et doit se soumettre avec beaucoup plus de succès à la correction.

En observant toute la masse des criminels-nés, nous rencontrons surtout parmi eux deux types principaux : les uns ont des tendances agressives et destructives très accusées, c'est le type actif; les seconds sont passifs, sans volonté, hésitants. Les premiers sont des individus forts, des caractères habitués à ordonner et à faire plier toute leur vie, des individus rompus à tout, des intrépides. « Ceux-là on les estimait involontairement ; de leur côté, bien qu'ils fussent souvent très jaloux de leur gloire, ils s'efforçaient de n'être à charge à personne et se conduisaient avec dignité (Dostoïevsky). » Ce type est surtout celui des assassins, des brigands, des chefs de brigands.

Il semble que le type faible et hésitant porte réellement dans son essence quelque chose de neurasthénique. Selon l'opinion de Benedict exprimée au congrès de criminologie qui eut lieu à Anvers, la criminalité professionnelle repose sur une faiblesse et une pauvreté organiques qui se manifestent aussi bien dans le domaine physique que dans le domaine intellectuel et moral.

D.-A. Dril pense qu'il existe des origines organiques dans la criminalité et que cette dernière ne peut exister sans elles... Ces origines sont les états de marasme organique qui engendrent ou se répercutent plutôt dans la conscience sous forme de mécontentement et de déplaisir psychiques ; ces derniers à leur tour, conformément à l'aversion de tout être vivant pour le désagrément et la souffrance, les poussent à chercher avidement des liqueurs stimulantes, de fumer intensivement, de s'adonner aux débauches et à tous les excitants artificiels qui épuisent encore davantage leurs forces et les rend encore moins stables dans la lutte pour l'existence. C'est pourquoi en descendant d'échelon en échelon, de pareils organismes arrivent à un état de complète incapacité et il ne leur reste plus qu'à recourir au crime pour que la prison les accueille... Nous observons ainsi des natures épuisées, inertes, faibles, dont le tonus sensoriel est affaibli et les besoins végétatifs sont seuls développés : nous observons encore, dans certaines natures, des penchants sensuels très déterminés et accusés outre mesure, qui ont spécialement rapport à tel ou tel système organique...

Il est hors de doute que les types mentionnés existent, très nombreux même, dans le milieu criminel ; leurs actes portent de préférence sur les crimes qui n'exigent ni une grande tension, ni une grande force musculaire ; ce sont surtout le vol, la filouterie, le chantage et des délits semblables ; ce qui ne veut nullement dire que de pareils individus soient incapables de meurtre ; toutefois ils n'y recourent que lorsqu'ils y sont contraints par une nécessité inévitable ou bien ils n'accomplissent que les meurtres faciles qui leur facilitent le vol ; exemple — les narcotisations dans les coupés de chemins de fer, la narcotisation confiée aux filles publiques, les empoisonnements, etc.

X

FOLIE MORALE (*MORAL INSANITY*)

Le groupe suivant est formé par des individus devenus criminels par suite d'une insuffisance de facultés mentales plus marquée et plus manifeste ou par des aliénés, parmi lesquels ceux dont au premier abord l'activité mentale ne semble pas altérée et dont l'état pathologique ne peut être constaté qu'après des observations minutieuses, — occupent la plus grande place. Ce sont : les individus atteints d'insanité morale, d'hystérie et d'épilepsie. Nous commencerons notre étude par les premiers.

L'état mental pathologique qu'on appelle moral insanity est si rapproché de celui du criminel-né qu'il est difficile de les distinguer, car si ces deux états diffèrent l'un de l'autre, c'est plutôt par la quantité que par la qualité. Il est même probable que dans l'avenir ils seront fusionnés en un seul et même phénomène lorsque les données scientifiques seront plus abondantes et mieux élaborées.

Voici la définition que nous donne Prichard, le fondateur de la théorie sur l'insanité morale : l'anomalie mentionnée consiste en une déviation pathologique des sentiments, des inclinations et des forces actives coexi-

stant avec des facultés intellectuelles intactes, in-
altérées.

Par conséquent dans le cas présent la déviation anormale consiste aussi en un développement particulier,
exagéré des manifestations émotives d'ordre animal
inférieur et en ce qu'elles dominent les facultés intellectuelles. L'état désigné peut et doit rentrer dans le
chapitre de la dégénérescence du genre humain dans
son évolution régressive, car le type normal de l'homme
doit présenter sinon la prédominance de l'activité spirituelle, du moins un équilibre parfait entre les déductions de la raison et les exigences de caractère émotif
et même parmi ces dernières les passions spirituelles
doivent dominer les passions viles.

L'état défectif dont il est question tient incontestablement à une défectuosité ou à une insuffisance dans le
mécanisme de l'organe de la vie mentale, c'est-à-dire du
système nerveux central : soit dans sa structure anatomique et microscopique, soit dans sa composition
chimique, soit dans sa nutrition par suite de présence
dans le sang de produits dus à la métamorphose
inverse ou d'autres substances toxiques. La défectuosité peut être congénitale, héréditaire ou acquise sous
l'influence d'une action pathologique prolongée exercée
sur le système nerveux par différentes diathèses, telles
que les diathèses alcoolique, syphilitique, épileptique,
etc., etc.

Que l'état auquel nous donnons le nom de dégénérescence et qui frappe le système nerveux central soit
héréditaire ou engendré par les conditions vitales défavorables dans lesquelles l'individu a été placé après
la naissance, les effets peuvent être les mêmes, ana-

logues et identiques. Par conséquent l'insanité morale en tant que manifestation dégénérative peut être congénitale ou acquise.

Dans le premier cas elle est engendrée par l'ivrognerie, la syphilis, l'alcoolisme. l'épilepsie, les affections mentales et nerveuses, la criminalité, le paupérisme et peut-être aussi l'abondance d'excès. En effet, nous trouvons toujours parmi les parents des individus atteints d'insanité morale des ivrognes, des syphilitiques, des aliénés et des nerveux, des criminels, des mendiants, des vagabonds, etc. Donc, ceux qui héritent de tous les états pathologiques énumérés portent en eux dès la naissance des anomalies de structure, de composition, de nutrition et de fonction dans le système nerveux central, anomalies qui peuvent donner dans l'avenir l'insanité morale comme étant l'une des manifestations de la dégénérescence.

Mais l'insanité morale peut aussi se développer dans d'autres conditions et atteindre des êtres, nés avec un système nerveux central sain : en ce cas l'altération de ce dernier se fait dans le cours de l'existence individuelle sous l'influence de modifications survenues dans les éléments du système nerveux central grâce au poison syphilitique, à l'abus prolongé de l'alcool, aux accès épileptiques fréquents, aux affections mentales et nerveuses, etc. Dans tous les cas désignés les intérêts spirituels supérieurs peuvent être émoussés, l'activité des centres spéculatifs affaiblie tandis que les passions bestiales s'avancent au premier rang en dominant toutes les autres facultés et en se manifestant tantôt par des impulsions, tantôt par des inclinations et des tendances assez durables et constantes. Par conséquent l'insanité morale peut être secondaire et consécutive à l'alcool, la syphilis, l'épilepsie, les affections mentales, etc.

Le tableau clinique définitif sera le même dans les deux cas ; la différence ne consistera qu'en la marche évolutive du mal et son caractère d'origine. Nous nous arrêterons surtout aux cas d'insanité morale qui se développe dès l'enfance vu qu'il convient mieux d'étudier dans la psychiatrie spéciale le caractère et le mécanisme du développement de l'insanité morale consécutive à d'autres états pathologiques.

Il est incontestable que toute description par écrit d'un état pathologique quelconque est précédée en pratique par l'existence de nombreux cas : en d'autres termes l'époque de la description est bien ultérieure à l'apparition du mal.

Il en fut de même de l'insanité morale qui existe certes depuis longtemps ; toutefois ce n'est qu'au commencement du XIXᵉ siècle que l'esprit scrutateur de Prichard sut en faire quelque chose d'entier, de sui generis pour en parler publiquement. La preuve en est que bien des détails dont Prichard donna le tableau furent décrits avant lui, avec cette différence qu'on leur donnait d'autres noms.

Les observations ont démontré qu'il existe une classe d'individus chez lesquels les fonctions de l'intellect ainsi que l'activité régulatrice de ce dernier sont considérablement affaiblies et subordonnées aux passions ; en même temps que cet affaiblissement a lieu dans l'intellect, les passions supérieures semblent supprimées en donnant ainsi par leur absence pleine liberté à l'apparition et au règne des passions d'ordre animal inférieur. Telles sont les trois défectuosités fondamentales que présente l'état pathologique dont il s'agit. Les individus atteints d'insanité morale méprisent et foulent aux pieds les intérêts sociaux en plaçant leur *moi*, leurs passions viles, leurs inclinations et tendances triviales au-dessus de tout. L'amour du prochain et le service au profit du bien-être public leur sont incompréhensibles, car toutes les conceptions et points de vue éthiques d'ordre élevé leur manquent ou sont atrophiés dès la naissance ou bien ils n'ont existé qu'en germe et se sont atrophiés dans la suite. L'univers entier n'existe que pour eux et eux-mêmes n'existent que pour leur propre personne. Vu que la société a établi certaines conditions qui garantissent les droits personnels et la propriété de chaque citoyen, il est évident que les personnes qui ne reconnaissent pas l'obligation de respecter les droits sociaux désignés, en sont les infracteurs les plus acharnés et les plus incorrigibles. En effet, l'ivrognerie, la dépravation, les orgies les plus viles et les plus immondes, les cartes, le vol, le pillage, la violence, la brutalité, le cynisme, les tentatives de meurtre et de suicide — tel est l'assemblage de vertus propre aux sujets désignés. La satisfaction de leurs passions et de leurs instincts les plus bas, les plus grossiers — constitue le seul mobile de leurs actes. La noblesse, l'honnêteté, les devoirs envers la famille, la société et l'état sont pour eux de vains mots, dignes de raillerie et de mépris car ils n'ont jamais ni senti, ni éprouvé, ni compris rien de semblable. Or, comme les inclinations et les penchants des fous moraux ne sont nullement réglés — leurs actes et agissements sont totalement privés d'esprit de suite, de précision et de constance et ne sont que le résultat du hasard et des circonstances[1]. Ferrero a raison en affirmant que l'impulsivité ne peut coexister avec un travail méthodique et l'autocontrôle de l'individu.

Dans beaucoup de cas les fous moraux ont des facultés intellectuelles suffisamment bien développées : aussi raisonnent-ils sainement, logiquement et avec suite mais leur logique est infirme par elle-même et si dépourvue de force dans la lutte contre les passions qu'elle ne peut servir qu'à justifier ces dernières. Dans tous les actes propres aux individus atteints d'insanité morale le sentiment et la passion d'ordre bestial prennent le dessus sur la raison qui leur est subordonnée. Selon Tuke, dans l'insanité morale ce sont les centres coordinateurs qui sont altérés, ceux qui enchaînent et qui harmonisent les mouvements de l'âme, qui arrêtent leur élan et leur donnent une direction conforme au caractère de l'individu donné : or, du moment que les centres désignés sont affaiblis ou paralysés, la digue qui servait d'obstacle aux passions viles et basses se rompt.

En nous basant sur l'exposé précédent nous pouvons conclure que l'insanité morale n'est qu'un degré de développement intellectuel inférieur, degré qui tient le milieu entre l'idiotisme et l'état normal en se rapprochant toutefois davantage de l'idiotisme et de l'imbécillité que de l'état normal.

Par conséquent comme caractères distinctifs de l'insanité morale nous avons les six particularités suivantes : impuissance intellectuelle dans la lutte contre le côté

---

1. FERRERO. *Archivio di Psychiatria*, 1896.

émotif de l'existence et domination de ce dernier sur l'esprit : absence totale d'aspirations et de tendances humaines nobles, ces dernières n'inspirant auxdits individus que la raillerie, le mépris et la haine ; développement exagéré et prédominance des passions ainsi que des penchants sensuels ; sensualité d'ordre le plus vil et le plus bas ; désaccord entre les déductions de l'esprit et la volonté : propriété congénitale ou organique de toutes les qualités antisociales dont il a été question plus haut. La dernière observation a été confirmée par de nombreux investigateurs et tout récemment encore par Berze [1].

L'étude du criminel faite dans les prisons par Despine, Thomson, Nicolson, Virgilio a été d'un grand secours aux médecins pour la définition de l'insanité morale.

Par ses recherches sur la dégénérescence Morel projeta aussi beaucoup de lumière sur le rapport qui existe entre l'état mental de certains criminels et les affections mentales. Sans identifier l'insanité morale à la dégénérescence, Morel montra que le fond de l'insanité morale est constitué par les principales manifestations de la dégénérescence mentale et parfois physique, de ce fléau du genre humain, dont l'insanité mentionnée ne forme qu'une partie. Dans la dégénérescence, l'hérédité pathologique est le facteur le plus grave. Les parents aliénés, nerveux, ivrognes, tuberculeux, syphilitiques, arthritiques transmettent à leurs enfants et descendants un système nerveux inférieur par ses qualités à la moyenne ordinaire, maladif par ses propriétés, prédisposé aux affections mentales et nerveuses et telle-

1. Berze. Ueber moralische Defecten. Jahrbücher f. Psychiatrie, XV, 1.

ment insuffisant au point de vue fonctionnel qu'il place ses possesseurs au rang des obtus, des idiots, des fous partiels auxquels on peut joindre de plein droit les individus atteints d'insanité morale ; finalement les parents dont il est question vouent leurs générations futures plus éloignées à la dégénérescence dans le sens propre du mot, c'est-à-dire à la stérilité, car les descendants maladifs et épuisés tendent à s'éteindre ou à attraper des maladies physiques et mentales graves.

Nous nous permettrons maintenant de mettre brièvement en lumière les particularités des facultés mentales propres aux sujets atteints de différentes psychoses dégénératives ; on observe dans ces conditions : la présence de la conscience, la prédominance du côté affectif sur la pensée et surtout un développement très marqué de passions basses, de sentiments vils, immondes et bestiaux. En effet, toutes les psychoses dégénératives sont caractérisées par la présence de la conscience : c'est pour cette raison que les Français leur ont donné le nom de « folie avec conscience », telles que la paranoïa, la folie impulsive, la folie du doute, etc. ; jusqu'aux psychoses classiques comme par exemple la mélancolie et la manie qui conservent chez les dégénérés ce caractère fondamental de la dégénérescence. Toutes les psychoses dégénératives se distinguent encore par une affectivité excessive, dominante qui oppresse la raison. L'importance de ce fait est que les passions s'expriment presque toujours dans le domaine sexuel ou sous une forme vile, immonde et bestiale. Les inclinations, les sentiments et les penchants des individus dont il s'agit sont toujours d'un ordre très grossier, indigne de la créature humaine ; or on constate en

même temps une lacune dans les sentiments et les tendances d'ordre élevé pour le bon, le pur et le beau.

Après le traité de Morel et la publication des manuels
de Schüle, de Krafft-Ebing et d'autres sur les maladies
mentales, l'étude de l'insanité morale en tant que phénomène indépendant, a été parfaitement établie, pré-
cisée et n'est plus repoussée ni par les médecins, ni par
les juristes.

Quelle est donc la manière dont se manifeste l'état
pathologique qui nous occupe?

Si nous prenons en considération ce fait que les
parents de presque tous les fous moraux portent en
eux des germes de dégénérescence, étant aliénés, épileptiques, ivrognes, syphilitiques, criminels, pauvres
en esprit, etc., il est très naturel de supposer et d'admettre que la première enfance de leurs rejetons ne
reste pas sans manifester aussi des signes de dégénérescence. En effet, dans la plupart des cas, les enfants
issus de pareils parents marquent dès les premiers jours
de leur naissance des convulsions fréquentes et surtout
très marquées à l'époque de la dentition, une tempéra-
ture élevée, des troubles gastriques, etc. : souvent aussi
ils manifestent les symptômes de l'éclampsie ; leur sommeil n'est pas toujours calme : ils crient pendant la
nuit, se réveillent par suite de cauchemars ou de peur
nocturne (pavor nocturnus). Chez les enfants dont il
est question on constate souvent des malformations telles
qu'une tête trop grande ou trop petite, asymétrique
ou irrégulière, des yeux louches, l'asymétrie de la
face, un palais très élevé, des pommettes très saillantes,
des glandes lymphatiques tuméfiées, les scrofules,
l'anémie, la chlorose, etc.

Pendant leur croissance, de pareils sujets sont capricieux, moroses, méchants, étranges, différents des enfants de leur âge.

Ils n'aiment pas les camarades ; ils les taquinent, les volent et les battent. Les fillettes de cette espèce préfèrent la société des garçons, tandis que ces derniers recherchent plus volontiers celle des domestiques, des mendiants, des quémandeurs importuns. Ils sont très cruels pour les animaux, surtout pour les petits : ainsi c'est avec joie qu'ils détruisent les nids d'oiseaux pour mettre les petits en pièces : ils tourmentent les cochons de lait, écrasent les poules et les poulets : du reste ils ne sont guère plus charitables pour les petits enfants. Ils passent volontiers leur temps dans la société des adultes. surtout dans celle des ivrognes dépravés et immoraux. Les gamins des rues sont leurs meilleurs amis. On peut souvent les voir aux écoutes tâchant de surprendre les conversations scabreuses et de voir les actes que l'on commet généralement portes closes. Ces enfants-là assimilent rapidement le fruit défendu pour le mettre aussitôt en pratique. L'onanisme et la masturbation sont les premières hirondelles de leur vie sexuelle. S'il leur est impossible de satisfaire leurs penchants d'une façon naturelle, ils se satisfont sur les animaux. mais si la possibilité d'une satisfaction naturelle se présente, ils préfèrent tout de même les moyens antinaturels. C'est avec un plaisir particulier qu'ils apprennent rapidement par cœur les chansons obscènes. les expressions immondes, les dictons indécents, les jurons, etc. ; l'impertinence, le mensonge, l'art de duper. la grossièreté et l'impudence constituent la plus grande partie de leur bagage mental. Les enfants appartenant à des

familles aisées recherchent la société des domestiques,
des valets, des cochers et cela d'autant plus volontiers
que ces gens sont plus infects.

Souvent les enfants mentionnés quittent la maison
paternelle pour rôder avec les mendiants et les escrocs
dont ils apprennent l'existence infâme pour revenir au
foyer éclairés et enrichis de savoir. S'il leur arrive de
voler (et le cas est fréquent) ce n'est pas pour profiter du
bien volé, qui souvent leur est inutile : c'est pour le cas-
ser ou l'enterrer ; bref c'est l'amour de l'art ou la vilenie qui les poussent au vol. L'amour de Dieu, des
parents proches et éloignés, de la famille sont pour eux
des mots vains et inutiles, car les conceptions qui y
répondent leur font totalement défaut. Dans leur enfance ils rêvent souvent de rapports sexuels avec leur
père ou mère et c'est là l'unique expression de leur
attachement filial.

Carrara[1] cite le cas suivant : Une fillette de 3 ans,
F..., s'adonnait à la masturbation ; à 6 ans sa conduite
devint équivoque : à 7 ans elle eut le premier coït ; à
9 ans elle menait une vie déréglée. Son organisation
portait les traces de la syphilis héréditaire ; elle était
très emportée, elle tourmentait son frère aîné par tous
les moyens possibles, elle cachait et détruisait les objets
qui présentaient une valeur particulière aux yeux des
personnes de son entourage. On observait chez elle des
absences épileptiques, des vertiges, des tiraillements
musculaires, surtout dans la face. En outre elle manifestait des impulsions irrésistibles et quelque chose
comme l'*aure* qui les précédait.

---

1. CARRARA. Fisso completo di passia morale a base epilettrica. *Riforma medica*. 1894.

Les individus atteints d'insanité morale ne se distinguent pas par des capacités intellectuelles particulières. Selon les recherches de[1] Marro, l'intervalle de temps qui s'écoule entre la sensation reçue et la réaction est plus long et plus intense chez les fous moraux que chez les individus sains, ce qui dépend chez les premiers d'une concentration d'attention moindre dans la réception des sensations. Les uns sont simplement obtus, les autres bien que doués de bonnes capacités n'ont aucune envie d'apprendre ; l'étude leur inspire même un profond dégoût. Ceci dépend d'un défaut d'attention suffisante, d'une absence de concentration, de stabilité et d'intérêt pour quoique ce soit excepté soi-même. Enfants, — ces sujets restent plusieurs années dans la même classe. Bien qu'ils essayent de divers établissements, bien qu'ils étudient beaucoup de métiers et beaucoup de travaux, nulle part ils ne parviennent à achever leur cours. Ils changent constamment d'école comme plus tard ils changent de cabaret et de prison. Leurs facultés mentales n'évoluent que dans une seule direction, celle qui consiste à faire le mal et à savoir se tirer d'affaire. Tout leur domaine mental est soumis et subordonné aux sens : l'activité de la pensée n'a pour but que de défendre les actes et penchants immoraux, ainsi que celui d'inspirer les meilleurs moyens de se tirer d'affaire.

De très bonne heure ils apprennent à connaître l'eau-de-vie grâce aux parents, ou du moins dans leur société. Puis viennent la dépravation, la syphilis, les cartes, le vol. L'ivrognerie et le libertinage ne sont

---

1. MARRO. *Archivio di psychiatria*, Vol VI, f., 4.

pourtant pas possibles sans argent : or les individus mentionnés ne peuvent conserver d'avoir. Il faut donc que les cartes leur viennent en aide, mais les cartes à leur tour exigent de l'argent ; c'est alors qu'on recourt à l'escroquerie et au vol. Si l'on perd, on ne paye pas, si l'on gagne — on dépense tout l'argent en une nuit d'orgie.

Pour les fous moraux Dieu n'existe sous aucune forme : ni sous celle de divinité, ni sous celle de créature humaine, ni sous forme d'objet inanimé. Leur Dieu, ce sont les passions et leur nature bestiale. Si l'argent manque, on le vole ; quant à l'avenir, on n'y songe pas. Mais quand cet *avenir* vient, l'individu jure ses grands dieux et par le salut de son âme ternie qu'il n'a pas volé : il ne lui répugne pas de rejeter toute la faute sur des innocents. Le récit qu'il fait est si vraisemblable qu'il réussit au premier abord à convaincre de son innocence et même à s'attirer la sympathie de ceux qui compatissent au sort des victimes du joug et de la persécution. Mais bientôt la vérité éclate dans toute sa nudité. Alors l'individu dépeint recourt au suicide, non pas pour se tuer, mais pour se faire des égratignures insignifiantes. Le mensonge, l'escroquerie, l'art de duper le suivent partout.

Parfois l'existence pèse aux sujets atteints d'insanité morale, ils ont des accès de mélancolie et de tristesse noire. Parfois aussi ils éprouvent une impulsion involontaire qui les porte à commettre un acte ou un crime quelconque sans s'en rendre compte. Quelquefois ils reconnaissent eux-mêmes l'absurdité, l'illégalité et la responsabilité de l'acte qui les tente, mais ils sont incapables de retenir leur impulsion. Leur raison est l'es-

clave des passions. Les fous moraux se marient rarement : ils n'aiment ni leur femme, ni leurs enfants. Dès
la première semaine ils sont infidèles et dès le premier
mois prêts à vendre leur femme. Dans la famille ils
sont barbares, grossiers, cruels, impudents. Souvent
ils tentent et réussissent à violer leurs propres enfants.
Le tourment de leurs proches leur est un plaisir. Ils ne
sont pas créés pour la famille mais pour le libertinage,
la dépravation, les maisons de jeux, les cabarets et les
autres bouges. Leur existence est essentiellement constituée par la dépravation la plus féroce et la plus immonde. Il va sans dire que cette vie n'est pas sans
porter ses fruits. De tous côtés les coups et les blessures
pleuvent ; les individus désignés sont jetés au bas des
escaliers, maltraités de toute façon. Les maladies véné-
riennes les plus variées sont leur catarrhe chronique.
Ce ne sont pas les autres qui les contaminent, mais eux
qui répandent partout l'infection. Les conceptions du
devoir, de l'honneur, de la morale leur font totalement
défaut. Pris en flagrant délit sur les lieux mêmes du
crime, ils tâchent de justifier leur acte par les déboires
de leur existence, ils manifestent le repentir le plus vif,
promettent de changer leur genre de vie et leur conduite, mais ce ne sont là que de vaines paroles qu'ils
oublient plus vite qu'ils ne se séparent des personnes
devant lesquelles ils les ont prononcées. Les fous moraux n'ont aucune retenue ni patience et un défaut
complet d'endurance ; c'est pourquoi ils ne peuvent
mener aucune affaire à bien, vu que l'énergie les aban-
donne dès le commencement. Ce sont des êtres rusés,
perfides, paresseux. trompeurs et voleurs. Souvent
leur vol n'a ni raison ni but. Il est vrai qu'on les bat

sans merci, mais leurs crimes dépassent néanmoins les coups reçus. Ils n'épargnent ni les autres, ni eux-mêmes. Excédés d'ivrognerie, de vice, de libertinage, de syphilis, de nombreuses meurtrissures, les fous moraux meurent très tôt et leur corps présente généralement à l'autopsie toute une institution anatomo-pathologique.

Voici un fait cité par[1] Moreau de Tours : Adèle B..., âgée de 14 ans, assez jolie, de la beauté du reste passagère de la première jeunesse, était terriblement dépravée. Toutes les fois que les hommes venaient travailler à l'hôpital, elle tâchait de les attirer par tous les moyens possibles ; elle leur faisait signe de la suivre, elle leur envoyait des baisers et finissait par faire en leur présence des mouvements si obscènes qu'on était obligé de l'enfermer à clé. Dès l'âge de 10 ans elle devint le malheur de sa famille ; c'est ainsi par exemple qu'elle affirmait à son père avoir vu sa mère couchée au lit avec son cousin. Horriblement menteuse et trop tôt expérimentée, elle était parfaitement capable d'avoir inventé cette histoire de toutes pièces. A 11 ans elle rencontre dans la rue un garçon de 15 ans que ses parents avaient expédié à Paris pour qu'il y apprenne le métier de tanneur. Ce jeune homme louait une chambre ; sa conduite était excellente et son zèle extrême. Sous prétexte d'aller voir son logement la gamine le séduit et lui propose de rester chez lui. Pendant 2 mois ces deux enfants ne se quittent plus, jusqu'à ce qu'on ne retrouve la fugitive pour l'emmener à l'hôpital où sans le moindre trouble ni la moindre gêne elle fait le récit

1. Moreau de Tours. Des altérations du sens génésique.

de son aventure : « Ce fut une vie si gaie, si agréable ;
malheureusement elle ne dura guère », dit-elle. Adèle
fut déflorée avant l'apparition des menstrues qui ne
vinrent qu'une année plus tard, c'est-à-dire à l'âge de
12 ans et demi. Peu de temps après qu'elle eut quitté
l'hôpital sur l'ordre de sa mère, on la vit prise de boisson en compagnie de soldats, puis enceinte. C'est à la
suite de ses couches qu'elle mourut.

Voici encore un exemple donné par le Dr Krauss :
Une écolière de 12 ans, Marie Schneider, fut citée en
1886 devant le tribunal criminel de Berlin. C'était une
enfant bien développée pour son âge, l'expression de
son visage n'avait rien de particulier ; sans être jolie, la
gamine n'était pas laide. La tête était ronde, le front
un peu fuyant, le nez plutôt petit ; les yeux bruns brillants, les cheveux châtains lissés en arrière. Marie
Schneider répondait à toutes les questions du président
avec une logique et une précision surprenantes pour
son âge, sans la moindre hésitation ni crainte. Elle
parlait du même ton calme et égal dont les écoliers
répondent au maître ou récitent leurs leçons et quand
les questions posées étaient si graves que le juge lui-
même changeait de ton et d'intonation, la jeune fille
ne se départissait pas de son sang-froid, de son calme
et de sa naïveté. Sans faire montre d'une hardiesse
exagérée, elle semblait se rendre parfaitement compte
de sa situation qui l'obligeait à répondre comme à son
maître ; toutes ses paroles portaient l'empreinte de la vérité pure et s'accordaient sous tous les rapports avec les
faits établis par l'instruction judiciaire. Or, voici à peu

1. Krauss. Friedreich's Blätter, 38, Jajrg, 44.

près le récit qu'elle fit : Je suis née à Berlin en 1874. Mon père est mort depuis longtemps à une époque que j'ignore. Je ne l'ai jamais connu. Ma mère est vivante et travaille à la machine à coudre. J'avais un frère cadet ; quant à ma sœur, je l'ai perdue il y a un an. Je ne l'aimais du reste pas beaucoup parce qu'elle était meilleure que moi et que ma mère avait plus de tendresse pour elle. Mes polissonneries m'attiraient de nombreuses punitions ; par conséquent, j'avais pleinement le droit de battre ma mère avec le même bâton dont elle me corrigeait. A 6 ans on m'envoya à l'école. Grâce à ma paresse je restai deux ans en troisième. On nous enseignait l'écriture, la lecture, l'arithmétique, la géographie, l'histoire, le catéchisme. Je sais les dix commandements dont le sixième est : tu ne tueras point. J'ai eu plusieurs camarades à l'école et dans le voisinage ; souvent aussi je voyais une jeune femme de 20 ans (on dit que c'est une femme de mauvaise vie) qui habite la même maison que moi. Elle m'a raconté que dans son enfance elle faisait les mêmes polissonneries que moi ; c'est ainsi par exemple qu'elle frappa son maître quand il voulut la punir. Dernièrement, en jouant dans la cour je vis un enfant dont je m'approchai furtivement, puis je lui mis les mains sur les yeux en demandant : « Qui est-ce ? » J'appuyai si fort que l'enfant se mit à crier ; plus tard il eut une inflammation. Je savais bien que je lui faisais mal, mais je ne le lâchai que lorsqu'on m'y eut forcée. Cette action-là ne me procura que peu de plaisir et aucune peine. Quand j'étais enfant je m'amusais à crever les yeux aux lapins avec des fourchettes et à leur ouvrir le ventre. Je ne m'en souviens du reste pas, mais ma mère l'a souvent raconté. Je sais que Conrad a assassiné sa femme et ses enfants et qu'on lui a coupé la tête. C'est ma tante que j'ai entendue lire cela dans les journaux. Afin de pouvoir acheter des friandises que j'adore, j'ai souvent tâché de me procurer de l'argent. Aux autres je disais que l'argent était destiné aux indigents. C'était un mensonge, je le sais, comme je sais aussi ce que c'est que le vol. Ceux qui tuent sont des criminels. Donc je suis une criminelle. L'assassinat est puni de mort, on guillotine l'assassin, on lui coupe la tête, mais à moi on ne me la coupera pas parce que je suis trop jeune. Le 7 juillet ma mère m'envoya faire une commission. En chemin je rencontrai la petite Marguerite Dietrich, âgée de 3 ans et demi, que je connaissais depuis le mois de mars. Je lui enjoignis de me suivre et je la pris par la main. Je voulais lui enlever ses boucles d'oreilles car elles étaient en or, ornées d'une pierre en couleur; ce n'était pas pour les porter, mais pour les vendre, car pour l'argent reçu je me proposais d'acheter un petit gâteau dans la boutique voisine. En arrivant à la cour je criai à maman de me lancer les clés, ce qu'elle fit en me jetant en même temps de la menue monnaie pour la commission à faire. Pendant ce temps la petite Marguerite était restée près de l'escalier où je la retrouvai bientôt. D'en bas j'avais aperçu au premier étage une fenêtre entr'ouverte vers laquelle je me dirigeai en compagnie de la petite dans le but de lui enlever d'abord ses boucles d'oreilles puis de la jeter par la fenêtre de crainte qu'elle ne me trahisse. Elle parlait très mal encore, mais elle aurait pu me montrer du doigt : or si ma mère apprenait mon action, j'étais sûrement battue. Je m'approchai donc de la fenêtre que j'ouvris toute grande et j'assis la petite Marguerite sur le rebord, mais tout à coup j'entendis descendre l'escalier; je replaçai brusquement l'enfant par terre et refermai la fenêtre. Quand on eut passé sans faire attention à nous, je rassis l'enfant sur le rebord de la croisée, les jambes pendantes au dehors, le visage tourné du côté opposé au mien, car il me semblait qu'il serait plus facile d'accomplir mon projet ainsi. Quand je me mis à enlever les boucles d'oreilles, l'enfant poussa un cri parce que je lui avais fait mal; mais comme je la menaçai de la jeter par la fenêtre, elle se tut. Après avoir caché les boucles d'oreilles dans ma poche, je poussai l'enfant: je l'entendis heurter la lanterne et retomber sur le pavé. Alors je descendis rapidement l'escalier et j'allai faire la commission dont ma mère m'avait chargée. Je n'ignorais pas que l'enfant était probablement morte. Je ne raisonnais nullement sur le chagrin que cela devait causer aux parents; cette pensée ne m'inquiétait ni ne me chagrinait. En prison, comme maintenant, elle continue à me laisser indifférente. Le lendemain de mon crime un gendarme se présenta chez nous et me demanda si je n'avais pas lancé l'enfant par la fenêtre. Je répondis que non et que je n'en savais même rien. En même temps je me débarrassai des boucles d'oreilles que j'avais cachées de peur qu'on ne les trouve sur moi si l'on avait l'idée de me fouiller. Si plus tard j'ai fait des aveux complets à un autre gendarme, c'est parce qu'il me menaça de me tirer les oreilles si je ne lui disais toute la vérité. C'est alors qu'on me prit et qu'on m'emmena. En prison je mangeais de bon appétit la ration de pain qu'on me délivrait. Quand je revis le corps de la petite Marguerite couchée nue sur un lit, je n'éprouvai ni regret ni chagrin. On m'enferma avec quatre femmes auxquelles je fis en riant le récit de mon action parce qu'elles me posaient des questions si drôles. De prison j'écrivis à ma mère en lui demandant de m'envoyer un peu d'argent pour que je puisse m'acheter du beurre, car on ne nous donnait que du pain sec.

Outre le fait raconté nous pourrions citer encore bien des cas dont il est fait mention dans nos aperçus de psychiatrie[1] légale.

De tout ce qui a été dit précédemment au sujet de l'insanité morale, nous pouvons déduire qu'elle est caractérisée par une intelligence affaiblie ou du moins. si elle répond à la moyenne ordinaire, elle est impuissante à régler et à diriger le côté émotif de la vie mentale : elle est caractérisée encore par l'absence congétinale ou l'atrophie des sentiments moraux d'ordre élevé. par le développement exagéré et prédominant des instincts grossiers, des sentiments bestiaux, vils et par une impulsivité très marquée dans les actes et les agissements, presque toujours stimulée par les passions bestiales qui règnent sur l'intellect. Les fous moraux sont si instables, si changeants, si inconstants et à tel point incapables de fermeté systématique qu'ils ne peuvent même pas se transformer en criminels invétérés — fait qui les distingue autant des criminels-nés que des criminels sociaux. Grâce à leur égoïsme exclusif, il leur est impossible d'agir de concert avec quelqu'un : tout ce qu'ils font, ils le font seuls. ce qui les perd souvent. Ils sont parfaitement incapables d'organiser un complot, une grève ou une association.

1. P._Y KOVALEVSKY. Croquis de psychiatrie légale.

Filing [1] a donc raison de dire que de pareils êtres ne sont pas même en état d'être criminels, vu qu'ils sont incapables de poursuivre un but, d'observer certaines règles, certain système ou les intérêts communs. Esclaves obéissants de leurs fantaisies d'un moment, ils commencent tout, mais n'achèvent rien.

Le caractère des crimes commis par les sujets atteints d'insanité morale porte l'empreinte de toute une série d'actes isolés, incohérents, exécutés sans aucun plan régulier et isolément, c'est-à-dire sans le secours de personne.

1, TILING. Ueber angeborene moralische Degeneration oder Perversität des Characters. *Allgem. Zeitschr. f. Psychatrie*, B. LII.

XI

CARACTÈRE HYSTÉRIQUE

L'arbre du mal et de la dégénérescence porte encore un fruit qui est le caractère hystérique. Ce dernier est caractérisé par un intellect très faible, instable, subordonné, très enclin à céder à la suggestion et même à l'autosuggestion ; il est caractérisé encore par une imagination très riche qui prime le domaine des idées et qui pousse l'individu à prendre les choses imaginaires pour la réalité ; par un changement incessant de sentiments et d'humeur, cette dernière régnant sur la pensée, les actes et les agissements : par des mensonges éhontés, une grande tendance à poser, à attirer sur soi l'attention de la société : dans ce but et pour l'héroïsme d'un moment, les fous moraux ne pensent ni à la vie et à la santé des autres, ni aux siennes : l'insanité morale est encore caractérisée par l'impulsivité extraordinaire des actes presque tous réflexes. Les hystériques sont très nombreux, ils constituent presque la moitié du genre humain : mais par bonheur pourtant le caractère hystérique est très rare, même quand il y a présence d'hystérie. De même que l'hystérie, le caractère hystérique s'observe aussi bien chez les hommes que chez les femmes, plus souvent pourtant chez les dernières qui sont toujours en ce cas atteintes d'une hérédité pathologique grave. Souvent la maladie, le vice et le crime règnent au sein de la famille dont l'hystérique est issu. Dans leur jeune âge les sujets atteints de caractère hystérique sont faibles, chétifs, fragiles, pareils à des chérubins. Ils ont le visage mignon, les joues roses, la taille bien prise; ils sont pétulants, bavards, amusants et drôles. Une petite fille de ce type réussit à retenir autour d'elle tout un cercle d'hommes en faisant ainsi concurrence aux dames adultes plus sociables et plus condescendantes qu'elle. Perplexe on s'éloigne d'une semblable coquette en se demandant si l'on a devant soi l'innocence de l'enfant ou la prostitution commençante. La présence d'esprit, l'ingéniosité, la variabilité — telle est l'existence de ces enfants. Mais le mensonge le plus absurde sans rime ni raison est encore plus fréquent chez eux.

C'est d'abord une plaisanterie. « Papa, Monsieur N. est arrivé. » Le père se lève pour aller à la rencontre du visiteur imaginaire mais il ne trouve personne. Explications, rires. Mais il n'en est ainsi que la première fois. Bientôt le rire cesse pour faire place aux larmes et au chagrin des parents.

Nous pensons qu'il est arrivé à toutes les directrices des établissements officiels et surtout privés d'observer des enfants appartenant à de bonnes et riches familles qui venaient leur demander du pain en soutenant qu'on les faisait mourir de faim à la maison. De pareilles fillettes se précipitent comme des chats sauvages sur un biscuit sec et poussiéreux et l'avalent avec une avidité gourmande.

On se dit : « Mon Dieu, est-il possible que cette famille qui semblait si parfaite soit à tel point monstrueuse qu'elle fasse mourir de faim une fille unique ? En effet, l'enfant paraît faible, épuisée, maigre. »

La fillette alors fait le récit suivant : « A mon père aussi maman ne donne rien à manger de sorte qu'il est obligé de courir les restaurants ; quant à moi, elle me bat et me chasse si je demande à manger. » Les larmes aux yeux, tremblante et embarrassée la gamine montre des bleus que sa mère lui aurait faits.

Puis le récit continue : « La cuisinière seule me donnait parfois quelque chose mais maman l'a renvoyée et la nouvelle cuisinière craint de perdre sa place de sorte que voilà trois jours que je n'ai pas mangé. Maman ne me donne jamais de linge propre : voilà deux mois que je n'ai pas changé le mien. »

On déshabille l'enfant qui se trouve avoir dit la vérité : tout est sale et malpropre. Quelle est donc cette mère si féroce qui fait souffrir sa fille innocente et quelles sont les bornes de la cruauté humaine qui torture son propre enfant ?

Or que direz-vous quand on vous aura appris que cette petite fille refuse volontairement la nourriture pendant trois ou quatre jours, c'est pour maigrir et pour pâlir ; elle se soumet exprès à la torture de l'insomnie, cache son linge propre, salit celui qu'elle porte sur son corps et tient pendant des mois entiers une chemise sale sur une table afin qu'elle se transforme en haillons. Pourquoi ? Dans quel but ?

Dans celui tout simplement de se rendre intéressante, de devenir l'objet des conversations générales. En effet, elle devient l'héroïne du jour, on la choie, on la plaint. Eh bien ! pour attirer sur elle l'attention générale cette enfant est capable de mentir sur tout, sur tous et même sur elle-même. La pensée de couvrir ses parents de honte sans aucune raison ne l'inquiète nullement. Elle n'y pense ni avant, ni après l'incident. Elle reste indifférente et passive car son sens moral est émoussé. Mais cela n'est pas tout. Parfois les enfants dont il s'agit se pénètrent tellement de leur rôle, se passionnent à tel point pour leurs inventions fantasques qu'ils se mettent à y croire de bonne foi et pleurent sincèrement sur leurs malheurs. Or, le terrain de l'imagination, de l'invention et du mensonge donne naissance à l'autosuggestion ; alors les individus à caractère hystérique sont prêts à tous les sacrifices, à toutes les privations et suffrances pour la vérité mensongère qu'ils se sont suggérée à eux-mêmes.

En général l'hystérie a pour caractère distinctif une instabilité et une variabilité excessives dans les manifestations vitales. Ces deux propriétés s'expriment en tout : dans les réceptions physiques, dans la pensée, dans le domaine locomoteur et vasculo-moteur, etc. Il en est de même pour le caractère des malades et de leur sentiment de *moi*. Une mobilité extrême et des changements rapides sont les traits fondamentaux et distinctifs du caractère hystérique. Les changements mentionnés se produisent si rapidement, d'une façon si inattentue et sans aucun prétexte qu'ils sautent aux yeux et inspirent même aux personnes qui ne sont pas versées dans les mystères de la science médicale le doute au sujet de la normalité des sujets mentionnés. Le jugement de la société est que ce sont des « têtes folles et étourdies ».

Vous avez par exemple devant vous une personne

gaie, heureuse, contente, communicative, bavarde :
tout d'un coup, en un clin d'œil et sans la moindre
raison elle se renferme en elle-même, elle devient triste,
accablée, chagrine, désespérée. Tout ce qui l'entoure
lui paraît attristant, étranger, privé de but et de sens
commun. L'existence elle-même lui semble sans espoir,
sans joie, sans avenir déterminé. Elle est malheureuse,
elle est seule, personne ne la comprend ; elle n'a pas
d'ami, pas d'être auquel elle puisse ouvrir son âme
pour se consoler. Toute l'existence lui semble obscure
et morose. Sa gorge se serre, les larmes coulent à flots :
ce sont des larmes de déception et de désespoir. Les
hystériques pleurent amèrement, souvent, pour le plus
futile des prétextes et même sans prétexte : la source
de leurs larmes est intarissable. Mais subitement voilà
le soleil qui revient. Les larmes n'ont pas encore séché
que la même personne est de nouveau bavarde, heureuse, contente, gaie, communicative sans discerne-
ment et franche à tort et à travers. Le premier venu
est maintenant son ami ; elle n'a rien de secret dans
l'âme, elle la dévoile à tout venant, elle raconte des
choses intimes à des personnes qu'elle ne voit souvent
que pour la première fois.

Ce sont ces femmes-là qui meurent subitement et
qui se raniment en un clin d'œil pour aller au théâtre
si leurs maris leur promettent un chapeau neuf.

Ce n'est pas la véracité qui gêne les hystériques
dans l'exposé de leurs récits : leurs exagérations n'ont
pas de limites ; de nombreux détails sont faux ou in-
ventés de toutes pièces. Pœtica licencia se manifeste ici
d'une manière excessivement libre et large. Rien ne
justifie généralement la gaîté et la franchise impétueuses

des hystériques. Ils sont parfois trop gais ou trop tristes et parfois extrêmement méchants, acerbes et impitoyables sans qu'aucune raison justifie de pareils accès d'humeurs. L'explosion de leur colère ou de leur méchanceté atteint parfois l'oubli de soi-même, le délire, la perte de conscience. C'est surtout envers ceux qui ne croient pas à leurs paroles et qui dévoilent leurs mensonges que les hystériques sont le plus méchants et le plus rancuniers.

La manière d'être des hystériques n'est pas la même par rapport aux personnes qui les entourent; aujourd'hui ils vous ouvrent leur âme, ils sont bons, gentils, aimables : demain ils seront méprisants, impertinents, grossiers ; ils se détourneront de vous sans aucun prétexte ou pour une bagatelle indigne d'attention.

Leurs connaissances sont superficielles et peu fondées. Ils se précipitent sur toute chose mais n'assimilent rien. Les hystériques ne possèdent ni une attention suffisante, ni la fermeté, ni la constance. Ils changent constamment d'occupation et de compagnons, comme ils sautent d'un sujet à l'autre. De là leurs connaissances variées, superficielles, indéterminées et vagues. Leurs raisonnements manquent de logique ; ils se font par bonds et sans aucun esprit de suite. Leurs conclusions sont étourdies, fausses, inattendues et particulières à chaque cas.

Dans les jugements et les discussions ils prennent le dessus par leurs cris. leurs grossièretés, leurs larmes et se placent toujours sur le terrain des personnalités. Les raisonnements abstraits leur sont peu accessibles. Sans convaincre leurs adversaires, ils les réduisent au silence.

Le sentiment de l'amour ou d'un attachement constant leur fait défaut. Ils vous l'accordent aujourd'hui ; à un autre, demain. Envers leurs proches ils sont égoïstes, cruels et sans cœur. Rien ne peut faire plus de mal ni de tort qu'une épouse hystérique. Par amour de la pose et dans le but de se faire passer aux yeux du monde pour une malheureuse victime, il ne lui répugne pas de mentir, de calomnier son mari, de l'accuser de brutalité, de corruption, d'accepter des pots-de-vin etc., et de lui attribuer mille actions malpropres et malhonnêtes. Dans certains cas, rares du reste, les hystériques sont aussi impitoyables pour eux-mêmes : sans trouble ni gêne ils font le portrait de leur personne, faux du reste, mais ce cas est rare ; généralement si le portrait est éloigné de la vérité, c'est qu'il est fait en beau. Tout en voulant dire la vérité, les hystériques font des mensonges auxquels ils croient comme si c'était la vérité.

Leur amour-propre, leur susceptibilité, leur désir d'être toujours bien en vue, l'objet de l'attention et de la compassion générales les poussent parfois à des actes très dangereux. C'est ainsi par exemple qu'ils se décident à des tentatives de suicide par le poison, la suffocation, le couteau ou le poignard. Mais toutes ces tentatives n'ont pas le désir de mourir pour mobile : elles se font dans le but de faire parler, d'attirer l'attention et la compassion sur la victime. Généralement les personnes hystériques recourent en ce cas à une mise en scène sensationnelle : les vêtements sont commandés d'avance, les lettres et les confessions par écrit toutes préparées ; l'individu tâche de trouver une pose bien théâtrale. La plus grande vexation qui puisse lui arriver, c'est que sa tentative passe inaperçue, c'est-à-dire sans attirer l'attention de ceux pour l'étonnement desquels elle était destinée. Généralement l'individu n'avale que 2 ou 3 bouts d'allumettes, mais il en éparpille 8 à 10 boîtes autour de lui. Les hystériques ont le sentiment de la jalousie, de la colère et de l'amour aussi orageux qu'éphémère. Ils ne peuvent dominer leur passion ; de là l'inconstance et l'instabilité de leurs sentiments. La franchise leur manque totalement. Ils sont tous menteurs par amour de l'art et non par intérêt. Duper les proches leur est une jouissance ; ils le font ouvertement, avec arrogance et un sang-froid inaltérable. Par leurs incartades, leurs caprices, leur grossièreté, leurs mensonges, leurs calomnies, leurs impertinences, leur cruauté et leur manque de cœur, ils rendent l'existence de leur entourage insupportable. Holmes a raison de dire qu'une jeune fille hystérique est un vampire qui suce le sang des personnes bien portantes qui l'entourent. Le repentir est inconnu aux hystériques. Il est vrai que si on les convainc d'une action grave et vilaine, ils semblent se repentir et font volontiers leur confession publique, mais ce n'est pas la sincérité qui les inspire, c'est l'amour de la pose et de tout ce qui est théâtral. Leur insensibilité extraordinaire pour le malheur et la douleur d'autrui, même lorsqu'ils en ont été la cause directe, est surprenante. Parfois ils commettent des vols avec effraction, des faux, des escroqueries et d'autres actions plus ou moins vilaines, sans protestation intérieure, sans honte et sans conscience de la vilenie de leur acte.

Les hystériques ont les centres supérieurs spéculateurs et modérateurs altérés ; ils ne peuvent dominer leurs passions assez malpropres ; ils en sont les esclaves.

C'est ce qui explique l'explosion subite de leur colère ou de leur indignation, de leur ravissement irraisonné, de leurs accès de désespoir ou de gaîté folle, de leurs élans d'affection extrême ou de tendresse subite et leurs crises d'emportement pendant lesquelles, à l'exemple des enfants gâtés, ils trépignent, cassent les meubles, éprouvent le besoin irrésistible de battre, etc.

Les malades dont il s'agit n'ont rien de précis ni d'indépendant dans le caractère.

En tout ils tombent dans l'extrême qu'ils conduisent au pathologique.

Il serait fort malheureux si tous les hystériques étaient doués en plein du caractère que nous venons d'esquisser. Par bonheur pour le genre humain, ce sort ne frappe que quelques-uns.

Tous les caractères mentionnés s'observent aussi bien chez la femme que chez l'homme et même chez l'enfant : d'après nos observations personnelles, les enfants en sont même souvent atteints. L'importance de ce fait est que les caractères de l'hystérie peuvent être facilement corrigés et supprimés chez l'enfant grâce à une éducation sévère, à la fermeté et à une alimentation conforme.

De même que beaucoup d'hystériques, les sujets possesseurs d'un caractère hystérique présentent souvent des anomalies dans la sphère sexuelle; ce sont une exagération du sens génésique ou une perversion, c'est-à-dire l'attraction pour une personne du même sexe. De pareils individus font preuve d'une trivialité excessive dans leurs paroles et dans leurs mouvements; ils aiment à dire des choses malpropres et indécentes, ils prennent des poses et font des gestes obscènes, sans éprouver du reste la moindre impulsion ou le moindre désir de se satisfaire. Parfois les femmes appartenant à ce type ont une anesthésie complète du vagin et par conséquent elles sont incapables d'éprouver la volupté ou le désir. Leur passion sexuelle se satisfait alors en paroles cyniques et immondes en lesquelles elles trouvent un plaisir aussi grand que d'autres dans l'acte génésique.

Parfois l'anesthésie génitale est partielle, c'est-à-dire qu'elle n'est inspirée que par certaines personnes, par exemple par le mari ou l'amant; l'insensibilité s'accompagne alors de dégoût, de mépris et de haine, et malheur à ceux que ces sentiments atteignent; ils seront traités en pires ennemis.

Les modifications, les déviations et les troubles sexuels mentionnés d'origine hystérique donnent naissance à de nombreux crimes tels que : fausses accusations, dénonciations, calomnies, etc.

Les crimes commis par les personnes à caractère hystérique sont généralement de trois genres : ce sont : les faux témoignages, les accusations de tentatives de viol ou de viol, et les vols. Les deux premiers crimes sont inspirés par la passion de la pose qui consiste à se placer bien en vue, à jouer un rôle voyant, à se faire passer pour un héros; quant au troisième, il est généralement inspiré par l'étourderie et l'irréflexion.

Tant que les manifestations du caractère hystérique ont lieu dans un cercle étroit, chez soi, en famille, le mal n'est pas si grave; c'est un malheur évidemment, un grand malheur, mais il en est bien autrement quand les individus en question enfreignent les droits d'autrui ou commettent des délits et des crimes. Alors l'affaire se complique. Or, grand nombre de crimes sont dûs aux hystériques. Le meilleur exemple en est fourni par la célèbre psychopathe russe Semionova qui fut mêlée à l'affaire de Sarah Becker. Cette personne possédait un caractère hystérique des plus marqués. Nous nous permettrons de citer ici un cas qui eut lieu dans l'arrondissement de Varsovie et qui fournit l'exemple d'un faux témoignage donné par une personne semblable[1].

Le 7 octobre de l'année 1884, une jeune fille du nom de M. K... se présenta au gardien en chef et lui fit part de l'événement suivant : Fiancée à un jeune homme du nom de Fch... qu'elle devait épouser prochainement et qui appartenait comme elle à la classe des paysans, elle consentit un jour sur sa demande à entrer en passant dans une taverne. C'était un jour de fête. Il se trouva que le cabaretier et le fiancé se connaissaient. Après avoir causé, l'on se promena : puis Fch... s'éloigna en priant sa fiancée de l'attendre, mais comme il se faisait tard et que Fch... ne revenait pas, il fallut passer la nuit dans la taverne. Le cabaretier B... se coucha avec sa femme ; quant à M. K..., on lui proposa de partager un lit avec une jeune fille du nom de B... ; cette dernière s'étendit du côté libre, tandis que M. K... prit la place la plus rapprochée du mur ; mais au milieu de la nuit, elle eut une rage de dents qui l'obligea à se lever pour se gargariser la bouche, ce après quoi elle changea de place avec sa compagne. Il était à peu près minuit quand elle entendit le cabaretier se lever, passer dans la chambre voisine et y aiguiser un couteau. Malgré l'obscurité on pouvait distinguer

1. P.-J. KOVALEVSKY. Aperçus de psychiatrie légale, 2ᵉ éd., 1900.

les objets. Elle vit le cabaretier rentrer dans la première pièce (il n'y en avait que deux), s'approcher du lit sur lequel M. K... était étendue et enfoncer son couteau dans la jeune fille couchée maintenant près du mur. Le coup fut mortel. Alors l'homme attira le corps à lui et l'emporta hors de la maison. M. K... fut si effrayée que, profitant de l'obscurité, elle sortit de la taverne, courut jusqu'à la forêt et y attendit l'aube pour aller faire sa déclaration au gardien de la paix. On fit une enquête et l'affaire commença.

Or il se trouva que le nom de l'accusatrice n'était pas M. K..., mais Fch..., qu'elle n'avait jamais eu de fiancé et qu'il n'existait personne du nom qu'elle lui attribuait, qu'elle n'avait jamais vu le cabaretier B... qui, à son tour, ne la connaissait nullement, que ce dernier n'avait eu aucune jeune fille dans sa maison, que M. K... n'avait ni été, ni couché à aucun moment dans la taverne désignée, qu'on ne trouva ni traces de sang, ni couteau aiguisé, ni cadavre et que tout ce récit n'était qu'un tissu de mensonges.

Au second interrogatoire qu'on lui fit subir, la jeune fille modifia ses déclarations. Elle avoua que son récit n'était pas entièrement vrai et promit pour cette fois ne dire que la vérité : or, voici ce qu'elle raconta : que dix ans auparavant, quand son père était encore en vie, elle avait trouvé dans le grenier de leur maison un sac plein d'argent dont elle ne peut fixer la somme. Son père, auquel elle apprit la chose lui défendit d'y toucher. Mais, après sa mort, elle prit l'argent et le porta à son oncle. A quelque temps de là elle vint demander à ce dernier de l'argent, mais l'oncle le lui refusa. Alors elle intenta un procès qu'elle perdit du reste et après lequel

elle fit deux à trois semaines de prison. Dernièrement.
elle s'adressa une seconde fois au bonhomme qui lui
donna 10 roubles et qui lui en promit davantage si elle
consentait à s'adresser à une troisième personne. Le
dimanche 7 octobre ils partirent ensemble du village :
ils marchèrent longtemps et ce ne fut que vers le soir
qu'ils arrivèrent à la taverne de B... M. K... connaissait
le cabaretier depuis longtemps parce qu'auparavant ils
avaient tous deux servi chez le même patron. Après
avoir trinqué avec de l'eau-de-vie, l'oncle partit en laissant sa nièce dans la taverne. Quant à ce qui suivit,
tout était conforme à son premier témoignage et, si sa
première déclaration différait quelque peu de celle-ci,
c'est que son oncle lui avait enjoint de raconter les
choses ainsi qu'elle l'avait fait premièrement. Or la seconde enquête prouva que son père n'avait eu aucun
argent, qu'elle n'en avait donné aucun à son oncle,
qu'elle n'avait eu aucun procès, qu'elle n'avait jamais
été en prison, que le 7 octobre son oncle n'avait ni
quitté son village, ni vu sa nièce, que le cabaretier
n'avait nulle part servi avec elle, que M. K... n'avait pas
été dans la taverne et que jamais elle n'avait vu le cabaretier auparavant. Tous les habitants de la taverne
étaient sains et saufs. Le cabaretier lui-même était un
homme tranquille et doux, n'ayant jamais commis aucune action sanglante. Des renseignements minutieux
prouvèrent que depuis la mort de son père M. K... manifestait une sorte de dérangement d'esprit qui parais-
sait surtout vers l'automne ; à cette époque elle quittait
sa maison et inventait des histoires invraisemblables.
M. K... était une jeune fille de 25 ans, une paysanne
polonaise, catholique. Interrogée pour la troisième fois

elle finit par avouer que l'histoire du sac d'argent n'était qu'un mensonge. Cette jeune fille s'adonnait à la prostitution : elle avait plusieurs fois dû se soigner à cause de maladies diverses dont elle était atteinte. Quelque temps après elle fit des aveux complets.

Cavalier[1] cite encore le cas suivant : Une jeune fille de 15 ans, Merlak, accusa un jour deux ecclésiastiques de l'avoir violée. Elle déclara que le 12 mai de l'année 1868 elle avait visité, en compagnie de sa cousine N..., âgée de 18 ans, un couvent de femmes où elle rencontra l'abbé Henri qui se dit attaché à l'établissement et qui se permit certaines frivolités par rapport à une religieuse et par rapport à la cousine. Le lendemain étant retournée au couvent avec sa cousine, elle y fut enfermée dans une chambre seule avec l'abbé Henri, tandis que la cousine avait disparu. Comme l'abbé faisait une déclaration d'amour à laquelle la jeune fille répondit par un refus catégorique, Henri ne pouvant obtenir ce qu'il voulait sauta par la fenêtre. Le lendemain, à dix heures du soir, Merlak fut de nouveau amenée au couvent et laissée seule. Après avoir refermé la porte cochère, la concierge la conduisit directement dans la chambre de l'abbé qui, aveuglé par la passion, se précipita sur elle et voyant sa résistance obstinée lui appuya deux fois un pistolet sur le front mais le coup rata deux fois. Malgré tous ces détails, deux jours plus tard Merlak est encore amenée au couvent, enfermée pour 48 heures et violée par Henri auquel plusieurs religieuses prêtent leur concours. A quelques jours de là elle se présenta devant un confesseur (tou-

---

1. CAVALIER. *Montpellier médical*, 1873.

jours guidée par sa cousine); ce dernier, apprenant sa faute, l'accable d'abord de reproches, lui dit que Dieu s'éloignera d'elle comme d'une personne ayant conçu dans le péché ; mais il finit par s'adoucir et lui indique comme seul refuge possible le même couvent où elle puisse vivre en reine aux côtés de l'abbé Henri, où elle trouvera tous les plaisirs possibles, même ceux dont les gens communs n'ont aucune idée, où en satisfaisant tous ses désirs physiques elle ne sera pas obligée d'être fidèle à un seul amant et où devenue enceinte elle peut facilement se débarrasser de son enfant. Six mois plus tard l'abbé Henri aurait encore une fois tenté de la violer dans le logement de la cousine. Peu de temps après cette première délation, Merlak dénonce encore l'abbé Videl comme l'ayant violée un an avant l'abbé Henri. Il est remarquable qu'elle attribuait aux deux ecclésiastiques la même manière d'exprimer leurs sentiments.

Tous ses témoignages écrits péchaient en général par leurs contradictions apparentes, par quelque chose de fantastique, de romanesque et de trivial qui semblait être emprunté aux romans d'ordre inférieur que la jeune fille lisait avec avidité. D'autre part ses écrits faisaient manifestement preuve d'une ignorance complète au sujet de la manière dont les rapports sexuels ont lieu. Dix-huit mois plus tard elle accuse son père d'inceste : elle en fait d'abord part à sa mère : on arrêta presque immédiatement l'enquête judiciaire qui avait commencé parce qu'il se trouva que toutes les déclarations de M… étaient fausses. Le père de M… avait des singularités de caractère. Après la dénonciation de sa fille il s'empoisonna.

Parmi les parents de M… il y avait des idiots et des

épileptiques. Des l'âge le plus tendre M… avait manifesté un sens moral émoussé et un érotisme très marqué. Au moment où elle fit ses dénonciations, elle se trouvait à l'époque de la puberté. L'examen medico-légal prouva que l'état de ses organes génitaux excluait toute possibilité de supposer emissiones penis.

Le Pr Brouardel nous donne un autre exemple. En 1834 un sieur Chaix d'Est Ange fut condamné à 10 ans de prison sur l'accusation d'une fille (appartenant à une famille très connue) qui se nommait Marie M… et qui déclara qu'après avoir brisé les vitres de sa fenêtre cet homme s'était introduit de nuit dans sa chambre à coucher et qu'il l'avait accablée de coups et de blessures. Du reste les coups ne devaient pas être très graves, vu que deux jours après cette aventure la jeune fille prit part à un bal. Plus tard l'affaire fut revue et Chaix d'Est Ange acquitté mais il avait tout de même subi sa peine de 10 ans. Quant à M…, elle s'installa à Paris où elle continua à inventer les histoires les plus invraisemblables ; il est probable qu'elle était quelque peu hallucinée mais la plus grande partie de ses contes était inventée de toutes pièces. Elle finit par se marier, devint une véritable hystérique et fut traitée par Charcot.

Du temps de Napoléon III en 1855 et en 1856 une fille de parents très honorables, âgée de 14 ans, disparut subitement de la maison paternelle et ne rentra qu'après une semaine d'absence en racontant avec les détails les plus précis qu'un monsieur l'avait attirée dans sa voiture et conduite, stores baissés, dans un logement quasi royal où, après l'avoir régalée d'un dîner fin, il la viola. La description de l'homme était si précise que personne ne douta de la véracité du récit : or, tout le monde reconnut le portrait du duc de Morny qui à cette époque occupait une haute situation sociale. Les médecins qui furent appelés en qualité d'experts, trompés par la sincérité apparente de l'enfant, étaient prêts à croire à ses accusations, lorsque Lasègue eut heureusement l'esprit d'examiner la fillette qui se trouva être vierge. Alors l'enfant fut obligée d'avouer qu'elle avait menti et qu'elle avait passé toute la semaine chez une amie d'école — fait qui fut confirmé par l'enquête. Quinze ans plus tard la même fillette dut être placée à l'hôpital Saint-Antoine avec tous les signes de la grande hystérie. Parfois les hystériques s'accusent eux-mêmes.

C'est ainsi que Brouardel fut appelé à donner son avis dans un cas semblable, concernant une jeune fille qui avait déclaré qu'elle avait tué un individu parce que celui-ci l'avait poursuivie dans la rue et que pour cacher son crime elle avait lancé le cadavre dans la Seine. Comme preuve elle montrait un couteau ensanglanté dont elle s'était soi-disant servie pour accomplir son crime. Mais, lorsque toutes les recherches du cadavre n'aboutirent à rien, la jeune fille avoua qu'elle avait inventé toute l'histoire dans le but de parader devant le tribunal.

Il est facile de se représenter que *les épouses hystériques transforment la vie d'intérieur en un véritable enfer.* Ce n'est pas en vain que Lasègue disait : « bien que les femmes hystériques menacent constamment leurs maris de se suicider, ce sont leurs maris et non elles qui finissent par le suicide. » Charcot pourtant a fait une correction aux paroles de Lasègue en ce sens que les femmes hystériques ne se suicident pas moins fréquemment que leurs maris. Pour conclure Brouardel[1] *s'oppose catégoriquement* à l'opinion très répandue dans le public et malheureusement soutenue par quelques médecins, qui consiste à croire que *toutes les jeunes filles hystériques doivent être mariées*. Si l'on peut citer quelques cas où l'hystérie s'est améliorée après le mariage, bien plus considérable est le nombre de ceux où le changement d'existence eut une action défavorable en donnant un choc au développement grandissant de la prédisposition pathologique congénitale.

1. BROUARDEL. *Annales d'hygiène publique*, 1899.

XII

CARACTÈRE ÉPILEPTIQUE

A la limite qui sépare les criminels-nés des fous moraux se trouvent les malades à caractère épileptique. Ils touchent aux premiers par leur tendance attractive aux forfaits, au meurtre, à l'effusion du sang ; ils se rapprochent des seconds par le manque d'origines morales supérieures et de sentiments moraux. Mais il existe aussi de grandes distinctions entre les 2 états pathologiques désignés. Ce sont surtout l'insanité morale et le caractère épileptique qui diffèrent le plus, fait qui fut constaté par Bombarda[1].

De nature les épileptiques sont méchants, vindicatifs, moroses et chagrins alors que les sujets atteints d'insanité morale ont le tempérament plus ou moins vif, mobile ; ils semblent possédés par un démon qui les pousse à toute espèce de vilenies : c'est pourquoi leurs actions manquent d'ordre, de système, de réflexion et rappellent souvent les incartades des gamins : les épileptiques, au contraire, malgré leur impulsivité et grâce à la méchanceté et à l'esprit de vengeance qui leur sont propres, sont parfaitement capables de concevoir un

---

1. BOMBARDA. Locura moral e crises epilepsi formes. *La medicina contemporanea*, 1899.

plan de vengeance, de méditer les moyens et les procédés de leur action future : ils sont vindicatifs, enclins aux querelles, souvent traîtres, très coléreux et avides de sang. Les fous moraux font preuve d'étourderie, d'irréflexion, d'inconsidération ; ils sont portés à voler, à mentir, à simuler. Tandis que les épileptiques inspirent la colère et l'indignation de ceux qui ne connaissent pas leur maladie, les mensonges et les ruses naïfs des fous moraux donnent sujet à la raillerie.

Nous ne nous occuperons que des épileptiques à caractère épileptique, chez lesquels on observe dès l'enfance une irascibilité extrême, l'obstination, une humeur acariâtre, l'emportement, une tendance à toute espèce d'émotions et des accès de colère non motivés.

Ces phénomènes sont parfois si peu fondés, si obstinés et si intenses qu'on est forcément obligé d'attribuer leur cause à une origine organique, ce qui est justifié par les efforts souvent infructueux que l'on fait pour corriger ces défauts. Les accès de colère mentionnés atteignent parfois le délire, le transport. Les épileptiques sont très disposés aux troubles intellectuels et aux manifestations les plus graves de l'épilepsie.

Il faut reconnaître pourtant qu'étant souvent issus de parents psychopathes, névropathes, ivrognes, criminels, etc., les êtres en question supportent dès l'enfance de nombreuses infortunes et sont ou bien élevés dans un milieu pauvre, dépravé et cruel ou gâtés d'une façon absurde avec une entière indulgence pour leurs caprices maladifs. Dès leur jeune âge les épileptiques sont renfermés, dissimulés, quelque peu sots, méfiants, très présomptueux et impudents : pourtant l'on constate quelquefois en même temps comme des traits de lumière fugitive des manifestations passagères de bonté et de douceur suivies, du reste, d'une rudesse et d'une grossièreté encore plus grandes, comme si ces individus avaient honte de leur faiblesse momentanée. Il est rare que de pareils enfants reçoivent une instruction régulière.

Au premier engagement qu'ils ont avec l'existence, ils perdent pied et s'aigrissent. Ils deviennent envieux, déplaisants, dissimulés, impatients, ivrognes, menteurs. ils professent un mépris froid pour la vie et les hommes, ils ont l'esprit vindicatif et sont sujets à des accès de colère fréquents et subits qui menacent souvent les personnes innocentes. Griesinger fit le premier cette observation que les sentiments des épileptiques se dessèchent comme les couleurs. Voici à ce sujet l'avis d'observateurs éminents : Falret caractérise les épileptiques par l'expression suivante : « difficiles à vivre ». Legrand du Saulle appelle les épileptiques « des égoïstes à cœur insensible ». Samt leur donne le nom de « hysteroepileptische Canaillen ». Les épileptiques ne possèdent pas de grande intelligence : ils l'ont généralement médiocre et parfois inférieure à la médiocrité. Au lieu du caractère et de la persévérance qui leur manquent, ils ont de l'étourderie et quelque chose de superficiel. Selon Feige[1] les individus mentionnés sont souvent portés vers la religion, enclins à l'ascétisme et à la dévotion, mais en même temps l'on observe chez eux l'esprit de calcul et une tendance à tirer profit de leur dévotion. Une douceur de brebis, une innocence angélique, un visage de martyr sont associés en ce cas

---

1. FEIGE. Geistesstörungen der Epileptiker. *Vierteljahr. J. Gericht. med.*, 1895.

à une impudence de cocher, ou des jurons des halles et à des querelles publiques. Samt a bien raison de dire que l'âme des épileptiques est pénétrée d'infamie malgré le livre de prières qu'ils portent dans leur poche et le nom de Dieu qu'ils ont toujours dans la bouche. Ils manifestent souvent la flatterie et la complaisance portées à l'extrême. En même temps ils sont arrogants, ils se croient meilleurs que les autres et se vantent publiquement de leurs capacités ; ils marquent parfois un penchant pour les abus sexuels, les paroles et les actes malpropres. indécents, une disposition à soupçonner chez les autres les mêmes défauts. Ils volent pour voler avec une adresse et un esprit qui dépassent leurs facultés mentales ; ils deviennent souvent très susceptibles, enclins à chercher chicane, à voir partout des vexations et des violences dirigées contre leur personne. Mornes, dissimulés et soupçonneux ils manquent parfois totalement d'impulsion aux sentiments honnêtes ; leur égoïsme étroit atteint son plus haut degré ; ils sont irascibles et myopes au point de vue intellectuel, leur dévotion n'est qu'un chaos d'idées religieuses, leur sens génital est excité.

Les épileptiques sont enclins à la calomnie, aux dénonciations qu'ils font du reste d'un air de bonhomie ; très attentifs à tout ce qui se passe autour d'eux, ils portent en eux les germes de l'espionnage. S'il leur arrive de commettre un crime, ils avouent difficilement la vérité, Il faut faire beaucoup d'efforts et avoir beaucoup de patience pour les convaincre de faire le récit de leur vie.

Les épileptiques sont dangereux en société parce que leurs incartades, leurs ruses et leurs crimes sont aussi inattendus que suprenants.

On observe chez les individus à caractère épileptique une impulsivité intense, l'impétuosité et un penchant pour des actes subits.

Par exemple, après avoir vécu isolés, silencieux et tranquilles jusqu'à ce que les personnes qui les ont observés s'y soient habituées, ils font soudainement un scandale quelconque. Selon Fischer[1] ces maladeslà sont le jouet de leur propre disposition d'humeur maladive, celle-ci dépendant entièrement du moindre changement dans le monde extérieur. Kirn[2] affirme que la pensée, aussi bien que le côté affectif des malades désignés sont sujets à de grandes et soudaines fluctuations qui se trouvent en relation directe avec la périodicité de tous les phénomènes propres à l'épilepsie. Parfois ils manifestent des obsessions dans le domaine des impulsions, des penchants et même des idées[3]. Cullerre, par exemple, constate que beaucoup d'épileptiques ont une passion irrésistible pour le calcul, surtout pour celui du temps ; ils comptent les heures, les minutes, les secondes, etc. De pareils arithmomanes se distinguent d'autres individus sujets aux obsessions en ce qu'ils n'éprouvent point de déplaisir dans leur manie et en ce qu'ils ne luttent pas contre elle[4]. Morselli pense que beaucoup de cas d'*exhibitionnisme* rentrent dans les manifestations impulsives de l'épilepsie sous forme d'*aure*, d'attaque,

---

1. Fischer. *Archiv für Psychiatrie*, B. XV, H. 3.

2. Kirn. Die epileptischen Geisteszustände. *Allg. Zeitschr. f. Psychiatrie*, B. XII.

3. Cullerre. Les épileptiques arithmomanes. *Annales médico-psychol.*, 1891.

4. Morselli. Exposicione accessuale degli organi genitali, com equivaelente epileptoide. *Bull. del Academia med. di Genova*, 1894.

d'équivalent, d'impulsion isolée ou sous forme d'épilepsie latente avec amnésie totale ou partielle. On observe parfois chez les épileptiques une impulsion irrésistible à uriner publiquement. Tel le cas cité par Motet[1].

Mais c'est surtout par leur tendance exclusive aux meurtres subits, sans but, inexplicables et absurdes que les épileptiques sont dangereux. La plupart du temps leur crime n'a aucune raison ou une raison ridicule par son absurdité. Ils le commettent pourtant parfois d'une manière très intelligente, systématique, selon un plan préparé d'avance. L'idée leur en vient tout d'un coup, elle s'empare de tout leur être et devient le centre de leur activité intellectuelle, une véritable passion. Alors ils choisissent un plan d'action, ils méditent longtemps sur tous les hasards qui peuvent se présenter et finissent par accomplir le crime avec sang-froid et précision. Leur choix tombe indifféremment sur le premier venu : c'est le sang qu'il leur faut ; c'est le crime lui-même : ils sont obligés de le commettre, il leur est impossible de s'en abstenir, même — fait remarquable — quand ils reconnaissent l'illégalité de l'action projetée.

D'autres fois ils éprouvent une tendance irrésistible au suicide, à l'incendie, à l'acte sexuel, etc. Si, pour une raison ou pour une autre, leur passion ne réussit pas à se satisfaire, tout va bien et les épileptiques eux-mêmes en sont radieux, jusqu'à ce qu'une nouvelle idée horrible ou absurde ne s'empare de leur cerveau.

En étudiant l'organisation physique et morale des

---

1. Motet. *Bull. de l'Académie de médecine*, 1883.

individus atteints d'insanité morale, celle des épileptiques et des criminels-nés, Lombroso,[1] Ottolenghi[2] et d'autres élèves de Lombroso ont trouvé, que sous tous les rapports les états pathologiques mentionnés présentaient une grande ressemblance. Mais beaucoup de savants se sont opposés à cette manière de voir. Peixoto[3] par exemple dit qu'une parenté existe réellement entre l'épilepsie et la criminalité parce que toutes les deux sont le produit de la dégénérescence, mais que ce serait une grande erreur de les identifier.

Voici l'opinion de Del Greco[4] à ce sujet : les fluctuations individuelles de tout l'être humain se répercutent sur ses propriétés psychophysiques (tempérament, constitution) et psychosociales (caractère). Les psychoses et les névroses modifient aussi bien le tempérament que le caractère dans une direction déterminée pour chaque maladie. C'est pourquoi Del Greco suppose qu'il existe des caractères épileptique, hystérique, etc. Par son caractère le criminel n'est ni hystérique, ni épileptique, ni psychopathe, bien que ses propriétés psychosociales et psychophysiques soient anormales.

Selon l'avis d'Angiolella[5] la différence entre la criminalité et l'épilepsie consiste principalement en ce que les centres modérateurs de l'épileptique cessent de fonctionner pendant les crises d'épilepsie seulement, alors que dans les intervalles ils fonctionnent très

1. LOMBROSO. *Archivio di psychiatri*, t. II, t. I et 2 ouvrages.
2. OTTOLENGHI. Epilepsia psichiche in criminali. *Arch. di psych*, XII.
3. PEIXOTO. Epilepsia et crime, 1897.
4. DEL GRECO. Temperamento e carattere nelle indagini psychiatriche criminale. *Il maniocomio moderno*, 1898.
5. ANGIOLELLA. L'impulsivita nel carattere e nelle psicopatice. *Il maniocomio moderno*, 1898.

bien, tandis que chez les criminels ces centres-là ne fonctionnent pas du tout. La névrose criminelle peut être accompagnée de l'épilepsie mais ce sont deux états différents. Chez les criminels, les instincts antisociaux et égoïstes tiennent la place des sentiments qui entravent les premiers chez l'homme sain.

Lombroso a dit que la criminalité n'était autre chose que l'épilepsie chronique et les criminels-nés — des épileptiques dont l'accès se prolonge pendant toute la vie. La comparaison est jolie, mais non pas juste. Delteil[1] repousse énergiquement cette opinion : il suppose bien la présence d'une parenté entre les deux états pathologiques mentionnés, mais elle ne justifie nullement leur identification.

Parfois l'épilepsie et la dégénérescence morale paraissent simultanément dans l'enfance : elles se présentent alors comme des phénomènes congénitaux et dépendant d'une cause commune. Carrara[2] cite le cas suivant : Une fillette de 9 ans, F..., marquée de tous les symptômes de la syphilis héréditaire, avait des accès d'épilepsie sous forme d'absences, de vertiges, de tiraillements musculaires surtout dans la face. En outre elle manifestait des impulsions irrésistibles et quelque chose comme l'*aure* qui les précède.

L'hymen était absent, le vagin très élargi : dès l'âge de 6 ans la conduite de cette enfant prit des allures équivoques. Elle était très emportée, elle tourmentait son frère aîné par tous les moyens possibles, elle cachait et détruisait les objets qui présentaient une

---

1. ARDIN DELTEIL. L'épilepsie psychique, 1898.
2. Carrara tipo completo di passa morale et basa epileptica. *Riforma medica*, 1894.

valeur particulière aux personnes qui l'entouraient.
Elle s'adonnait à la masturbation dès l'âge de 3 ans ;
à 7 ans elle eut le premier coït.

XIII

LA LUTTE CONTRE LA CRIMINALITÉ

Quel que soit le point du globe terrestre qu'elle occupe, l'humanité entière est aussi bien sujette à éprouver la joie que le malheur, le chagrin, la tristesse, les souffrances : toutefois certains des malheurs qui la frappent sont si constants et si homogènes dans leur manifestation qu'ils semblent en quelque sorte prédestinés à servir d'accessoires fatals et inévitables à l'existence humaine. De ce nombre sont les maladies, la famine, les incendies, les crimes, etc. Certes, les maladies sont un grand malheur, une charge bien lourde pour la société, mais les crimes ne le sont guère moins. Les assassinats, le pillage, le brigandage, le vol, l'escroquerie, les faux, etc., sont des événements qui troublent notre vie non seulement tous les jours, mais à chaque heure, à chaque instant et pas un de nous n'est garanti qu'aujourd'hui ou demain il ne soit exposé à l'une des catégories de malheurs mentionnés qui portent en somme le nom général *de crimes*. La statistique criminelle, très instructive, qui fut publiée en 1899 par le Ministère de la Justice nous apprend qu'il fut commis par la population de l'Empire russe (dans les confins de l'Europe seulement) 284073 crimes en l'espace de cinq ans (1889 à 1893)...

Voilà un chiffre qui nous paraît digne d'inspirer de sérieuses réflexions...

Un si grand nombre de crimes opprime la société à l'exemple d'un joug pénible qui donne bien du souci aux meilleurs membres de la société, ainsi qu'à ceux qui tiennent à cœur de protéger ses intérêts et sa sécurité. Vu que chacun de nous est menacé tous les jours, toutes les heures, soit dans son existence, soit dans sa position de fortune, soit dans son bien-être moral, la société et l'État ont pris des mesures non seulement dans le but de protéger la sécurité de l'individu et de la propriété au moyen de châtiments, mais encore afin de prévenir et d'étouffer les crimes dans leur germe.

A cet effet tous les États civilisés ont fondé des institutions spéciales dont les agents étaient chargés de prévenir les actes criminels.

Tout membre de la société qui veut être envisagé comme tel est tenu de remplir strictement ses fonctions ; dans le cas où il entreprendrait quelque chose qui soit contraire au règlement d'existence de ladite société, il peut être considéré comme criminel. Les gardiens de la sécurité publique sont chargés de surveiller si tous les membres de la société font leur devoir et si rien de nuisible ou d'illicite n'est dirigé contre elle... C'est là une charge aussi difficile qu'impraticable, qui mène souvent à de grands malentendus et progressivement à une perte de temps et de travail totalement privée de but. En voici deux exemples : les citoyens qui remplissent leur devoir sont de bons citoyens, tandis que ceux qui enfreignent les conditions d'existence sociale sont des criminels... Que dire de ceux qui ne font rien d'utile mais rien de nuisible non plus, ni de contraire à la société? Tels que les ivrognes, les mendiants, les vagabonds, les vauriens, etc., qui sont nombreux pourtant.

Bien que ces individus puissent n'avoir commis aucun crime, ce sont eux qui forment principalement le contingent au sein duquel se recrutent les criminels ; pourtant loin d'être suveillés par les gardiens de l'ordre, beaucoup d'individus semblables sont protégés par eux.

Il existe encore un autre type digne d'attention. Les fondements et les mœurs de la société atteignant souvent un niveau très bas et très vil, le mensonge, les fraudes, le protectionnisme illimité et désordonné, les concussions les plus impudentes et les plus franches, les abus de pouvoir impunis, l'escroquerie, l'immoralité et le mal saturent la société à tel point que l'existence de certains membres isolés devient intolérable. De là les suicides des uns et la protestation des autres, ces derniers étant plus forts, mais plus modérés moralement et surtout plus indépendants pécuniairement parlant. Au point de vue de la vraie morale, ce sont là des hommes de progrès, les pionniers de la civilisation, les meilleurs éléments d'une société donnée, mais au point de vue des gardiens de l'ordre public ce sont des infracteurs, des gens agités, dangereux et sinon nuisibles, du moins peu désirables. Cette manière d'envisager les partisans et les défenseurs désintéressés de la liberté n'est pas rien que celle des agents inférieurs et peu cultivés, c'est-à-dire celle des gardiens de la sécurité publique, mais encore celle des fonctionnaires supérieurs. Voici la réponse que fit tout récemment encore un personnage occupant une haute situation sociale à l'une des personnes de ma connaissance : « Nous n'avons rien à dire contre votre savoir, votre popularité, votre activité consciencieuse et énergique... mais selon le rapport de personnes dignes de confiance, vous êtes en somme un agité, un inquiet; c'est pourquoi... »

Or passer pour un élément agité, inquiet, signifie être irrévocablement perdu dans notre société actuelle. Il vous est permis d'être un ivrogne, un joueur de cartes, un concussionnaire, un escroc, un voleur de haute volée avéré, un agent de banque à réputation douteuse, il vous est permis encore de ne pas remplir les fonctions dont on vous a chargé... mais si vous êtes un inquiet, tout est perdu à jamais.

Ce sont les individus qui défendent la sécurité publique qui distribuent généralement ce titre-là.

L'expérience pluriséculaire faite par tous les pays civilisés du monde a prouvé que les *gardiens de la sécurité publique ne protègent nullement la société contre le malheur de la criminalité et qu'ils ne remplissent aucunement de facto leur destination*, qui est de prévenir et d'arrêter les crimes. La meilleure preuve en est la croissance universelle et progressive des crimes, d'année en année. Si nous faisons encore appel aux données statistiques du Ministère de la Justice concernant les années de 1874 à 1894, nous voyons qu'en cet espace de temps l'accroissement de la population répond au rapport suivant 100 : 132, alors que le nombre des crimes jugés par les institutions de paix, les tribunaux et les règlements judiciaires généraux peut s'exprimer par le rapport de 100 : 140. Ainsi dans notre État et en l'espace de 20 ans le nombre des crimes a augmenté non pas proportionnellement à la croissance de la population, mais bien au delà.

On se demande ce qu'ont fait pendant ce temps-là les agents chargés de protéger la société et de prévenir les crimes. Ils ont fait leur devoir, cela est parfaitement vrai, mais il n'en est pas moins vrai aussi que leur activité ne s'est pas justifiée. Il est évident qu'elle ne repose pas sur la base sur laquelle elle devrait prendre pied et qu'elle devrait être foncièrement et radicalement réformée dans son fond même. Car l'activité des gardiens mentionnés plus haut a non seulement été inutile et stérile au point de vue de ses résultats directs, mais encore a-t-elle été désavantageuse à l'économie générale de la société. D'abord, des milliers d'hommes ont été enlevés à la société, soustraits à sa vie et à son activité pour être chargés de fonctions spéciales qu'ils ont remplies il est vrai consciencieusement et exemplairement, mais dont les résultats ont été nuls ; par conséquent, c'est une perte directe pour la productivité d'une société, car si tous les agents dont il est question, au lieu de protéger et d'arrêter, travaillaient aux champs ou dans les usines, ils donneraient incontestablement un résultat positif pour l'économie de la société, alors qu'actuellement leur résultat n'est que négatif. Mais cela ne suffit pas. Tous ces agents qui servent les intérêts de la société et qui leur consacrent leur existence sont payés ; de sorte qu'ils sont doublement forcés de travailler pour eux-mêmes. Finalement, le résultat de cet ordre de choses peut être pour le moins considéré comme négatif.

On peut déduire de tout ce qui précède que la pro-

tection de la sécurité publique ainsi que la prévention
et l'abolition des crimes par la voie des règlements de
police ne répondent pas aux exigences de la société actuelle, n'atteignent pas leur but et sont désavantageuses.
Il faut chercher d'autres moyens et prendre d'autres
mesures pour protéger la sécurité publique ainsi que
pour prévenir et arrêter l'exécution des crimes : ces
mesures doivent être conformes aux données scientifiques et à l'organisation sociale actuelles[1]. Le Pr Essipoff a raison de dire : « qu'un État basé sur des
droits réels ne doit pas ressembler à une pharmacie
dont on userait la balance pour peser les délits et les
châtiments correspondants ; il ne doit pas de même
être pareil à une douane qui fait payer des amendes
fixées d'avance pour le passage à l'étranger d'objets
déclarés ; l'État doit être avant tout une source d'amour
et de soin au sein de laquelle les membres moralement
infirmes, vicieux et surtout les mineurs puissent se
guérir et se purifier, au lieu d'y trouver la mort et le
néant. »

Le tribunal de justice est le moyen de lutte principal
contre la criminalité. Or, le tribunal russe actuel est
une institution des plus sympathiques. Les serviteurs
du temple de Thémis constituent le meilleur élément
de la société ; tous ils ont reçu une instruction supérieure. C'est pour cette raison qu'il n'est guère surprenant de voir le tribunal russe jouir d'une entière estime
et d'une confiance sincère de la part de la société. C'est
peut-être la seule institution qu'on accuse le moins de
se laisser corrompre. La plupart des étudiants qui sui-

1. Pr V.-V. Essipoff. La criminalité et les moyens de lutter contre
elle, 1900, 183.

vent le cours de nos universités font leurs études à la Faculté de droit, dont le problème — outre l'instruction variée humanitaire qu'elle donne — est de préparer spécialement à l'exercice des fonctions judiciaires. Le 1ᵉʳ janvier 1902 toutes les universités russes réunies comptaient 14 237 étudiants dont 1 062 suivaient la Faculté des Lettres, 3 680 — les sciences naturelles, 3 197 — la médecine et 5 779 — le droit. Ce chiffre est encore augmenté par les cours spéciaux de l'École de droit et du Lycée d'Iaroslav qui forment aussi des juristes futurs. Par conséquent, les meilleurs éléments de notre société se consacrent en plus grand nombre à la lutte contre la criminalité qu'à la lutte contre les maladies, dont le nombre pourtant est incomparablement supérieur à celui des crimes. Si nous observons l'organisation générale du tribunal, nous y distinguons divers degrés et différentes parties : justice de paix, instruction judiciaire, tribunal d'arrondissement, cour de justice, Sénat, département administratif du Ministère de la Justice. Grand est le nombre de ceux qui se vouent au service de ce département.

Et pourtant malgré le nombreux contingent des serviteurs de la justice, recrutés parmi les meilleurs éléments de notre société, malgré la haute et large instruction universitaire qu'ils reçoivent, malgré l'honnêteté, la pureté dont ces serviteurs font preuve dans leur service incontestablement estimable et en dépit même de la participation des membres de la société dans l'accomplissement des fonctions judiciaires, — le but final, c'est-à-dire la diminution de la criminalité, n'est pas atteint. Malgré la justice des juges qui blâment et condamnent, le nombre des crimes augmente sans cesse.

C'est le tonneau des Danaïdes. La société perd la meilleure part de ses membres pour les consacrer à la Justice, elle n'épargne pas les moyens pour entretenir les institutions mentionnées, mais la criminalité ne cesse pas. C'est une sorte de Don Quichottisme. Les uns commettent des crimes, les autres jugent — toute l'affaire est là. Or ce sont les premiers qui remportent la victoire. Pendant que les juges travaillent jour et nuit, de nouveaux crimes s'accumulent. On a beau bâtir de nouveaux palais de justice et augmenter le contingent de leurs serviteurs, la criminalité s'en moque, la criminalité augmente. Pendant que la criminalité rit, la justice se lasse en vain.

Il est évident que l'organisation de la Justice actuelle comporte une lacune ou un défaut quelconques.

L'aperçu précédent nous prouve que l'organisation actuelle de la Justice n'exerce aucune influence sur la criminalité qui continue, qui se perfectionne et qui augmente. Le rôle du tribunal est d'instruire et de condamner. Qu'arrive-t-il donc au criminel après l'exécution du jugement? Se corrige-t-il, devient-il un être utile? Nullement. Le criminel accidentel se transforme en criminel professionnel, le criminel professionnel en scélérat incorrigible. L'œuvre du tribunal se borne à fixer le châtiment...

Le châtiment corrige-t-il réellement, est-il réellement capable de corriger l'homme? Nous avons maintes fois parlé et écrit à ce propos; la vérité sera toujours la vérité: il est douteux que le châtiment ait jamais corrigé quelqu'un.

Voici les principaux motifs que l'on avance pour justifier le châtiment:

Le châtiment c'est la loi du talion qui se venge du mal fait à l'homme ou à l'humanité, c'est une mesure d'*intimidation* pour le criminel arrêté et les autres amateurs d'actes criminels, c'est *une mesure de correction* qui permet de *racheter* la faute par la souffrance. Il est fort douteux que l'intimidation ait retenu qui que ce soit d'un acte criminel. Dans la lutte psychologique qui a lieu au moment où l'on fait son choix entre le motif et l'impulsion criminels d'une part et la crainte du châtiment de l'autre, cette dernière ne joue qu'un rôle insignifiant. Si l'on pense jamais au châtiment c'est plutôt après l'exécution du crime quand la punition à venir donne des forces et inspire la pensée de dissimuler le plus adroitement possible les traces du crime et la part qu'on y a prise.

Dans certains cas même l'effet de l'intimidation a été tout contraire : au lieu d'être un stimulant modérateur, - elle a poussé au crime...

Le principe qui gît à la base de la peine du talion est aussi peu justifiable. Il est en contradiction essentielle avec le principe de l'amour et du pardon chrétiens ; or ce principe a une valeur universelle, sinon au point de vue religieux, du moins au point de vue de la vérité réelle, pratique, confirmée par l'expérience séculaire de l'humanité.

La peine du talion ne s'accorde guère avec la dignité de l'individu humain car elle repose sur des motifs plutôt propres aux natures criminelles, qu'aux natures normales.

La peine du talion est basée sur la vengeance ; or, cette dernière constitue un trait pathologique dans le caractère de l'homme : par conséquent elle ne doit pas servir de fond aux mesures que prennent l'humanité et l'État. C'est là une arme digne de l'homme ancien, indigne de l'homme actuel.

En ce qui concerne le *principe qui veut qu'on rachète ses fautes par la souffrance*, il contient tant d'hypocrisie, de mensonge et de fausseté que l'humanité ferait beaucoup mieux de professer franchement le principe : œil pour œil, dent pour dent — que de prendre exemple sur les scribes et les Pharisiens. Quel que soit le genre du châtiment, il ne corrige pas l'homme. La pédagogie, la vie sociale et la pratique pluriséculaire des condamnations judiciaires nous en fournissent de nombreux exemples.

Il est douteux que les cas de correction de vrais criminels au moyen de la détention, de la déportation. des travaux forcés, des galères, etc., soient nombreux. à moins que les criminels eux-mêmes n'aient conservé une certaine dose d'élément moral.

En général on s'accorde à dire que l'influence exercée sur l'homme par la prison est extraordinairement perverse et dépravante. Il y a des prisons pour la détention préventive et pour la détention pendant l'enquête, des compagnies disciplinaires, des maisons d'arrêt, des bagnes, la déportation en Sibérie (dans les colonies), la déportation aux travaux forcés, à l'île de Sacchaline, etc. L'humanité s'est longtemps et beaucoup exercée à inventer les moyens de perdre l'homme : son âme d'abord, puis son corps. Selon le dire des meilleurs représentants de l'humanité entière, les mai sons de détention produisent une impression horrible et désespérante. Dans la prison préventive ou les lieux de détention pendant la durée de l'instruction, le

criminel accidentel, surtout celui qui y est porté,
apprend théoriquement toutes les finesses qui servent
à cacher le crime et toutes les variétés de ce dernier ;
un choix énorme de spécialités s'offre à lui selon ses
goûts, ses opinions et son caractère. En effet, les criminels novices se transforment après leur première détention en gens experts et théoriquement éclairés. La
prison est un établissement classique pour l'enseignement de l'escroquerie, du vol, du mensonge, de l'art
de duper, de l'esprit inventif et de toutes les autres
qualités criminelles. Les personnes qui du temps de
leur liberté n'avaient ni possibilité ni envie de vivre
aux dépens d'un gain facile quittent la prison en individus armés et préparés théoriquement, tentés par le
gain facile et l'usurpation du bien d'autrui. Il ne manque plus que la pratique qui ne se fait pas longtemps
attendre après la sortie de prison. Les prosélytes connaissent déjà les bouges, les héros prisonniers, ils sont
munis de recommandations, sont attirés par l'inconnu,
la passion du combat et du danger et se plongent entièrement dans la paresse, le désœuvrement, le vice et la
criminalité.

Telles sont les conséquences de l'une des institutions
sociales et d'État les plus sympathiques et les plus sages,
c'est-à-dire de celle du tribunal de justice. Le criminel
accidentel s'y transforme en criminel consommé, en
scélérat dépravé, en lâche esclave de ses basses passions.
C'est là un triste résultat. L'emprisonnement secondaire n'épouvante nullement le criminel. A la prison
il se retrouve en pays de connaissance ; les amis, un
milieu connu l'y attendent. C'est à présent qu'il se
perfectionne, qu'il reçoit son instruction criminelle

supérieure pour sortir de prison en malfaiteur consommé prêt à commettre n'importe quel crime de son choix et de son goût et devenir par la suite un héros. Pour un tel être — le type du forçat est l'idéal. Il l'estime, il l'honore, il rêve de lui et s'il ne tient pas encore à être du nombre de ceux qui ont étudié les distances des bois marécageux sibériens, la perspective de cette liberté pleine d'aventures et d'exploits ne lui inspire plus aucune crainte. Sa volonté est toute différente de celle des gens ordinaires. Ce sont deux choses proposées : le bien et le mal, le noir et le blanc.

Telles sont les tristes conséquences du tribunal de justice actuel.

En 1826 Gross prononça les paroles désagréables mais véridiques suivantes : la capacité civique et la responsabilité ne peuvent avoir ni une origine philosophique ni une origine humaine : si la philosophie et les hommes se mettent à juger à la place de Dieu, c'est un véritable blasphème : cette conception a pris naissance aux temps reculés de l'existence des peuples sauvages, dans le fond vindicatif du cœur humain, puis elle a passé dans la sociologie, la jurisprudence et la médecine légale; on l'adore maintenant à l'exemple d'une fausse divinité et comme à Molloch on lui sacrifie des milliers de victimes humaines...

Les milliers et les dizaines de milliers de crimes commis annuellement dans le monde civilisé, les milliers de récidives criminelles que l'on observe chaque année malgré le châtiment parfois très dur que le criminel a subi, la croissance progressive de la criminalité en dépit des mesures énergiques que prennent la société et l'État, — tout cela prouve que le domaine de la justice et de la correction n'est souvent pas à la hauteur nécessaire.

La sécurité publique n'est pas suffisamment garantie et la conscience publique insuffisamment satisfaite. Le mécontentement public au sujet de cette manière de considérer la criminalité s'exprime souvent dans la société, dans la littérature, la science et même dans le milieu juridique. Du côté des juristes, on entend des voix qui manifestent leur mécontentement au sujet de la justice actuelle et de la position du criminel ; or, il se trouve que ces voix appartiennent souvent à des personnes très compétentes et très honorées. Il est évident que la justice n'est pas à sa hauteur, ce qui du reste est très naturel. La vie et les fonctions de la justice sont toujours en désaccord. La justice se fait selon des lois strictement limitées, emprisonnées dans un cadre, alors que la vie ne s'arrête ni ne se fixe jamais. Chaque nouveau jour apporte de nouvelles questions, de nouveaux besoins, de nouvelles exigences, auxquels la loi est loin de pouvoir toujours répondre. Le désaccord mentionné croît avec les progrès de la science.

On peut heureusement dire à l'honneur de l'humanité entière qu'elle croit en la science, qu'elle l'estime et qu'elle la vénère. Or, la science marche de front avec la vie, elle fait des découvertes, elle élucide les conditions de l'existence et précède la loi. C'est cette clairière entre la science estimée et vénérée d'une part et la loi immuable de l'autre qui crée souvent des conflits regrettables ainsi que le mécontentement au sujet de la loi, cette dernière étant par son essence même condamnée à être plus conservatrice que ne l'exigent les intérêts de la société et ceux de l'État.

Il nous semble que l'erreur fondamentale des fonctions du tribunal de justice et de la situation qu'il occupe consiste en ce que le tribunal en question accorde une trop grande dose d'attention au crime et une dose d'attention trop minime au criminel.

Il est parfaitement possible, pensons-nous, d'établir une analogie et un parallélisme entre l'activité du médecin et celle du juge. La charge de tout médecin appelé auprès d'un malade comprend deux sortes d'obligations : celle de poser le diagnostic exact de la maladie et celle de prescrire un traitement conforme. Or, tout crime étant une infirmité sociale, le juge est tenu de prouver dans tous les cas, sans exception, l'infraction d'un certain ordre de choses et de désigner la correction du criminel.

Nous distinguons trois périodes dans l'histoire de la médecine, savoir : une période infantile quand on traitait séparément chaque phénomène et chaque symptôme pathologiques : la toux, la jaunisse, l'insomnie etc. : la seconde période, l'adolescence, quand on traitait la maladie même : affection du poumon, du foie, du cerveau, etc., et enfin une troisième période, la période actuelle quand on ne traite plus la maladie mais le malade, en tenant compte des particularités individuelles de chacun, particularités qui exercent incontestablement leur action sur le cours et la manifestation du mal. Maintenant, si nous considérons d'un œil attentif l'histoire évolutive des fonctions de la justice, nous y trouvons aussi trois périodes : la période primitive où l'on considérait le crime par lui-même sans aucune relation aux conditions dans lesquelles il avait été commis : la période de l'adolescence où l'on con-

sidérait le crime avec les conditions attenantes ; enfin
actuellement la justice entre dans la troisième phase
de son existence en cherchant à connaître la nature de
l'homme criminel et à juger l'acte commis selon le fond
et le caractère de la nature de l'homme, afin de fixer
le moyen et la mesure correctionnels conformément
aux propriétés mentionnées. C'est là l'idéal de la justice,
auquel aspire la meilleure partie de la société ; et c'est
dans l'espoir de réaliser cette aspiration que nous
commençons notre lutte...

Ce fut l'école italienne avec Lombroso en tête qui
établit la nécessité d'étudier le criminel dans le but de
satisfaire le mieux au sentiment de la justice humaine
ainsi qu'aux intérêts de la société et de l'État. Tout le
monde sait aussi à quel entraînement excessif cette
école donna lieu en attribuant la criminalité congénitale
à tous les criminels et même aux individus non criminels. L'anthropologie criminelle ne se consacra
qu'aux petites choses et ne créa rien qui puisse la
justifier. C'est pourquoi les personnes déçues en elle
l'abandonnèrent et se mirent à chercher les causes de
la criminalité dans les conditions sociales de l'existence
humaine. C'est la société elle-même qui produit la criminalité par les conditions vitales et l'existence qu'elle
crée.

Le criminel est le fruit de conditions vitales anormales. Le criminel ne naît pas tel mais le devient. Il
n'y a point de criminels-nés, il n'y a que des criminels
professionnels, habituels qui le sont devenus par suite
de conditions d'existence défavorables.

C'est ainsi que progressivement, dans le courant des
dernières dix années on créa une nouvelle théorie qui

consiste à considérer le criminel comme étant un produit social.

Si Lombroso poussa sa théorie à l'extrême en douant tous les criminels de qualités innées, ses adversaires tombèrent dans l'extrême contraire en réfutant entièrement l'existence de la nature criminelle congénitale.

Comme cela arrive toujours, la vérité se trouva placée entre les deux extrêmes ; les observations actuelles confirment de plus en plus l'idée que le criminel-né existe réellement mais qu'au lieu d'englober la classe criminelle entière, il n'en constitue qu'une petite partie. Cette manière de voir fut de nouveau adoptée par de nombreux médecins. Au congrès d'anthropologie criminelle qui eu lieu en 1901 à Bruxelles, le Pr Benedict divisa tous les criminels en trois catégories : ceux à penchants anormaux innés qui commettent des actes antisociaux ; ce sont les *agénérés* ; ceux qui sont devenus criminels par suite d'un développement anormal et du milieu ambiant ; ce sont les *dégénérés* ; et les criminels accidentels qui ont temporairement quitté le droit chemin : ce sont les *égénérés*.

Au même congrès le Dr Bienfait[1] déclara que selon son avis les criminels présentaient bien plus souvent le type d'êtres à facultés intellectuelles anormales que celui du vaurien et que par conséquent la société, au lieu de se venger d'eux, doit les corriger et les interner dans un lieu convenable. A son tour[2] Ingegnieros divise tous les criminels en trois classes : 1) ceux

---

1. BIENFAIT. *Journal médical de Bruxelles*, 1901, 41.
2. INGEGNIEROS. Dos paginas psigiatra criminal, 1900.

qui ont commis leur crime par suite d'anomalies congénitales affectant leur domaine moral (les criminels-nés ou ceux atteints d'insanité morale) ou par suite d'anomalies acquises dans le même domaine (les criminels habituels) ; ceux qui ont commis leur crime par suite d'anomalies dans le domaine intellectuel (congénitales ou acquises) et 3) ceux qui ont commis leur crime par suite de troubles dans le domaine de la volition et de la volonté, n'importe que les troubles mentionnés soient d'origine congénitale (les impulsifs) ou d'origine acquise (les criminels accidentels).

À la première séance qui eut lieu à la société psychologique de Saint-Pétersbourg le P* Bechtéreff[1] s'exprima en ce sens qu'il existe réellement dans la vie un *type biologique* criminel.

Voici encore l'opinion de B.-I. Vorotinsky[2] à ce sujet : « personnellement j'appartiens au groupe de ceux qui défendent l'idée de l'énorme signification des conditions sociales en tant que facteurs de la criminalité ; seulement j'affirme que leur influence n'est pas immédiate, qu'elle ne s'exerce pas directement. Il est hors de toute que le milieu ambiant, les conditions physiques dans lesquelles l'individu se meut et évolue, se répercutent d'une façon essentielle sur la formation de sa personnalité, sur la création de son être psychophysique et moral. Des conditions socio-économiques défavorables, la misère, l'alcoolisme, l'ignorance, les mauvaises influences de la vie des rues, un faux système d'éducation, le caractère hypocrite des unions con-

<hr>

1. Notes scientifiques publiées par l'Académie de médecine, 1900.
2. B.-I. VOROTINSKY. Les facteurs biologiques et sociaux de la criminalité. *Journal du droit civil et criminel*, 1901.

jugales, le pli anormal que prend la vie conjugale, l'atmosphère d'une vie de famille pourrie, les habitations malsaines ; tout cela ce sont des facteurs sociaux qui atteignent avant tout la postérité et la jeune génération : ils agissent davantage sur les individus jeunes en contribuant à développer en eux une organisation psycho-physique faible, vicieuse, invalide.

Obligés d'entrer dans l'arène de la vie indépendante et de prendre part à la lutte pour l'existence, de pareils organismes instables, de pareilles natures mal adaptées perdent pied dès les premiers déboires, ne parviennent pas à trouver en eux assez de force pour défendre leur droit de vivre et entrent bientôt dans la voie glissante du vice et du crime en véritables victimes de leur organisation physique, de leur monstruosité morale, de leur faiblesse mentale.

A la fin des fins le besoin de recourir aux stimulants qui vient habituellement s'ajouter aux conditions mentionnées et l'inclination à toute espèce d'excès amènent de pareils individus à une faiblesse physique complète, à la corruption morale, au marasme intellectuel. Si les personnes mentionnées engendrent de nouvelles générations, l'avenir de leur descendance sera héréditairement estropié, car elle aura dès la naissance certains penchants pernicieux, des instincts corrompus, des tendances criminelles.

Drähms[1] divise tous les criminels en trois catégories : les instinctifs ou les criminels-nés, les habituels et les accidentels. Le criminel-né manifeste un penchant irrésistible pour les actes moraux criminels et l'en-

---

1. Drähms. The criminal his personnel and environnement, 1900.

tourage antisocial. Son être biologique, moral et intellectuel est le résultat de la transmission héréditaire
directe ou indirecte de leurs sources prénatales ; transmission dont le degré varie selon les modifications et
l'impressionnabilité. C'est une classe d'individus sui
generis, celle du criminel-né instinctif. Le criminel
habituel touche de très près au criminel instinctif ;
toutefois il en diffère plus par l'origine ou plutôt par le
degré que par la qualité des tendances criminelles, vu
que dans la plupart des cas ses penchants criminels
ont le milieu ambiant et non des sources prénatales pour
origine : pourtant la question de savoir si l'on peut
considérer ces penchants comme étant postnataux
est loin d'être tranchée. Le criminel accidentel est un
criminel social.

La psychologie de l'enfant égale celle de l'adulte avec
les mesures éducatives et répressives en plus. L'éducation est l'équivalent de la sélection dans l'évolution
éthique. Un développement tardif est un commencement de dégénérescence. Le criminel est un enfant
atrophié dans l'homme. Si nous considérons les traits
caractéristiques du criminel-né nous observons les caractères de l'enfance : l'impulsivité, la cruauté, la passion
destructive, l'esprit de vengeance, l'émotivité, la mobilité du caractère, la paresse, le mensonge, la vanité,
une impatience excessive pour tout ce qui est défendu,
l'absence de la faculté de prévoir les conséquences et
une tendance à la vie végétative pure. En même temps
on observe chez le criminel-né : une obtusité morale,
la cruauté, l'absence du remords et du repentir, une
absence d'assimilation morale et intellectuelle, la fidélité aux serments et aux promesses ne dépassant pas

les limites des avantages personnels de l'individu, l'absence de pudeur, la perfidie, une grande tendance à former des castes, de symbolisme et un intellect d'ordre inférieur. En somme c'est un assemblage de simplicité enfantine, d'instinctivité animale et de rues sauvage.

Le criminel habituel se distingue du criminel-né plutôt quantitativement que qualitativement. La diathèse criminelle générale est moins développée chez le criminel habituel que chez le criminel né. Le criminel habituel porte bien plus souvent atteinte à la propriété qu'à l'individu. La criminalité du criminel-né est agressive et active ; celle du criminel habituel est passive. Les criminels habituels ne le deviennent pas d'un coup mais progressivement en passant des petits crimes aux grands, vu que leur dégénérescence morale est progressive.

« L'hérédité est la mère du crime : le milieu est son père. » Le criminel habituel forme 1/3 — 1/4 de tout le nombre des criminels. Cette diathèse criminelle repose sur l'alcoolisme, la pauvreté, le paupérisme et l'ignorance. Dans la dégénérescence spéciale cette diathèse est intimement liée à un faible développement moral, intellectuel et physique qui n'a été soumis à aucune méthode éducative, préventive ou sociale, alors que dans un état de choses normal ce sont l'État, la société et la famille qui doivent s'en préoccuper. Le travail et un gagne-pain assuré sont les meilleurs moyens de lutte contre ce genre de criminalité.

Le criminel accidentel est un homme ordinaire qui devint criminel grâce à des conditions d'existence défavorables. Dans la plupart des cas de pareils individus ne commettent qu'un seul crime ; ils constituent presque la moitié des détenus. Le caractère distinctif du criminel accidentel est l'effectif du repentir. Or, le repentir étant l'écho de la protestation morale innée, quatre-vingt-dix-neuf fois sur cent, il retient l'homme accidentellement tombé dans le crime d'une récidive. Ce sont surtout les natures défectives et particulièrement défectives au point de vue social qui forment le plus fréquemment les criminels accidentels.

Selon Robinovitch, la plus grande partie de la criminalité réelle, vraie tient à une hérédité pathologique dans laquelle l'ivrognerie et la syphilis jouent un très grand rôle bien qu'une éducation insuffisante ou mauvaise ainsi que des conditions vitales défavorables puissent aussi avoir leur influence.

Par conséquent la science adopte de nouveau cette manière de voir que la nature des hommes criminels n'est pas identique. Si l'humanité veut lutter et abolir le criminel au lieu du crime, si elle tient à écarter de son milieu les individus qui font le mal, qui portent atteinte à sa tranquillité et à son bien-être, elle doit avant tout prendre des mesures afin que de pareils individus ne paraissent point dans son milieu, mais du moment qu'ils ont paru et qu'ils existent, il s'agit de les rééduquer, de les changer de manière à les rendre utiles, bien intentionnés par rapport à eux-mêmes et aux autres. Par conséquent dans la lutte contre la criminalité il faut d'abord considérer le criminel et non le crime. Le crime est un acte commis par un être humain : c'est à ce dernier qu'il faut s'adresser.

Or, pour corriger l'homme criminel il faut avant tout l'étudier ; malheureusement on a encore fort peu avancé

en ce sens. Il va sans dire qu'il s'agit d'étudier l'âme
du criminel afin de pouvoir agir sur elle conformément
à ses propriétés et à ses qualités.

La nécessité d'étudier le criminel est reconnue par
beaucoup de juristes contemporains, aussi bien par les
théoriciens savants que par les praticiens : actuellement
on entend souvent exprimer cette pensée jusque dans
les œuvres juridiques où les hommes de droit propo-
sent de remplacer l'ordre de choses actuel par un autre
plus parfait, qui assure davantage les droits, la liberté
et l'inviolabilité de l'individu.

Tout récemment encore la littérature russe s'enrichit
d'un excellent ouvrage écrit par le Pr L.-E. Vladimiroff
et intitulé. « Recherches psychologiques sur la cour
d'assises » : dans cet ouvrage il prouve très clairement
le peu de fondement de l'ordre actuel, qu'il propose de
remplacer par de nouvelles mesures, par de nouveaux
moyens.

Le Pr Vladimiroff donne à la manière actuelle d'étudier le criminel en cour d'assises le nom de psychologie artistique. En analysant d'une façon précise et
détaillée des exemples brillants d'éloquence judiciaire
dus à nos meilleurs défenseurs et à nos meilleurs
procureurs, le Pr Vladimiroff démontre l'insuffisance,
l'inutilité complète de la méthode mentionnée en ce qui
concerne le but poursuivi par le tribunal. Dans l'histoire évolutive des moyens qui servent à dévoiler la vie
mentale du criminel, la méthode artistique appliquée à
la psychologie forme la première période, la plus primitive qui doit être abandonnée actuellement...

A la lumière de la science (qui fait totalement défaut
dans les récits artistiques et psychologiques) dirigée

sur la vie mentale des prévenus le degré de danger que présente le criminel ressortira mieux ; la sécurité publique sera mieux protégée ainsi, que par le tribunal actuel qui peut acquitter et libérer un aliéné très dangereux. Nous voulons garantir la sécurité publique et non lui faire tort (121). Les recherches artistiques et psychologiques conviennent aux problèmes créateurs des belles-lettres, mais non pas au but pratique visé par la justice criminelle (290).

Le Pr Vladimiroff traite avec la même sévérité la méthode de recherches psycho-philosophique, cette dernière pouvant donner une bonne caractéristique des traits psychologiques et moraux de l'individu mais incapable de nous donner une description précise du norma de la vie mentale de l'individu, du norma nécessaire pour que le sujet puisse vivre indépendant au sein de la société sans lui causer aucun tort (184); cette méthode s'occupe de l'incarnation de certaines formules morales mais non pas de la personnalité individuelle du criminel (290).

Selon l'opinion du Pr Vladimiroff, l'examen médico-psychologique est le seul qui réponde au but de la justice criminelle et le seul auquel devrait être soumis ex officio tout prévenu accusé d'un acte qu'on punit pour le moins de l'emprisonnement (290)... Du reste, s'il existe des indications quelconques, l'examen médico-psychologique ne doit nullement être exclu dans les cas où la peine est plus légère (254). L'examen médico-psychologique obligatoire comblerait plus d'une lacune judiciaire : il pourrait constater à temps les signes de l'aliénation mentale, il pourrait établir dès le commencement d'un procès criminel la simultanéité des signes qui caractérisent l'un des états d'une lucidité affaiblie, il pourrait enfin fournir au tribunal des données objectives pour la connaissance intime et incontestablement nécessaire de l'âme du prévenu : les hommes jugent toujours l'individu entier et non l'un de ses actes isolés, détachés de l'existence (291).

Nous acceptons et nous partageons entièrement les pensées et les opinions de cet estimable travailleur du monde juridique.

Ce sont les premières tentatives d'élargissement de l'horizon juridique, tentatives très précieuses car elles viennent d'un homme compétent et largement instruit.

Si pourtant elles ne me satisfont pas entièrement, c'est que dans mes raisonnements je pars d'un point de vue et d'exigences quelque peu différents.

Nous ne pouvons consentir à limiter l'examen psychologique du criminel à ceux qui sont condamnés à l'emprisonnement. Pourquoi cette réserve?

Celui qui a volé 15 centimes peut être par sa nature un grand malfaiteur, un assassin inné des plus cruels, alors que si l'on considère son crime, il peut échapper à l'examen nécessaire et rentrer dans la société pour y accomplir les plus cruels forfaits jusqu'à ce qu'on le rattrape, qu'on l'examine et qu'on l'interne. Pourquoi donc permettre l'accomplissement d'un forfait peut-être énorme quand on peut le prévoir et l'arrêter? Les mesures actuelles préventives et suspensives contre le crime doivent consister en l'étude médico-psychologique du criminel et non en mesures d'interdiction policière. Les symptômes de la criminalité peuvent être très variés. Comme on ne peut juger une maladie d'après un seul symptôme, de même on ne peut définir le caractère du criminel d'après un seul crime ; il faut étudier l'individu, poser le diagnostic de son état avant de prendre des mesures correctionnelles. Quels sont donc ceux qu'il s'agit d'étudier au point de vue de la criminalité? Tous ceux qui auront commis n'importe quel acte criminel. Grâce à ce moyen nous établirons dans la grande majorité des cas un diagnostic précis et en prescrivant un traitement conforme nous protégerons la société contre les récidives criminelles et parfois contre de grands malheurs. Limiter l'examen psychologique est une concession à l'esprit de l'époque. Or, nous qui sommes les défenseurs de la nouvelle direction, nous ne devons pas succomber à ce sentiment, nous ne devons pas faiblir. Nous respectons infiniment beaucoup de travailleurs du monde juridique qui appartiennent à l'ancienne méthode dogmatique, nous nous inclinons devant leur autorité et la pureté de leur personnalité. Mais nous respectons encore davantage la vérité, c'est pourquoi nous nous permettons d'élever la voix en faveur de l'examen psychologique appliqué à tous les criminels sans exception. C'est en ce sens que je cite avec grand plaisir l'ouvrage de notre criminaliste bien connu I. Foïnitsky [1] : La cour d'assises, appelée à statuer sur la culpabilité et le châtiment, est obligée d'examiner et de fixer toutes les circonstances qui ont une signification quelconque pour la solution de ces questions. Son premier problème consiste à connaître l'être placé devant elle et dont il est question ; c'est de là que dépend essentiellement le jugement de la culpabilité et du châtiment. L'acte criminel est insaisissable

---

1. I. Foïnitsky. Cours d'administration judiciaire, 1899, t. II, p. 272.

pour le tribunal de justice, car il a disparu dans les eaux
du Léthé au moment de son accomplissement et le tribunal n'a plus devant ses yeux qu'un individu vivant
accusé d'un acte criminel : c'est donc avec cet individu
qu'il faut compter. Pourtant le temps est loin quand
les infracteurs de la loi criminelle étaient considérés
comme une masse homogène de malfaiteurs : actuellement l'individualisation de tout être est devenue obligatoire pour le criminaliste.

On constate de mieux en mieux que la population
criminelle comprend des groupes divers qui se distinguent vivement les uns des autres et dont chacun exige
des mesures réactives différentes : si l'on ignore les
variétés criminelles ainsi que le groupe auquel appartient le prévenu, il est impossible de parler en toute
conscience de la pénalité. La nécessité d'envisager les
choses de cette manière-ci saute aux yeux à tout instant :
or, il se trouve que si le tribunal décline le soin d'examiner l'individu consciencieusement, un autre département qui est celui des prisons s'en charge forcément.
Voilà certes un phénomène peu souhaitable...

La commission[1] formée par les délégués des sociétés
juridique et psychiatrique de Saint-Pétersbourg qui fut
chargée en 1893 d'étudier la question de savoir si les
médecins aliénistes devaient prendre part aux fonctions
de la justice criminelle conclut en faveur de deux
points importants : « si l'on veut avoir un tableau précis
de l'état psychique de la classe criminelle il faut (1) appliquer l'examen psychiatrique à tout individu ayant

---

1. Le rapport des commissions réunies des Sociétés psychiatrique et
juridique sur l'organisation de l'étude psychiatrique de la classe criminelle, 1894, 11.

commis un acte criminel et 2) confier ce soin aux médecins aliénistes.

Litovtchenko[1] conclut : 1) que les hommes de justice doivent avoir connaissance de la psychologie et de la psychopathologie afin de pouvoir, une fois l'instruction préliminaire faite et la cause criminelle étudiée, marcher sur un terrain ferme et peser en toute conscience les preuves parmi lesquelles les indications des témoins occupent une place importante et même exclusive dans la majorité des cas. Sans la connaissance des sciences mentionnées, dans beaucoup d'affaires criminelles le flair seul permet d'approcher la vérité puisqu'on manque de données positives; pour cette raison la psychologie et la psychopathologie doivent entrer dans le cours d'enseignement de la faculté de droit. 2) La loi doit élargir le domaine de l'application de l'examen psychiatrique qui n'est admis actuellement que dans les cas où l'absence de raison ou un trouble intellectuel passager sont catégoriquement indiqués. 3) Les deux premières conditions exigent à leur tour la nécessité d'élargir le domaine des recherches et des observations aliénistes.

Dans l'acte de justice nous devons aussi distinguer deux fonctions : l'ordonnance de l'enquête ou l'instruction première qui sont le diagnostic de l'individu et la désignation du châtiment et des mesures correctionnelles qui en sont le traitement.

Pour poser le diagnostic, il faut surtout examiner la vie mentale de l'homme, sa personnalité, son caractère, les propriétés de sa vie spéculative, ses actes.

---

1. LITOVTCHENKO. Psychopathologie et cour d'assises. Questions sur la médecine névropsychique, 1901.

Or à qui incombe la charge de cet examen? A deux personnes, au juge d'instruction qui étudie l'acte, qui instruit l'affaire pour laquelle le prévenu est arrêté, alors que le médecin attaché au tribunal étudie l'âme de l'accusé. C'est ainsi seulement qu'il est possible de diagnostiquer la personnalité, d'éviter des erreurs, de prendre les mesures nécessaires à la correction, de réagir le mieux contre les récidives et le développement de la criminalité.

Voici pourquoi, en ce qui concerne le diagnostic, nous nous joignons entièrement à l'opinion de la commission de Saint-Pétersbourg, qui est que l'examen psychiatrique n'est pas seulement nécessaire pour constater l'aliénation mentale, mais encore pour éclairer l'état mental du criminel, cet état étant le facteur le plus important dans le jugement de la culpabilité et de la peine à encourir.

Nous avons énuméré les raisons pour lesquelles nous considérons l'examen psychiatrique de tous les prévenus sans exception, comme étant nécessaire au moment de poser le diagnostic; dans le cas contraire, le diagnostic de l'état mental du criminel n'a aucune signification. Mais il existe encore un autre revers dans les actes judiciaires : ce sont les châtiments et les mesures correctionnelles dont la commission de juristes et d'aliénistes n'a pas manqué de s'occuper aussi. La connaissance de l'état mental du criminel est essentiellement nécessaire si l'on veut réagir avec succès contre le danger dont il menace la vie commune et si l'on tient à réussir dans l'application des mesures éducatives et pénales qui sont entrées dans le système de l'emprisonnement. En effet, est-il concevable de distribuer, d'éduquer, de redresser dans les colonies pour jeunes détenus des prévenus dont on ignore la nature mentale ?

Selon notre avis, la meilleure division des criminels est celle de Ferri : les criminels-nés, les criminels professionnels, les criminels affectifs et les criminels accidentels.

Les premiers sont incorrigibles, les seconds sont corrigibles, les troisièmes doivent être traités par un médecin ; la place des quatrièmes n'est pas dans la prison. Peut-on interner dans les mêmes lieux de détention les quatre catégories mentionnées ? Nous supposons que la majorité de mes lecteurs répondront que c'est impossible. A qui incombe le devoir de poser le diagnostic ? Au médecin aliéniste.

Par conséquent, l'examen psychiatrique est aussi nécessaire pour la distribution des criminels à différents endroits que pour leur traitement, c'est-à-dire pour l'application des mesures pénales et correctionnelles.

On nous objecte qu'il n'y aura pas assez d'aliénistes pour contribuer à l'organisation régulière des fonctions de la justice. Certes, rien ne se fait en un jour ; mais en l'espace de 4 à 5 ans il est parfaitement possible de trouver le nombre nécessaire de médecins spécialistes qui aideront la justice à remplir ses fonctions et à sauver les malheureux membres de la société. En outre, nous verrons dans la suite que l'instruction juridique elle-même doit être modifiée : elle doit comprendre dans l'avenir l'élément naturel et la connaissance de la vie spirituelle de l'homme, tant à l'état normal qu'à l'état criminel et pathologique. Les nouveaux juristes bien instruits et bien préparés écarteront peut-être la nécessité d'augmenter le nombre des serviteurs de la justice par un trop grand nombre de médecins aliénistes.

En ce qui concerne les moyens pécuniaires nécessaires à l'entretien de ces nouveaux membres de la corporation juridique, il est ridicule d'en parler. Cette question semble bien déplacée quand il s'agit de sauver les membres de la société (de préjudices matériels ou de leur propre perte). En tout cas la somme d'argent nécessaire serait infiniment moindre et son emploi infiniment plus utile que l'argent dépensé pour la voie ferrée de Mandchourie. Et puis il ne faut pas oublier que cette dépense sera compensée par la diminution des établissements actuels qui servent à arrêter et à prévenir le crime, par la diminution des récidives et par l'augmentation du bien-être et de la sécurité publics.

La direction heureuse de l'œuvre judiciaire n'est possible qu'à la condition d'une aide et d'une entente amicales entre le juge et le médecin. Leur appui et leur entente réciproques diminueront la criminalité et par conséquent les fonctions de la justice.

Deux conditions sont encore nécessaires à cela : le médecin légal, l'aliéniste doit être bien renseigné sur les questions les plus importantes du droit criminel, de l'administration des prisons dans le sens large du mot, alors que le juge doit être bien renseigné sur la psychologie et la psychopathologie du criminel.

En notre qualité de médecin nous n'admettons pas que Thémis ait les yeux bandés ; elle doit regarder et voir d'un œil objectif toutes les modifications et tous les défauts de l'âme humaine. La confiance est une bonne chose, mais le savoir est meilleur. La psychologie du criminel doit faire partie du cours des sciences juridiques et former la base de l'étude du droit criminel. Un juriste instruit dans cette direction sera le meilleur serviteur d'une justice bonne et rapide, le meilleur camarade du médecin aliéniste.

On enseigne à la Faculté de droit les sciences les plus humanitaires et les plus élevées, qui créent et exposent l'étude de la dignité humaine, de la personnalité, de ses droits, de ses devoirs, des rapports réciproques, de l'inviolabilité, de la responsabilité, etc. Il faut reconnaître que cette Faculté-là donne le plus d'hommes pénétrés de points de vue élevés et humanitaires, le plus d'êtres qui consacrent leur vie entière au service d'autrui, au relèvement du bien-être des autres, de leur dignité, de leurs droits, de leur position, à la défense de leur honneur, etc.

Chaque année des milliers de jeunes gens issus du monde instruit se destinent spécialement à la profession qui consiste à juger les autres.

A cet effet les pays civilisés possèdent des départements spéciaux connus sous le nom pompeux de ministère de la justice. Ces ministères comprennent des établissements centraux, de caractère plutôt administratif : la cour de justice, les tribunaux, les juges d'instruction, les procureurs, les défenseurs, etc. Il est peu probable que nous nous trompions en affirmant que le nombre des agents de la justice atteint au moins le chiffre de centaines de milliers.

Quel tableau profondément triste et fâcheux ! Des centaines de milliers d'individus ayant la spécialité de juger les autres.

Mais alors la justice délivre-t-elle au moins la société des malfaiteurs, des voleurs et des autres criminels ?

Oui, dans les cas où la justice condamne radicalement
à la mort ou à la détention perpétuelle. Mais qu'est-ce
qui attend le criminel dans le cas où son exclusion de
la société est temporaire?

La plupart du temps, c'est la prison, cette académie
du crime qui déprave le criminel encore davantage...
On juge les voleurs et pourtant les vols continuent. C'est
le tonneau des Danaïdes. Est-ce donc pour ce mince
résultat qu'il faut avoir passé par la Faculté de droit et
posséder des centaines de milliers d'agents? N'est-ce
pas là la condamnation même de la justice ?

Hâtons-nous d'ajouter qu'heureusement la faute n'en
est pas aux agents de la justice.

Tout récemment encore les tribunaux n'étaient qu'une
formalité pure. Il existait une formule criminelle toute
préparée et une mesure correspondante de châtiment.
Pour un crime quelconque l'individu subissait la peine
du talion dans une mesure conforme. Il importait peu
de savoir comment le crime avait été commis, ce qui
y avait poussé l'individu, dans quelles conditions Jean
Valjean était tombé dans le vol : il suffisait d'avoir commis le délit pour être soumis au châtiment. Mais les
hommes finirent par comprendre que cette justice-là
n'était pas la bonne, car il s'agit de porter son attention sur les circonstances dans lesquelles le crime a été
commis afin de juger en conséquence. Cette justice-là,
la bonne, est le dernier mot de la justice actuelle.
Pourtant il arrive encore un tas de malentendus. Ce
n'est pas l'homme qu'on juge mais le crime, c'est-à-dire
une circonstance isolée. Il est vrai que cette dernière est
souvent discutée d'une façon variée, large et détaillée,
mais ce n'est généralement qu'un épisode de la vie de

l'homme qu'on juge ainsi et non sa vie tout entière. C'est pourquoi il est naturel de voir cette justice porter dans certains cas malgré elle le cachet de la scolastique et de la métaphysique.

L'humanité attend une nouvelle réforme judiciaire, naturaliste, grâce à laquelle on jugera l'homme et non le crime. Il s'agit de voir dans chaque cas particulier quel est le fond de l'être criminel, quelles sont les causes qui l'ont poussé au crime et quelles sont les mesures qu'il faut prendre pour que non seulement cet individu-là ne commette plus de crime, mais pour que les autres aussi s'en abstiennent. A cet effet il faut avant tout apprendre dans la perfection ce que le criminel est, quelles sont les causes de son apparition, de ses actes et quels sont les moyens dont il faut user pour que de pareils êtres anormaux ne paraissent plus.

Il faut avant tout élargir et modifier l'instruction juridique. Celui qui étudie le droit doit, outre les branches existantes, connaître fondamentalement l'homme et son âme, quel que soit leur état, normal ou pathologique. C'est dans ce but que la faculté de droit doit comprendre au nombre des cours obligatoires l'étude de la psychologie, de la psychologie criminelle, de la psycho-pathologie légale, de l'anthropologie ; mais c'est surtout l'étude de la psychologie criminelle qui doit tenir le premier rang. Afin de donner la possibilité d'étudier cette science en théorie et en pratique, il doit exister des sections cliniques spéciales attachées aux prisons.

D'une part les occupations cliniques fourniront les données scientifiques nécessaires au développement et au perfectionnement de cette branche, d'autre part ils procureront aux élèves la possibilité de connaître l'objet de leurs recherches ainsi que les méthodes d'investigation. A notre avis, la psychologie criminelle est l'une des branches les plus importantes et les plus fondamentales dans l'instruction scientifique des juristes. Tout juriste qui l'ignore après avoir achevé son cours universitaire se trouve dans la même situation qu'un médecin, qui n'aurait jamais vu des malades dans les cliniques et qui n'en aurait connaissance que d'après les livres.

Forester[1] suppose que c'est le tribunal qui doit juger de la culpabilité du prévenu mais un tribunal qui a connaissance de l'anthropologie criminelle.

Au congrès criminel qui eut lieu à Anvers, Benedict proposa de fonder dans les prisons, surtout dans les villes où existent des facultés de droit, des cliniques criminelles avec des cours pratiques sur les questions de la criminalité au moyen de l'étude psychologique des criminels. Au même congrès Lombroso et Ferri soutinrent cette thèse que les professeurs et les étudiants devraient avoir la possibilité d'étudier librement le criminel en prison. Selon l'opinion de Manouvrier, l'anthropologie criminelle doit servir de flambeau lumineux au juriste.

En 1892, dans le but d'éviter des erreurs fâcheuses dans les condamnations, Garnier recommanda de soumettre tous les criminels à une expertise psychiatrique. Voici ce que dit Chapin[2] : les intérêts de la société et de l'État exigent que tout criminel soit absolument placé sous la surveillance d'un médecin dès le premier

---

1. FORESTER. Sur la responsabilité dans les crimes, 1897.
2. CHAPIN. American Journal of insanity, 1899.

moment de son emprisonnement. Ce n'est que de cette façon-là qu'on peut prendre des mesures correctionnelles.

Zuccarelli[1] pense qu'actuellement l'anthropologie criminelle constitue une branche si importante et si essentielle dans le domaine de la médecine et de la jurisprudence qu'il s'agit absolument de la reconnaître pour un cours indépendant et de fonder pour elle une chaire spéciale aux facultés de médecine et de droit.

Les sciences juridiques doivent reposer sur l'étude de l'homme dans les diverses manifestations de son activité physique, morale et intellectuelle. C'est ainsi que le droit criminel étudie les meilleurs moyens d'amener le nombre des crimes au minimum. Mais l'homme se manifeste tout entier, avec toutes ses particularités spirituelles dans le crime et son origine. Par conséquent il est évident que l'étude consciencieuse du criminel dans toute la variété de ses différents genres doit former la base des problèmes que poursuit le droit criminel. Cette modification de l'instruction juridique apportera dans les conceptions mêmes des jeunes juristes un nouvel élément, une nouvelle manière d'envisager le criminel et de nouvelles idées sur les mesures correctionnelles.

Voici pourquoi nous nous décidons à répéter encore une fois, avec une conviction profonde, que le cours de droit doit comprendre une nouvelle branche, l'anthropologie criminelle, accompagnée de démonstrations et de l'étude clinique du criminel.

Les représentants de l'ancienne direction juridique

---

1. ZUCCARELLI. *Bulletin de la science médicale mentale*. Belgique, 1901.

ne sont pas opposés à l'élargissement du cours de droit et de son renouvellement par l'élément biologique. Le Pr Jagantzeff[1], l'un des représentants les plus marquants de la criminologie pratique et théorique en Russie, tout en protestant contre l'introduction de l'anthropologie criminelle dans le cours du droit criminel, n'est pourtant pas contraire à l'introduction de cette science comme une branche indépendante. « L'étude du crime en tant que phénomène social, et l'étude anthropologique du criminel constituent une branche du savoir qui complètent le droit criminel comme science juridique, mais ne se fusionnent pas à lui, car elles sont les parties constituantes de deux sciences indépendantes : la sociologie et l'anthropologie. La connaissance de ces travaux, surtout de ceux qui concernent la sociologie criminelle, est indispensable au criminaliste : toutefois l'étude des côtés mentionnés de la criminalité ne peut écarter la nécessité et la possibilité d'étudier l'acte criminel au point de vue juridique. »

Donc, le système de l'instruction juridique doit être modifié et complété par l'introduction de nouvelles branches à caractère biologique.

L'organisation même de la vie judiciaire doit être modifiée.

L'instruction judiciaire doit forcément avoir une direction double : alors que le juge d'instruction instruit l'affaire et apprend la part plus ou moins grande que l'individu a prise au crime, le médecin légal étudie la vie physique et mentale de l'individu. L'un ne gêne nullement l'autre. Ils se complètent mutuellement.

---

1. Pr N. Jagantzeff. L'objet du droit criminel. *Le droit*. 1901.

L'affaire entièrement instruite et l'histoire de la vie du prévenu sont ensuite remises entre les mains de la justice. Au tribunal l'affaire doit être examinée aussi bien par les juges spéciaux que par les juges médecins, ces derniers ne devant nullement s'arrêter au rôle d'experts, d'étrangers mais être acceptés en qualité de juges dont les droits sont égaux à ceux des autres.

Actuellement, dès qu'une difficulté d'ordre médical se présente, le tribunal s'adresse aux médecins experts, aux spécialistes quand la possibilité s'en présente, et aux médecins ordinaires dans le cas contraire. Les conséquences de cet état de choses sont souvent fort fâcheuses pour la pureté du nom que porte la justice, pour la société, pour l'individu que l'on juge et même pour la science médicale. Dans les conditions actuelles de la science médicale on ne peut exiger que tous les médecins sachent fondamentalement toutes les spécialités médicales. Par conséquent on ne peut exiger que tout médecin ait des connaissances sérieuses sur l'anatomie pathologique, la chimie, la chirurgie, les accouchements, la psychiatrie, etc. Il est impossible de faire dépendre l'honnête nom de l'homme, sa liberté et sa responsabilité d'un pareil ordre de choses. Le médecin, de même que tout être humain, ne peut avoir des connaissances universelles : or, l'insuffisance de son savoir peut mener à des conséquences très fâcheuses. Les derniers temps nous avons eu l'occasion d'assister à toute une série de causes célèbres par leurs malentendus malheureux et dont l'erreur principale avait pour cause un examen médical incomplet au cours de l'instruction première.

Il nous semble que les événements du temps exigent

inévitablement une modification dans l'état de choses actuel. L'invitation des médecins experts pour certaines questions ex tempore est un anachronisme fâcheux. Il est temps que la justice ait dans chaque arrondissement des spécialistes à sa disposition. Ces nouveaux membres de l'institution judiciaire lui serviront tant en qualité d'experts que pour donner leurs conclusions dans l'instruction, en délivrant ainsi cette dernière d'accidents et de malentendus peu désirables et parfois très fâcheux. Il va sans dire qu'avec l'existence même de ces médecins dans la corporation des juristes on peut dans certains cas recourir quand même à l'opinion des experts pour diverses questions spéciales, mais en ce cas les experts, hommes de science, seront en possession de données complètes et réunies, ce qui n'est guère souvent le cas actuellement.

Au congrès de criminologie qui eut lieu en 1901 à Amsterdam, Benedict proposa de fonder des institutions spéciales, des sénats, dans lesquels les juges et les médecins se trouveraient en nombre égal, présidés par un personnage appartenant au département de la justice. Ce sénat serait tenu d'examiner aussi bien la question de la culpabilité d'un individu, que celle de l'état dans lequel se trouvent ses facultés intellectuelles et mentales en général. En même temps il s'agirait d'élucider à tout prix la question de savoir si l'on a affaire à un criminel accidentel ou à un criminel professionnel ou à un criminel-né. Quel que soit le crime commis par le criminel accidentel il ne doit être condamné que conditionnellement, libéré et placé sous la surveillance d'un patronat ou bien, si on le prive temporairement de liberté, les conditions de son existence en prison doivent être strictement établies ; sa détention ne doit nullement être commune avec celle des criminels-nés ou des criminels professionnels ; après un certain temps de surveillance il doit avoir droit à la liberté conditionnelle, placé ou non sous la surveillance d'un patronat.

Les criminels professionnels, si petit que soit leur délit, doivent être au contraire internés dans des fermes spéciales, dans des maisons de travail, etc. Ce n'est qu'après un temps suffisant de surveillance qu'ils peuvent être libérés conditionnellement et placés sous la surveillance d'un patronat. Quant aux criminels-nés ils doivent être isolés pour un temps illimité jusqu'à leur correction complète.

Quand il s'agit d'une chose aussi sérieuse et aussi importante que celle de décider du sort d'un individu non d'après un symptôme quelconque, un vol, une brutalité, etc., mais d'après toute sa vie et pour toute la vie, il est peu probable que les juges se décident à trancher la question à la légère sans l'intervention de médecins aliénistes. Les conditions mêmes de la décision indiquent fatalement la nécessité de recourir à l'intervention à droits égaux du médecin et du juriste dans le jugement de la destinée de l'homme.

Les prévenus peuvent certainement porter leur procès en instance supérieure, à la cour de justice. Vu qu'il se présente également des questions purement juridiques et des questions d'ordre psychiatrique légal, le contingent de la cour de justice doit pouvoir également y répondre, c'est-à-dire qu'il doit comprendre des juges et des médecins présidés, si l'on veut, par un homme de loi.

Les médecins spécialistes doivent jouer le même

rôle au Sénat et aux institutions centrales du ministère, vu que dans les établissements mentionnés il se présente aussi deux ordres de questions auxquelles la destinée de l'homme est liée, par conséquent les personnes compétentes qui y ont droit doivent s'occuper de les trancher.

La présence et l'intervention active, compétente des médecins dans toutes les institutions judiciaires sont indispensables non seulement pour décider du sort d'un individu et constater son état mental, mais encore pour une cause plus importante qui est l'application des mesures correctionnelles, la détermination du degré de correction nécessaire et celle de la possibilité d'une liberté provisoire...

De même qu'en médecine il ne suffit pas de poser le diagnostic ; il faut encore prescrire au malade un régime, des moyens thérapeutiques, un terme d'alitement, etc., de même dans les fonctions de la justice il ne suffit pas de prouver que tel individu est un criminel professionnel : il faut encore indiquer les mesures correctionnelles à prendre, surveiller la marche de la correction dans des conditions diverses et ne permettre la liberté avant terme sous la surveillance d'un patronat que lorsqu'on est convaincu de la correction. Dans tout cela le rôle le plus actif doit revenir au médecin.

En nous appuyant sur tout ce qui a été exposé précédemment nous soutenons avec conviction la nécessité d'admettre les médecins au nombre des fonctionnaires du département de la justice en qualité de juges compétents qui prennent part à toutes les décisions du tribunal.

Telle doit être à notre avis la composition *future* du

tribunal. Actuellement le département de la justice est chargé de juger et d'exécuter le jugement, c'est-à-dire de mettre à exécution le châtiment : condamner, interner, déporter, punir, astreindre aux travaux forcés, etc. La justice actuelle est bonne et rapide, mais elle punit et se venge... La justice de l'avenir doit être douce et pleine d'amour dans la correction. Sa charge ne consistera pas uniquement à protéger et à défendre les droits et la personne des victimes mais encore à corriger et à rendre la capacité d'agir à ceux qui auront commis un crime.

Si nous prenons pour point de départ ce point de vue que le criminel est la chair de la chair sociale et le sang du sang social, qu'il est l'enfant de l'homme et du milieu qui l'ont engendré, nous voyons qu'il est injuste de lui infliger des punitions pour les délits qu'il a commis grâce à des conditions qui l'ont poussé à agir ainsi. Tous les criminels peuvent être divisés en trois grandes classes : les criminels accidentels, les criminels habituels et les criminels-nés ; les premiers ne sont pas des criminels : ce sont des individus qui ont commis leur crime sous l'influence de conditions fatalement enchaînées : les seconds sont devenus criminels parce qu'ils ont grandi et évolué dans un milieu criminel, vicieux ; ils considèrent leurs actes comme parfaitement ordinaires et moraux : les troisièmes sont nés criminels et la faute n'est pas à eux s'ils commettent des crimes, de même qu'un cheveu roux et des yeux verts ne sont pas coupables de leur couleur. Le devoir de la société est de se préoccuper de ces malheureux en tâchant d'abord d'empêcher qu'ils ne viennent au monde : toutefois, du moment qu'ils sont nés, il ne s'agit pas de les punir mais de les corriger, de leur enseigner et faire faire le bien par une seconde éducation et par une régénération morale.

Atteindre ce but doit être l'œuvre de la justice d'avenir. Les devoirs de la société doivent être divisés en ce sens en deux sortes d'actions : la prévention et l'abolition du crime d'une part et les mesures de correction de l'autre.

Pour ce qui est des mesures préventives et suspensives, elles doivent consister principalement en la lutte contre les causes de la criminalité. Il n'y a point d'effet sans cause. D'autre part il est vrai que si la cause est anéantie, l'effet n'aura désormais plus lieu. Quand les causes de la criminalité auront disparu, la criminalité elle-même disparaîtra. Or, quelles sont les causes principales et les plus importantes de la criminalité ? La pauvreté, la misère du peuple, l'ignorance et l'obscurité morale, les disettes et la famine de toute une contrée, les épidémies, les incendies, les inondations — toutes ces conditions altèrent les forces physiques et spirituelles de l'homme. Il faut encore ajouter l'alcoolisme à toutes ces misères.

La pauvreté et la misère commencent par ternir en l'homme l'image de Dieu en lui donnant celle de la bête sauvage. La faim et le froid sont de mauvais prédicateurs de morale ; ils étouffent le sentiment de la dignité, l'estime de l'homme pour l'homme, la conscience du droit à la vie personnelle et matérielle, celle du devoir. Toutes ces qualités existent chez le peuple russe, bien que, par suite d'un esclavage séculaire ou peut-être de particularités nationales, leur mesure soit petite. La société a le grand devoir de prendre des mesures pour relever le bien-être de notre classe ouvrière : on peut dans ce but diminuer les impôts publics et le militarisme qui pèsent sur l'humanité du globe entier, en contribuant dans tous les sens au développement de ses instincts de bête féroce. Dans les cas de disettes, d'épidémies, d'incendies, d'inondations, c'est à la société qu'il incombe d'apporter des secours immédiats, sérieux, ayant deux buts ; soutenir les victimes moralement et mentalement, soulager leur malheur et leur chagrin, — et les soutenir matériellement en leur remboursant ou en leur rendant tout ce qu'ils ont perdu. Actuellement, quand il arrive de pareilles catastrophes, on ne songe qu'à une chose : on secoure matériellement, puis on délaisse les victimes en les autorisant à se débrouiller elles-mêmes. Dans tous les grands malheurs, comme par exemple la famine, l'incendie, etc., l'homme subit deux sortes de préjudices : celui de la propriété que tout le monde constate et un préjudice moral (sous forme de choc, d'ébranlement moral, de blessures, etc.) que nous ne voyons pas. Si les victimes des grandes catastrophes se lancent dans la mendicité ou le crime, ce ne sont pas les pertes matérielles qui en sont la cause, vu que les secours dépassent souvent le dommage subi ; si les individus mentionnés deviennent alcooliques, mendiants, demandeurs importants, petits et grands voleurs, pillards, brigands, etc., c'est que par suite de l'ébranlement moral reçu, ils tombent subitement dans la pauvreté spirituelle comme dans la pauvreté physique, ils deviennent faibles, abattus, incapables de lutter contre l'existence sous le fardeau de laquelle ils finissent par succomber. Voici pourquoi il ne suffit pas de procurer aux victimes des catastrophes des secours matériels ; il faut encore les soutenir moralement en leur procurant un certain repos, en les surveillant et en les protégeant dans les premiers pas de leur nouvelle existence. Ce n'est guère là une chose facile : pourtant le secours ainsi compris sera le seul efficace ; sinon au lieu du pain nous mettons une pierre dans la main du pauvre.

La lutte contre la mendicité doit être énergique, incessante et obstinée.

Il ne faut jamais oublier que le mendiant, en recevant les aumônes, vole le pauvre qui souvent est plus pauvre que le mendiant. Pour lutter contre la mendicité il faut avant tout que la société soit pénétrée de la conscience de l'énorme préjudice et de l'énorme mal que cause la mendicité ; puis il s'agit de poursuivre sévèrement la mendicité en la paralysant par l'organisation de maisons de travail et de fermes pour les désœuvrés, d'asiles pour les infirmes et de maisons professionnelles pour les estropiés. Dans ces conditions il n'y aura plus que des mendiants criminels qu'il faudra traiter en conséquence.

Quant à l'ignorance il est bien difficile de lutter contre elle. La civilisation du peuple dans l'esprit du vrai amour chrétien, soutenue par des exemples de bien sera le meilleur moyen de le retenir dans la bonne voie. Le bas peuple est pur et peu corrompu. Il demande très peu pour rester tel. Est-il étonnant de voir dans ces conditions qu'à la première parole douce et affectueuse du plus sot des prédicateurs populaires, dont la vie pourtant correspond aux principes prêchés, le peuple le suit par centaines et milliers pour passer dans des sectes et des hérésies qui n'ont souvent aucun sens commun. Mais il faut se rappeler qu'une parole hypocrite, si adroitement voilée qu'elle soit, ne trompera jamais l'âme enfantine du peuple. Les Pharisiens n'ont pas été faits pour lui. La prédication de l'amour et du sacrifice de soi-même charment au contraire le peuple et le mènent n'importe où. Malheureusement une vraie parole d'amour et une bonne action sont des phénomènes rares. Actuellement tout le monde se contente de la forme extérieure...

On peut dire la même chose au sujet de l'instruction. L'instruction est une grande œuvre. L'instruction universelle est aussi une chose excellente, mais pas pour un estomac vide. Certes il faut éclairer le peuple, il faut le retirer de la nuit de l'ignorance mais il faut d'abord le nourrir et lui permettre de souffler.

Les établissements éducatifs et instructifs sont de même un facteur précieux dans la lutte contre la criminalité. Jusqu'à l'heure qu'il est nous n'avons eu que des gymnases classiques et des écoles naturalistes. Désormais les gymnases vont être réformés. L'histoire russe n'oubliera jamais le nom des deux ministres, dont l'un porta un grand coup au classissisme et l'autre faillit le renverser.

Ce qui fut fait est parfait, mais il reste à faire des choses plus importantes encore et plus sérieuses.

Dieu fasse que tous les enfants de la Russie qui peuvent matériellement et d'après leur situation recevoir l'instruction secondaire la reçoivent. Mais les enfants sont différemment doués. L'un n'a pas de talent, l'autre en a deux et le troisième trois. Les enfants mal doués ne peuvent rivaliser avec les enfants bien doués. Il s'ensuit naturellement qu'il y a beaucoup d'invités, mais peu d'élus. Chaque année des milliers d'enfants sont reçus aux gymnases et autant d'élèves exclus pour leur manque de progrès. La première classe est formée de 80 à 100 élèves alors que la huitième n'en comprend que 20 à 25... Où sont donc les autres? Hélas, Dieu le sait !

Ils ont échoué dans l'instruction, ils sont devenus des désœuvrés, des vauriens et des criminels... Telles sont les conditions de l'existence.

Si nous examinons tous les enfants au point de vue de leurs qualités intellectuelles et morales, nous pouvons les diviser en trois catégories : les enfants normaux, les arriérés, les incorrigibles. C'est ainsi que les divisent la vie et l'expérience des pays plus cultivés que le nôtre, plus avancés que nous sous ce rapport. Or. nos gymnases existent pour tous. Il est évident que les enfants doués de deux talents ne peuvent rattraper ceux qui en ont cinq; on les exclut donc de l'établissement pour leur manque de progrès qui enraye les autres. Les enfants doués d'un seul talent conviennent encore moins aux classes communes: l'insuffisance de leurs talents intellectuels trouve son équivalent dans des manifestations brutales, arrogantes, cruelles, malpropres, vicieuses, etc., un laisser aller complet, le mensonge, la fraude, le vol, le cynisme, la dépravation, etc. De pareils enfants sont mal placés et intolérables dans le milieux des enfants normaux... Où faut-il donc les placer? Que faut-il faire de ceux qui apprennent difficilement, qui sont arriérés, peu développés et de ceux qui sont corrompus, indisciplinés, qui portent en eux des germes d'immoralité et de crime? Actuellement on les jette sur le pavé. Mais cela n'est pas juste. Ne sont-ce pas nos enfants, ceux de citoyens égaux dans leurs droits et par les frais qu'ils portent? Les jeter sur le pavé équivaut à l'action d'en faire des désœuvrés et des criminels.

Pourquoi s'étonner alors de ce que la criminalité croît? Nous ne récoltons que ce que nous avons semé... Heureusement pour l'humanité qu'il en est tout autrement dans les pays plus cultivés et plus civilisés que le nôtre; ces derniers possèdent en même temps que des écoles pour les enfants normaux des établissements pour les arriérés et les indisciplinés. Nous citerons à ce propos certaines données qui concernent la Belgique.

Il y eut dernièrement dans ce pays un grand mouvement en faveur de la fondation d'écoles pour les enfants arriérés. Il est vrai qu'il existe depuis longtemps à Bruxelles des écoles pour les enfants arriérés par suite de faiblesse physique, de maladie, etc., ou simplement pour les obtus et les indisciplinés. Mais ces classes n'ont pas donné les résultats souhaités : premièrement pour cette raison que tous les enfants avaient été placés dans la même classe au lieu d'avoir été distribués selon leurs facultés individuelles ; — secondement parce qu'on se servait vis-à-vis d'eux des mêmes procédés d'enseignement dont on use pour les enfants normaux.

Enfin, au mois de mai de l'année 1897, on inaugura à Bruxelles une école centrale destinée à l'admission des enfants arriérés, dans laquelle on fait grandement attention aux particularités de leur retard dans les études. Au moment de l'admission on note les renseignements fournis par les parents, ceux donnés par le directeur de l'école normale, les résultats obtenus par l'observation et l'examen dudit directeur et des médecins attachés à l'établissement. L'école centrale comprend quatre sections : 1) l'une pour les enfants arriérés par suite de mauvais procédés pédagogiques employés à la maison au cours de l'enseignement élémentaire ; 2) la seconde destinée aux enfants obtus, à développement intellectuel tardif, lent ; 3) la troisième pour les enfants insoumis et indisciplinés, et 4) la quatrième qui comprend les enfants atteints de quelque vice organique, de la parole, par exemple, etc. Il existe encore une classe transitoire entre la classe de Froebel et celle du cours ordinaire : on y admet des enfants âgés de 6 à 9 ans, dont on a constaté l'anomalie dans la classe de Froebel. Dans la classe mentionnée on recourt surtout au procédé d'enseignement par la vue sous forme d'images, de jeux, de promenades, de distractions, etc. auxquels on ajoute l'instruction primaire. Tous les autres enfants se divisent en disciplinés et en indisciplinés. Cette différence porte surtout sur la manière que l'on a vis-à-vis d'eux et sur les exigences qu'on leur impose.

Les premiers sont traités avec douceur, compassion et réserve, car la cause de leurs insuccès n'est pas la paresse mais leur état pathologique. Le nombre des élèves qui fréquentent la classe de Froebel et celle des disciplinés est fort petit, alors que les élèves de la section des indisciplinés ne sont malheureusement que trop nombreux. Dans cette section-là le régime est tout différent. On traite les enfants avec sévérité et rigueur.

A l'opposé des classes de la section disciplinée où l'on tâche d'individualiser les procédés d'enseignement, dans la section des indisciplinés on recourt à des procédés homogènes en tâchant en général de mener les enfants de façon que leur initiative personnelle, généralement mauvaise, ne puisse devenir active. Les châtiments sont admis. Dans toutes les classes on s'occupe de travaux manuels tels le modelage de la terre glaise, des ouvrages en carton, etc.; tous les élèves font la gymnastique, des excursions, des exercices d'observation. le dessin, la musique, etc. Ce sont les branches les plus importantes. Les exercices de gymnastique ont lieu à l'anglaise, c'est-à-dire aux sons du piano, ce qui contribue au développement de l'attention et de la mémoire sans parler de l'amélioration de l'aspect extérieur des enfants. L'administration surveille soigneusement la fréquentation régulière de l'école. Les occupations cessent à midi. Outre le groupement décrit, certains enfants sont groupés à part selon des particularités communes qui exigent des procédés d'enseignement spéciaux. L'établissement est administré par un directeur, une institutrice, dix précepteurs d'État, un maître supplémentaire et une maîtresse pour les leçons d'observation données aux enfants du premier âge. Chaque précepteur est tenu de présenter deux fois par an un rapport sur ses élèves. Si l'enfant s'est développé au point d'atteindre des facultés normales, on le transfère dans une école ordinaire. L'école centrale de Bruxelles contient actuellement 240 enfants. On projete la fondation d'une école semblable à Anvers et en Hollande. L'utilité de ces écoles consiste d'abord en ce qu'elles délivrent les écoles normales d'un lest inutile

qui leur pèse et qui enraye la marche de leur enseignement : puis en ce qu'elles profitent aux enfants arriérés.

Nous pourrions citer encore d'excellentes choses au
sujet de la Suisse, de l'Allemagne, de la France, de
l'Angleterre, etc., mais tout cela a rapport à l'étranger.
Et chez nous ? Avons-nous beaucoup de gymnases pour
les enfants arriérés, arrêtés dans leur développement,
indisciplinés ? Pas un seul. En Russie, tous les enfants
sont donc normaux ? Il n'y en a ni d'arriérés, ni d'indisciplinés ? Heureuse Arcadie ! Malheureusement il
n'en est pas ainsi : nous avons beaucoup d'enfants arriérés qui font le malheur de leurs parents. Nul établissement où les placer, nulle part où les instruire ! Ils
courent les rues, entrent dans le cadre des mendiants
et des criminels mineurs. Triste tableau !

Nous avons la conviction que l'État porte le devoir
de venir en aide aux malheureux parents et à leurs enfants encore plus malheureux : nous nous flattons de
l'espoir qu'actuellement, à l'époque de la réformation
des écoles secondaires, l'on songera à fonder, ne fût-ce
qu'une école par arrondissement pour les enfants arriérés.

Pour ce qui est des enfants indisciplinés, ce sont
en somme des enfants criminels. Les uns le sont par
naissance, les autres le sont pour cette raison que toute
leur enfance s'est écoulée au sein d'un milieu criminel, grâce auquel ils ont adopté les mêmes mœurs et
les mêmes habitudes. Pour pouvoir prévenir et arrêter
la criminalité, il s'agit de lutter contre des êtres semblables dès leur enfance, en tuant le germe même du
mal. A cet effet il faut organiser des établissements

scolaires et correctionnels pour les enfants *indisciplinés* ; ces établissements doivent comprendre trois sections très distinctes : la section d'épreuve, celle destinée aux enfants corrigibles, devenus indisciplinaires sous l'influence des conditions de leur existence et la section des enfants à caractère indiscipliné inné. Les mesures, le temps, les procédés de rééducation doivent être bien différents dans ces deux cas.

Ces établissements admettraient non seulement les enfants reconnus criminels par le tribunal, mais aussi ceux qui manifestent leurs tendances criminelles dans la famille. Il est trop injuste et trop cruel vis-à-vis de la société d'attendre que les enfants aient passé par la prison et le banc des prévenus pour pouvoir entrer dans une maison de correction. Morel[1] pense que si l'État remarque dans les enfants des familles dégénérées des tendances criminelles, il faut commencer leur redressement avant d'attendre que leur criminalité se soit manifestée.

Voici l'opinion de D.-A. Dril : On observe souvent parmi les enfants sans asile, non surveillés, internés dans les établissements sur la demande des parents, des sujets beaucoup plus corrompus et plus difficiles à rééduquer que les mineurs, internés par condamnation de la justice. D.-N. Stéfanovsky[2] s'exprime ainsi : « L'influence nuisible de parents malades continue son action après la naissance des enfants. Après l'avoir créé faible au point de vue physique, ils font son éducation

---

1. Morel. On the prophilaxis and treatment of the recidivist criminal. *The Journal of mental pathology*, 1902, 3.

2. N.-D. Stéfanovsky. Le meurtre sensuel. *Les Archives de la psychiatrie*, 1890.

en l'estropiant encore davantage. C'est ainsi qu'un enfant qui porte le fardeau de l'hérédité est encore destiné à partager une vie commune horrible avec des parents malades, sauvages, dont il dépend d'une façon illimitée. Tous les jours il voit les mauvais exemples, le vice, la dépravation, le crime. C'est ainsi que le mal double, augmente.

Si nous rencontrons devant le tribunal un pareil sujet grandi et affermi dans ses tendances pathologiques, quand nous observons en lui une perversion morale et le tyrannisme, il est trop tard, évidemment, de commencer la correction.

Voici pourquoi c'est surtout à l'éducation des enfants affectés par l'hérédité qu'il faut faire attention. « Il faut les confier à la surveillance spéciale de médecins pédagogues et interdire absolument leur éducation en famille ou à l'école ordinaire. » D'après l'opinion de Leshaft,[1] après avoir été puni, un enfant semblable est très agité et s'adonne souvent à d'étranges distractions qui ont surtout le but de tourmenter, de mutiler, de détruire divers animaux, de faire aux hommes toute espèce de désagréments et d'impertinences et si l'occasion s'en présente, un préjudice physique.

Il est évident que toute cette œuvre d'organisation et de rééducation des criminels mineurs doit être dirigée principalement par des médecins aliénistes et des pédagogues experts. Les spécialistes de la justice ne peuvent guère être bien utiles en ce cas, car il s'agit d'une spécialité toute différente.

Par conséquent, la voix de la raison, l'expérience et

_____

1. LESTHAFT. Types scolaires.

le cœur nous disent que si nous voulons lutter contre la criminalité, nous devons la paralyser dès l'enfance dans des établissements instructifs et éducatifs spécialement organisés à cet effet.

Beaucoup de crimes sont dus aux alcooliques ; c'est pourquoi la lutte contre l'alcoolisme doit faire partie des moyens de lutte contre la criminalité, comme étant l'un des moyens de prévention et d'abolition du crime. Il faut pourtant bien distinguer l'alcoolisme de la consommation des liqueurs alcooliques. L'usage du tabac et de l'alcool est le résultat de la volonté de tout homme libre. L'on peut faire des discours sur le mal que produit l'usage des liqueurs alcooliques, on peut en parler par écrit dans des brochures, des ouvrages, des articles, etc., on peut organiser des réunions, former des sociétés de tempérance et d'abstinence, mais interdire à tout citoyen libre, jouissant de ses droits, l'usage des liqueurs alcooliques est un abus de pouvoir injustifiable qui n'a ni bornes, ni limites : si l'on défend l'alcool aujourd'hui, on interdira demain le tabac, après demain le jeu de cartes, le surlendemain les cravates rouges, plus tard les chapeaux hauts de forme, etc., etc. Ce serait un abus, une violence ; or la violence est un crime. Mais l'alcoolisme c'est tout autre chose. L'alcoolisme est une maladie, l'alcoolique — un malade privé de volonté, l'esclave de sa passion, prêt à n'importe quel crime pour la satisfaire. Des individus semblables, privés de volonté propre et de l'activité des centres modérateurs, ont besoin d'une volonté étrangère, de la volonté sociale et du contrôle de la raison et du bien-être de la société. Sous ce rapport la société est incontestablement obligée d'agir sévèrement, logiquement en internant lesdits malades dans des établissements spéciaux jusqu'à leur complète guérison.

Voici les principaux moyens de prévenir et de faire cesser le crime. Celui qui ne veut pas recourir trop souvent à la punition des adultes, dit le Pr Essipoff[1], doit se préoccuper de l'éducation des jeunes. Celui qui veut moins châtier doit prévenir davantage. Prévenir est plus utile et plus avantageux à l'état que de châtier.

Mais quels que soient les efforts que fassent l'État et la société pour prévenir le développement de la criminalité, tant que leur organisation restera la même, c'est-à-dire malsaine, la criminalité, bien qu'amoindrie et considérablement adoucie, n'en existera pas moins : le tribunal sera tenu de juger comme par le passé, d'établir la responsabilité, surtout le caractère, de l'homme et de désigner les mesures nécessaires à sa correction et à sa rééducation. Il s'agira avant tout d'isoler les criminels mineurs des criminels adultes dont la vie mentale a achevé sa formation.

L'attention la plus sérieuse doit être portée sur les premiers. Prendre soin des enfants abandonnés et criminels, dit le Pr Essipoff, doit, avant toutes les mesures préventives et pénales, être le but de la société actuelle, si elle tient à être digne de son siècle. Par son indifférence la société peut transformer ses jeunes rejetons en vagabonds et en criminels et la faute en sera à elle seule, alors que même avec une petite dose d'attention et de soin, elle peut en faire d'honnêtes citoyens et des travailleurs utiles. Delvincourt[2] suppose que le moyen

---

1. Pr Essipoff. La criminalité et les moyens de réagir contre elle, p. 181.

2. Delvincourt. La lutte contre la criminalité dans les temps modernes, 1897. 12.

le plus efficace de diminuer l'armée des criminels c'est
d'empêcher son recrutement en coupant le chemin de
la criminalité à la jeunesse, qui se prépare à occuper ses
rangs. Le fait est que les délits commis par les jeunes
gens comprennent généralement des indications précieuses au sujet de leur caractère, indications d'après
lesquelles on peut juger de leurs défauts cachés.

Pour ce qui est des criminels mineurs, il faut absolument fonder des colonies, des fermes, des asiles correctionnels, etc., qui leur soient destinés. Cette institution doit comprendre trois parties absolument distinctes : la section d'épreuve, celle des incorrigibles et
celle des corrigibles. Tous les criminels mineurs doivent
passer par la première section où ils seront surveillés
par un médecin aliéniste et par un médecin pédagogue
durant le laps de temps nécessaire.

Les observations permettront d'établir si l'on a affaire
à un criminel accidentel, professionnel ou né. Si nous
avons affaire à un criminel accidentel, quel que soit le
délit qu'il ait commis, on peut le confier à la garde de
ses proches, de ses parents ou de membres sûrs de la
société ; s'il n'en existe point, on l'interne dans un
pensionnat instructif et éducatif sous la surveillance
particulière de l'administration et des personnes appartenant au patronat local des criminels. Le séjour
de quelques années dans un établissement semblable et
une observation variée accompagnée de témoignages
favorables de la part du médecin aliéniste et du médecin pédagogue pourront à jamais laver la tare honteuse
du crime. Si les témoignages sont au contraire défavorables, on pourra transférer le jeune détenu dans
une maison de correction ou dans la section correc-

tionnelle qui se trouve auprès de l'asile pour jeunes détenus.

Si après l'épreuve subie il se trouve qu'on a affaire à un criminel professionnel ou habituel, il s'agit de le transférer immédiatement dans la section correctionnelle de l'asile pour tout le temps nécessaire à sa correction et à sa rééducation, indépendamment du délit commis. Selon Rossi[5], la correction ou la dégénération morale ne sont autre chose que l'éducation ; or, l'éducation porte sur des particularités purement individuelles ; par conséquent pour être efficace la rééducation doit être individuelle.

Le devoir de l'État, dit le Pr Essipoff, n'est pas d'humilier ses citoyens, mais au contraire de développer en eux le respect de leur propre individu en réagissant sur eux par l'éducation ; nous ajouterons que le devoir de l'État est de leur inspirer encore le respect des autres et celui de leurs propres devoirs.

Une telle action n'est possible qu'à la condition de l'existence d'un personnel bien préparé à sa tâche et suffisamment nombreux. Il doit être formé par des médecins aliénistes, des médecins pédagogues, des pédagogues, des précepteurs pour enseigner les métiers et donner des connaissances pratiques. Dans tous les cas l'élément juridique ne joue et ne peut jouer qu'un rôle bien minime dans l'œuvre correctionnelle, bien que ces établissements soient du ressort du Ministère de la justice.

Pour ce qui est des jeunes criminels-nés, ils doivent être placés dans des fermes, des établissements, des asiles spéciaux sévèrement isolés ou dans des sections appartenant aux mêmes établissements mais entièrement isolées des sections pour enfants corrigibles, car, si les criminels incorrigibles étaient mis en commun avec les corrigibles, ils pourraient les dépraver d'une part et d'autre part les mesures de rééducation doivent être quelque peu différentes pour les criminels-nés. Dans certains cas on peut recourir aux moyens thérapeutiques ordinaires.

Il en est de même pour les criminels adultes que le tribunal est tenu d'envisager sous deux rapports différents qui sont : celui du crime et celui de la criminalité de l'individu. La première question est purement juridique, la seconde médico-psychiatrique. Dans le dernier cas le devoir du tribunal consistera à vérifier, à confirmer ou à rejeter les données de l'instruction préventive au sujet de la catégorie criminelle à laquelle appartient le sujet donné pour savoir si l'on a affaire à un criminel-né, à un criminel professionnel ou à un criminel accidentel.

Quel que soit le crime commis par les criminels accidentels, ils peuvent être condamnés conditionnellement et libérés après avoir été placés sous la garde, la surveillance et le contrôle du patronat. Le contact seul de la prison agirait d'une façon trop pénible et nuisible sur la malheureuse nature de ce genre de criminels. Mis en liberté et à l'aide de braves gens, de pareils criminels peuvent non seulement racheter leur faute mais encore être d'une grande utilité pour la société. On a raison de dire que : « la justice ne guerroie pas, l'État ne lutte pas contre les criminels comme contre une armée ennemie, mais les considère comme des enfants prodigues. » Une main secourable tendue à temps ne perd pas l'homme mais le sauve et le transforme souvent en combattant **dans l'arène** du bien et du mal.

La question de la condamnation conditionnelle a été agitée dans tous les pays civilisés du monde et les meilleurs juristes l'approuvent : c'est en effet là une idée parfaitement juste, honnête et humanitaire, car elle prêche le salut de l'homme et non sa perte, sa correction et non sa corruption. Il va sans dire que les individus qui auront profité d'une condamnation conditionnelle seront néanmoins surveillés quelque temps et si la nécessité s'en présentait, c'est-à-dire si l'on constatait une erreur judiciaire, ils seraient réintégrés dans un établissement correctionnel.

L'affaire est pire si nous avons affaire à un criminel habituel ; celui-là ne peut être mis en liberté immédiatement ; il doit être isolé, car les intérêts de la sécurité publique et du bonheur même du criminel l'exigent. Mais si les intérêts de la société nécessitent qu'un individu donné soit mis à l'écart, si on le prive de la vie sociale et de ses joies, la justice veut qu'il soit entouré de confort et qu'une existence tranquille lui soit assurée dans son lieu d'isolement. Le but de la société est de rééduquer des individus semblables, de les rendre capables à la vie sociale, utiles à eux-mêmes, à la famille, à la société. Ce redressement ne doit être ni brutal ni grossier ; il doit se faire avec patience, amour et douceur. A cet effet l'on doit fonder des colonies, des fermes, des fabriques, des usines, etc., dans lesquelles les criminels habituels pourraient, grâce au travail, au repos moral et à la douceur de l'entourage, renoncer à leurs propriétés mentales égoïstes et bestiales, qu'une existence mauvaise leur avait inoculées, commencer une vie nouvelle, pure et honnête après s'être laissé pénétrer de bonnes qualités, les avoir assimilées, afin de rentrer dans la société en qualité de membres habituels mais transformés. Ni la grossièreté, ni la violence, ni les punitions, ni un travail exagéré et épuisant ne parviendront à donner de bons résultats ; il s'agit d'étudier la vie mentale des individus mentionnés et leurs défauts, afin de pouvoir les abolir, et la moindre flamme de bonnes qualités, afin de pouvoir la développer, l'affermir et l'entretenir.

Dans ce but il faut que dans le nombre de ceux qui dirigeront les établissements mentionnés il y ait des médecins aliénistes, des médecins pédagogues, des pédagogues et en général des hommes dévoués corps et âme à leur œuvre, conscients de leur dignité humaine et respectueux de celle des autres. L'observation et l'étude des criminels professionnels durant tout le temps de leur internement montreront à quel point leur correction est possible et définitive. Plus tard et comme expérience on pourra leur permettre d'aller passer une journée ou plusieurs jours chez leurs parents ou des personnes dignes de confiance ou d'exécuter un travail quelconque hors de l'établissement, etc. Si un pareil essai prouve que le criminel est en voie de correction de facto, il est parfaitement juste de le faire profiter de la liberté conditionnelle sous la surveillance et le contrôle d'un patronat. Ce ne sont ni le caractère, ni les propriétés du crime, mais le degré de criminalité ou le degré de la corruption de l'individu qui doivent servir d'indicateur à la durée de la détention. Châtier l'homme par un temps de détention plus ou moins long, qui correspond au crime, signifie traiter un pulmonaire en soignant séparément sa toux, ses expectorations, son asthme, etc. Or la médecine symptomatique a cessé de vivre : on ne traite plus les symptômes mais la maladie ou plutôt le malade.

Il en est de même pour le criminel : il faut soigner et guérir le voleur des mauvais penchants et pensées qui l'ont poussé au vol et non le vol même ; il faut traiter son âme pervertie et épuisée, mais non pas ses manifestations isolées.

C'est à ce point de vue qu'il s'agit d'appliquer aux malades désignés un régime bien raisonné et individuel, soutenu par des conditions d'existence conformes et l'affection morale de l'entourage.

Mais c'est la position des criminels nés qui est la plus pénible et la plus mauvaise car ils portent le mal en eux-mêmes. Ils sont nés criminels et restent tels toute leur vie. Non seulement le mal est en eux ; ils le dépensent encore avec prodigalité aux autres. Ils ne doivent être tolérés ni dans le milieu des honnêtes gens, ni dans celui des criminels professionnels et accidentels car ils peuvent exercer sur ces deux catégories d'individus une influence perverse et corruptrice. Les criminels désignés possèdent une nature pathologique congénitale ; outre la correction ils exigent souvent un traitement. Vu qu'ils sont très dangereux pour tout et pour tous, il faut les isoler du monde entier dans des prisons ou des établissements spéciaux. Pourtant ces prisons-là ne doivent pas ressembler à celles qui existaient du temps de Jésus-Christ et dans lesquelles les détenus éprouvaient les pleurs et le grincement des dents ; elles ne doivent pas ressembler davantage à nos prisons actuelles où à défaut de grincement de dents on observe les coups, les fractures des dents, des côtes, etc. C'est surtout pour ces prisons-là que la direction d'un médecin est nécessaire. Du reste il est depuis longtemps question de la nécessité de confier l'organisation des prisons aux hommes de médecine. Au commencement du dix-neuvième siècle des voix se faisaient déjà entendre en faveur de prisons organisées sur le type des maisons pour aliénés. Voici ce qu'en 1843 Idler disait à ce propos :

Si la prison et la maison pour aliénés sont organisées selon les mêmes principes, si elles sont dirigées dans le même esprit de charité envers les malheureuses âmes égarées par un élan de passion, si ces deux établisse-ments sont si semblables qu'ils peuvent s'entr'aider mutuellement, nous ne serons plus obligés de faire la division d'un cheveu, de peser un atome et selon la sagesse de Salomon de nous demander si l'homme que nous considérons est un criminel ou un aliéné, car Dieu seul connaît la vraie valeur de cet individu ; Il a seul le droit d'éprouver les cœurs. En 1882 Henke conseillait déjà d'interner les criminels douteux dans des établissements correctionnels spéciaux au lieu de les envoyer en prison. Mais pour que les prisons fonctionnent régulièrement, il faut préparer des méde-cins (Siemerling). Personne ne prêche l'irresponsa-bilité de ceux qui ont une morale affaiblie ; il n'y a que la biologie criminelle qui puisse élucider la question et Siemerling [1] avait raison en disant que par son essence même la psychiatrie était destinée à éclairer et à élu-cider l'influence qu'exercent les vices de l'organisation sociale, c'est donc à elle que revient incontestablement le devoir d'indiquer la prophylaxie des mesures préven-

1. SIEMMERLING. Ueber die Entwickelung der Lehre von den geistes-kranken Verbrecher M. *Zeitschrift Psychiatrie*, 1900, 4.

tives à prendre contre les aliénations mentales et la criminalité.

Dans tous les cas les prisons d'avenir doivent être organisées d'après le même type que celui des établissements correctionnels pour les criminels habituels, c'est-à-dire sous forme de fermes, de colonies, d'usines, etc., avec un système d'isolement plus sévère ; en même temps, les mesures correctionnelles seront accompagnées de moyens thérapeutiques tels qu'on les emploie pour les nerveux et les aliénés.

De pareils établissements existent en quelque sorte à Londres, tels que celui d'Elster, de Concorde, de Goutington, etc. Leurs principaux avantages et distinction consistent en ce qu'ils permettent l'individualisation dans l'étude des détenus et l'application de mesures correctionnelles en relation avec les propriétés de l'individu.

Le Pr Piontkovsky indique avec beaucoup de raison que cette nouvelle direction constitue un fait très réjouissant pour la lutte contre la criminalité.

Il ne peut en être autrement. Avec cet état de choses on peut être assuré que même les criminels–nés pourront en partie s'améliorer et quelques-uns être entièrement corrigés ; or un pécheur repentant vaut mieux que dix justes.

Dans les lignes précédentes nous avons voulu signaler l'entier insuccès de l'état actuel de la justice dans la lutte contre la criminalité. Cet insuccès est universellement reconnu par la société, les meilleurs penseurs et même par les juristes de progrès ; dans la société elle donne lieu à une réaction, à un trouble, à une agitation et à l'idée d'inventer de nouveaux moyens pour lutter contre la criminalité, des moyens plus conformes et plus réussis. Voici les paroles de Hamon[1] : « La réaction sociale doit avoir pour conséquence inévitable de substituer au châtiment et à la punition des soins préventifs, *une hygiène et une thérapeutique sociales* dont l'action s'étendrait bien plus loin que l'individu, c'est-à-dire qui atteindrait les *causes* mêmes des actes contraires à l'harmonie sociale. Une pareille hygiène et une pareille thérapeutique sociales ne pourront être établies d'une façon détaillée qu'après *une étude minutieuse* des criminels, de l'étiologie des crimes et des moyens actuels de réagir contre les criminels.

Malheureusement cette transformation de la direction judiciaire ne se réalisera pas dans un avenir rapproché. Toutefois elle se fera sans aucun doute. L'œuvre de la justice abandonnera ses formes scolastiques, prendra pied sur un terrain réel, sur celui de la correction sociale et de celle de l'homme criminel. Nous sommes profondément convaincus de la réalisation de ce projet ; sans savoir l'époque à laquelle elle aura lieu.

Il faut abolir bien des choses anciennes. Il faut introduire dans la société une nouvelle manière de voir, il faut forcer les hommes à considérer les phénomènes d'un autre œil, il faut que beaucoup de choses soient oubliées, et d'autres acceptées, ce qui exige du temps. Tempora mutantur et nos mutamur in illis... Rien ne se fait d'un seul coup ; tout exige une certaine préparation.

Après avoir étudié pendant plus d'un quart de siècle les anomalies mentales et spirituelles de l'homme et de l'humanité actuelle, nous n'avons pu passer avec indif-

---

1. HAMON. Déterminisme et responsabilité. Paris, 1898, p. 23.

férence outre les anomalies de la criminalité ; il nous a été impossible de ne pas voir l'anomalie, l'insuffisance et la stérilité de la lutte contre le crime telle qu'elle est organisée actuellement : nous avons forcément dû penser au moyen de l'améliorer. En étudiant la littérature de cette question, nous avons trouvé une satisfaction morale en ce fait, que nous ne sommes pas les seuls dans cette nouvelle voie. Nos pensées et nos sentiments se sont trouvés être partagés par des penseurs désintéressés passés et présents. Voici la raison pour laquelle nous nous sommes décidés à publier nos pensées au sujet de cette question. Si elles sont erronées, qu'on nous indique nos erreurs, si elles doivent être corrigées, qu'on les corrige, mais que personne ne pense qu'elles nous ont été inspirées par un sentiment mercantile ou intéressé. Nous attendons que d'autres forment des plans et des projets d'avenir plus circonstanciés et plus compétents que les nôtres, auxquels nous ferons un joyeux accueil en leurs souhaitant de tout cœur de servir au bien de l'humanité.

En résumant notre court aperçu sur la réorganisation à faire subir au but de la justice, nous arrivons aux déductions suivantes :

1. L'organisation actuelle de l'œuvre judiciaire ne satisfait pas les exigences pratiques de la vie et ne donne pas les résultats nécessaires.

2. La criminalité ne diminue pas : elle ne reste pas stationnaire non plus ; elle croît et dépasse par sa croissance celle de la population du globe terrestre.

3. Les fonctionnaires de la justice actuelle méritent une estime complète et sincère ainsi qu'une chaude reconnaissance pour leur service exemplairement

honnête au temple de la justice, au profit de la société et de l'État.

4. L'absence de résultats favorables ne dépend pas du mauvais fonctionnement de la justice mais des fondements vieillis et non conformes de l'organisation même de l'œuvre judiciaire.

5. Les fonctions de la justice doivent entrer dans une phase nouvelle ; au lieu de lutter contre les formes criminelles, la justice s'occupera de la correction du criminel lui-même.

6. La formule scolastique et dogmatique doit céder la place à une formule plus vitale et plus réelle, c'est-à-dire à la formule biologique.

7. L'instruction des personnes qui se vouent au service de la justice doit être radicalement réformée : elle doit reposer sur l'étude de l'homme et non sur celle de ses actes.

8. La branche essentielle qui doit entrer dans le cours des sciences juridiques est la connaissance de l'homme, de son âme, de ses actes et de ses agissements normaux ou anormaux ; en outre l'instruction des juristes doit comprendre l'enseignement de la psychologie, de l'anthropologie, de la psychologie criminelle et de la psychopathologie. Les branches mentionnées doivent occuper la première place.

9. En même temps les prisons doivent posséder des cliniques où les étudiants puissent, sous la surveillance du professeur et de ses assistants, faire l'étude de l'homme criminel comme tel et non l'étude de ses actes en tant que phénomène social.

10. Bien que les sciences juridiques soient essentielles, elles déroulent de l'étude de l'homme, elles

complètent l'équilibre spirituel de l'homme et de la société actuels.

11. Le nombre des serviteurs du temple de Thémis doit comprendre des personnes ayant reçu une instruction biologique tels que les médecins, les pédagogues contemporains, etc., et cela au même titre que ceux qui ont reçu une instruction juridique toute spéciale.

12. Le nombre des personnes désignées diminuera progressivement à mesure qu'augmentera celui des nouveaux juristes, c'est-à-dire de ceux qui auront reçu une instruction plus large, plus réelle, plus conforme à leur œuvre.

13. Les fonctions de la justice d'avenir doivent comprendre deux buts : l'étude du criminel et celle de sa correction.

14. L'instruction judiciaire doit consister en l'étude du crime, en tant que phénomène social, l'étude du criminel et la définition de ses propriétés et de ses qualités.

15. Cette œuvre doit être faite par des juristes et des aliénistes et plus tard par des juristes qui auront reçu une nouvelle instruction biologique et juridique.

16. Le tribunal de justice doit être constitué par un nombre égal de juristes et de médecins, surtout aliénistes, sous la présidence d'un homme de loi.

17. Le tribunal vérifie l'instruction judiciaire et définit le degré de criminalité de l'individu donné ; en même temps, après avoir constaté les qualités de cette dernière, il condamne le prévenu à une peine conditionnelle et le libère en le confiant à la garde de personnes dignes de confiance ou d'un patronat, ou bien il envoie le criminel dans une colonie correctionnelle,

dans une ferme, une usine, etc., pour un temps dont la durée sera fixée par la correction de facto des propriétés criminelles dudit individu.

18. L'administration des établissements correctionnels doit être formée par des médecins aliénistes, des médecins pédagogues, des pédagogues et des personnes ayant reçu une instruction économique spéciale ; l'œuvre doit être dirigée par une personne ayant des connaissances juridiques et tout l'établissement se trouvera sous le contrôle des protecteurs de la loi.

19. En relation avec leur degré de correction, les criminels pourront être autorisés à sortir des établissements pour visiter leur famille, des personnes sûres ou pour exécuter un travail quelconque ; ce sera un essai ; si les résultats en sont favorables, ainsi que les renseignements fournis par les personnes chargées de surveiller les actes du détenu, ce dernier peut être libéré ; la durée de la détention ne dépendra pas des propriétés et du caractère du crime commis, mais des propriétés et du caractère du criminel.

20. Une fois rendu à la liberté, le détenu doit être placé quelque temps sous la surveillance d'un patronat et ce n'est que sur un rapport entièrement approbatif des membres du patronat que toute surveillance peut prendre fin.

21. Les criminels-nés incorrigibles seront placés dans des établissements spéciaux, sévèrement isolés et organisés d'après le plan des établissements correctionnels, avec cette différence que les détenus n'auront pas la possibilité de communiquer avec les criminels appartenant à d'autres catégories ou avec les personnes non criminelles.

22. Outre les mesures de correction on usera des moyens thérapeutiques ordinaires, car dans la plupart des cas, les criminels-nés portent les stigmates de la dégénérescence qui exigent des soins conformes.

23. Le contingent des personnes qui surveilleront les criminels incorrigibles sera le même que celui des établissements correctionnels.

24. Il est parfaitement possible que sous l'influence d'un régime spécial, d'une vie sensée, d'un manque de tentations, d'un traitement thérapeutique, etc., l'anomalie de certains criminels-nés s'améliore à tel point qu'on puisse les transférer dans un établissement de correction.

25. Les criminels mineurs méritent une attention spéciale, car c'est parmi eux que se recrutent les criminels adultes.

26. Tous les criminels mineurs doivent être mis à l'épreuve dans des établissements spéciaux où l'on pourra établir la catégorie criminelle (criminel accidentel, habituel ou congénital) à laquelle ils appartiennent.

27. Les criminels accidentels seront placés dans des établissements publics à caractère spécial que l'État doit fonder en même temps que des établissements ordinaires destinés aux enfants arriérés et indisciplinés. On prévient l'administration de l'établissement que tel enfant a commis un acte criminel.

28. Ce n'est qu'après un séjour prolongé et sans tache dans un établissement pareil et avec la confirmation de l'administration qu'un élève aura le droit d'être transféré dans un établissement ordinaire.

29. Les criminels mineurs habituels et professionnels sont placés dans des établissements particuliers

qui leur donneront une éducation morale et l'instruction nécessaire.

3o. S'il arrive que de pareils enfants se corrigent et manifestent des propriétés mentales tout à fait normales, on peut d'abord les admettre dans des institutions où l'on élève les enfants indisciplinés, puis dans un établissement ordinaire.

31. Les criminels mineurs du type des criminels-nés seront placés dans des établissements de correction différents des anciens, à système d'isolement complet des autres établissements et des enfants normaux, avec sections thérapeutiques pour l'hydrothérapie, l'électro-théraphie, etc.

32. A mesure que l'état mental s'améliorera et se corrigera, les enfants dont il s'agit pourront être transférés dans les sections destinées aux corrigibles.

33. Conformément au changement de tout l'esprit des fonctions judiciaires, les institutions judiciaires supérieures, telles que la cour de justice, le Sénat se compléteront par la présence de personnes à instruction médicale spéciale ayant mêmes droits que les autres membres actifs du Sénat.

34. L'institution administrative centrale de la justice doit aussi être réformée : elle doit comprendre des juristes et des médecins.

35. Plus la réorganisation de l'œuvre judiciaire sera rapide, plus l'humanité, l'État et la société y gagneront.

ERRATA

Page	ligne	au lieu de	lire
200	28	courtisans	courtisanes
267	13	fous moraux	hystériques
288	32	suprenants	surprenants
296	9	suveillés	surveillés
313	5	rues	ruse
329	3 et note	Jagantzeff	Iagantzeff
		avant	*mettre*
310	5	ceux	2)

TABLE DES MATIÈRES